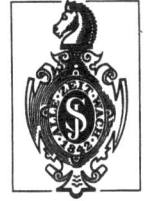

I. Klempa

Hyperpara-
thyreoidismus

Chirurgische Therapie

Mit 96, zum Teil farbigen Abbildungen
und 16 Tabellen

Springer-Verlag
Berlin Heidelberg New York 1981

Prof. Dr. Istvan Klempa
Zentrum der Chirurgie
Abteilung für Allgemein- und Abdominalchirurgie
Klinikum der Johann Wolfgang Goethe-Universität
Theodor-Stern-Kai 7, 6000 Frankfurt 70

Unter Mitarbeit von

Prof. Dr. P. Röttger
Zentrum für Pathologie der Justus Liebig Universität, Gießen

Dr. med. M. Schneider
Senckenbergsches Zentrum der Pathologie der Johann Wolfgang Goethe-Universität, Frankfurt/Main

Für die Überlassung der meisten Röntgenbilder danke ich
Herrn Prof. Dr. F. Ball, Abteilung für Pädiatrische Radiologie und Herrn Dr. S. Thüngerthal, Abteilung für Allgemeine
Röntgendiagnostik III des Zentrums der Radiologie der Johann Wolfgang Goethe-Universität, Frankfurt/Main

ISBN-13:978-3-642-93179-6   e-ISBN-13:978-3-642-93178-9
DOI: 10.1007/978-3-642-93178-9

CIP-Kurztitelaufnahme der Deutschen Bibliothek
Klempa, Istvan
Hyperparathyreoidismus : chirurg. Therapie / I. Klempa.
Berlin; Heidelberg; New York: Springer, 1981.
ISBN-13:978-3-642-93179-6

8700 Würzburg. 2124/3140-543210

Vorwort

Endokrine Chirurgie ist – wie Chirurgie schlechthin – ohne Orientierung an den physiologischen und pathophysiologischen Gegebenheiten der verschiedenen Organsysteme nicht denkbar. Grundkenntnisse über Produktion und Abbau sowie über die Wirkungsmechanismen der Hormone bestimmen die Indikationsstellung und die Methodik für die chirurgische Intervention. Gleiches gilt hinsichtlich des Wissens um strukturelle Gegebenheiten und um Eigenheiten des physiologischen und pathophysiologischen Wachstums bzw. der Regeneration und Degeneration der endokrinen Organe.

Unter diesem Aspekt hat sich die Dimension der vorgelegten Abhandlung ergeben; inhaltlich wurden die klinischen und operativen Erfahrungen des Autors sowie die Ergebnisse der Zusammenarbeit mit der Pathologie und – aus der inneren Medizin – den Bereichen Endokrinologie und Nephrologie eingebracht. Grundsätzlich wurde angestrebt, theoretisches Grundlagenwissen und praktische klinische Erfahrung ausgewogen zu berücksichtigen.

Naturgemäß wendet sich die Darstellung an den Chirurgen, sie soll ihm für die Auseinandersetzung mit den Methoden der Parathyreoidea-Operation ein Leitfaden sein. Angesprochen sind aber auch Nephrologen und Endokrinologen sowie die Pathologen, denn nur durch intensive interdisziplinäre Kooperation kann den Patienten mit Funktionsstörungen der Parathyreoidea nachhaltig geholfen werden. Die postoperative Situation muß daher auch bei der Darstellung der Parathyreoidea-Chirurgie angemessen berücksichtigt werden. Die aufgezeigten Aspekte reichen über die Grenzen hinaus, die einer üblichen Handbuchdarstellung im Bereich der Chirurgie gesetzt sind. Sie haben uns veranlaßt, eine eigenständige Darstellung eines speziellen chirurgischen Verfahrens zu erarbeiten.

Der Autor faßt die vorgelegte Abhandlung in gewisser Weise auch als Fortsetzung, Vertiefung und Dokumentation der Diskussionen am Krankenbett auf, die bei der Behandlung des Hyperparathyreoidismus erfolgt sind und die auch in Zukunft unerläßlich bleiben werden.

Frankfurt am Main, Juni 1981 I. Klempa

Inhaltsverzeichnis

1 Einleitung

Die erste Parathyreoidektomie ist 1925 in Wien durchgeführt worden. Felix Mandl entfernte beim „Trambahnfahrer Albert", der an „Ostitis fibrosa" erkrankt war einen Epithelkörperchentumor [291]. Vorübergehend besserte sich der Hyperparathyreoidismus dieses Patienten, er schien zunächst von seinem Leiden geheilt zu sein. Er starb aber an den Folgen eines Rezidivs 6 Jahre später. Höchstwahrscheinlich hatte er nicht an einem Solitäradenom, sondern entweder an multiplen Adenomen oder an einer knotigen Hyperplasie der Parathyreoideae gelitten. Mit dieser „Kasuistik" wird bereits ein wesentlicher Aspekt in der pathologischen Anatomie des primären Hyperparathyreoidismus beleuchtet, auf den wir einzugehen haben.

Das Krankheitsbild des primären Hyperparathyreoidismus – die Kombination von Epithelkörperchentumoren mit einer Zerstörung des Skelettsystems – war bereits 1891 durch von Recklinghausen eingehend beschrieben worden [345, 346]. Erst 3½ Jahrzehnte danach wurde der erste chirurgische Eingriff gewagt. Wenn man die vielfältigen Vorbereitungen und Erwägungen bedenkt, die heute einem solchen Eingriff vorausgehen, erscheint es fast als zwangsläufig, daß diese erste Operation mit einem Fehlschlag endete. Um so höher ist die Handlungsweise von Mandl als richtungweisende, über jede Kritik erhabene chirurgische Pioniertat zu bewerten. Nicht besser erging es übrigens dem ersten Patienten, der in den Vereinigten Staaten operiert worden ist, Captain Charles E. Martell. Sieben Explorationen zwischen den Jahren 1926 und 1932 waren bei ihm erfolglos, bis letztlich ein Adenom im Mediastinum gefunden wurde. Er starb aber dann an renalen Komplikationen, die auch heute noch ein schwieriges therapeutisches Problem beim primären Hyperparathyreoidismus bedeuten. Seine Gestalt verdient Hervorhebung wegen seiner faszinierenden Sachkenntnis, die er sich über sein Leiden erworben hatte. Die Chirurgen des Massachusetts General Hospital verdanken diesem Patienten die Initiative zur erstmaligen Exploration des Mediastinums, um einen Epithelkörperchentumor aufzufinden [45, 423].

Bereits in diesen frühen Beispielen wird deutlich, daß der Hyperparathyreoidismus fortbesteht, solange abnormes Epithelkörperchengewebe vorhanden ist. Heute, 50 Jahre nach den ersten Versuchen, ist die Differenzierung zwischen lokalen und diffusen Wachstumsexzessen der Epithelkörperchen mit letzter Sicherheit nur histologisch möglich, wobei immer noch Grenzfälle übrig bleiben, die nicht weiter differenzierbar sind. So ist die Parathyreoidektomie immer noch sowohl ein diagnostischer als auch ein kurativer Eingriff. Nur wissen wir inzwischen, daß der Befall von mehr als einem Epithelkörperchen exzessiveres chirurgisches Vorgehen als Voraussetzung einer Dauerheilung verlangt.

Auch wenn zunächst als Ursache eines Hyperparathyreoidismus ein oder mehrere Adenome bei der Exploration der Halsweichteile nicht lokalisierbar sind, können spezialisierte Zentren eine differenzierte Methodik zur Auffindung eines hyperplastischen oder adenomatösen Epithelkörperchens zur Verfügung stellen. Der geübte Operateur findet in mehr als 80% der Fälle von sog. primärem Hyperparathyreoidismus die Ursache bereits bei einer ersten Exploration. Je mehr Erfahrungen er beim Auffinden abnormer Epithelkörperchen gewinnen kann, um so besser wird sein Ergebnis. Dies klingt scheinbar banal, aber bei der Chirurgie der Epithelkörperchen ist eine solche Erfahrung tatsächlich erforderlich. Die Parathyreoidektomie ist diesbezüglich mit anderen Eingriffen, die natürlich auch ihren Tribut an Empirie verlangen, nicht vergleichbar. Die Lage, die Anzahl, die Größe oder, besser gesagt, das Mißverhältnis von Überfunktion zur relativen Kleinheit der Epithelkörperchen, um nur einige makroskopische Merkmale der Drüsen zu nennen, stellen hier den Chirurgen vor eine ganz andere Ausgangssituation als z. B. bei der Thyreoidektomie. Dennoch gibt es auch in den Zentren, wo die Parathyreoidektomie gewissermaßen zur „Alltagsoperation" gehört, Fälle, bei denen die abnormen Epithelkörperchen im ersten Anlauf nicht gefunden werden. Hier ist der Einsatz der invasiven präoperativen Lokalisation gerechtfertigt. Wenn der Operateur bei der Halsexploration 4 cervicale, normal erscheinende Epithelkörperchen vorfindet, steht die Exploration des Mediastinums an. Diese Maßnahme kann bereits unmittelbar nach der Halsexploration oder zu einem späteren Zeitpunkt als Zweiteingriff durchgeführt werden. Von einer Exploration des Mediastinums sprechen wir bei der Suche nach Epithelkörper-

chen nur dann, wenn sie nach Sternotomie, nicht aber, wenn sie im Sinne einer transcervicalen Thymektomie von der cervicalen Incision ausgeht.

Die Chirurgie des sekundären (regulativen) Hyperparathyreoidismus steht vor noch komplexeren Problemen. Der gewissermaßen entgleiste Calciumstoffwechsel ist eine der frühen biochemischen Abnormitäten, die sich beim sekundären Hyperparathyreoidismus bemerkbar machen. Nach Auftreten einer „Vierdrüsenhyperplasie" der Epithelkörperchen kommt es beim urämischen Patienten zur Demineralisation des Knochens, zu pathologischen Frakturen und zum beschleunigten Ableben. Die diagnostische Erfassung dieser Situation durch Messung des Parathormons im Serum (mit außergewöhnlich hohen Werten in der Azotämie) wurde durch technische Verbesserungen erleichtert. Exzessiv hohe Parathormonwerte führen zu einer intensiven Mobilisation von Calcium aus dem Skelettsystem; darüber hinaus wissen wir heute aber, daß das abnorm hohe Parathormon (PTH) als ein multifaktorielles Toxin anzusehen ist. Anämie, Neuropathie, Pankreatitis, Impotenz, Pruritus, Myopathie, Hyperlipidämie und Schädigungen am Nervensystem sind die Auswirkungen dieser endogenen Intoxikation. So ist vielfach nachgewiesen, daß insbesondere bei der Urämie die PTH-Erhöhungen für hämatologische, neurologische und metabolische sowie multisystemische pathophysiologische Störungen verantwortlich sind [11, 22, 37, 38, 110, 111, 199, 299].

In vielen Fällen von chronischer globaler Niereninsuffizienz war wegen solcher Befunde die Parathyreoidektomie indiziert. Seit der oralen Verfügbarkeit des 1,25-Dihydroxicholecalciferols ist dies weniger oft notwendig. Obwohl die Kenntnisse über diese Substanz noch lückenhaft sind, nimmt schon jetzt die Zahl der konservativ inkurablen Fälle ab. Es bleiben aber immer noch Patienten übrig, bei denen die konservative Therapie versagt. Beim konservativ inkurablen sekundären azotämischen Hyperparathyreoidismus wurden bisher 3 chirurgische Verfahren in größerem Umfang erprobt. Am häufigsten war die subtotale, weniger oft die totale Parathyreoidektomie durchgeführt worden [19, 28, 172, 243, 253, 358, 365].

Seit 1976 wird die totale Parathyreoidektomie mit der Autotransplantation von Epithelkörperchengewebe in die Skelettmuskulatur des Unterarms praktiziert [264, 428]. Dieses Verfahren schien in den letzten Jahren sehr erfolgversprechend und stellt heute noch die Therapie der Wahl in der operativen Behandlung des sekundären Hyperparathyreoidismus dar. Zur Geschichte dieses Verfahrens, können wir eine persönliche Note beisteuern. Im Jahre 1974 wurde Viktor Schmiedens Nachlaß an Sonderdrucken in Frankfurt aufgelöst. „Zufällig" fand sich dabei unter den zahlreichen von Schmieden selbst verfaßten Titeln auch Halsteds Sonderdruck über die Transplantation der Parathyreoidea aus dem Jahre 1909 mit persönlicher Widmung des Autors an Schmieden (Abb. 1). Diese Niederschrift beweist, daß die Idee der Transplantation keineswegs neu ist [17, 373, 427]. Freilich dienten die damaligen Versuche mehr dazu, die Funktion der Epithelkörperchen überhaupt herauszustellen. Auch in der Folgezeit ist die Parathyreoideatransplantation in der Fachliteratur präsent geblieben [17]. Die Verpflanzung des kleinen Organs hat die Chirurgen jahrzehntelang beschäftigt. So ist das Prinzip der Epithelkörperchenauspflanzung auch in der Erstauflage der Kirschner'schen Operationslehre zu finden. In der hier vorliegenden Abhandlung erscheint die Autotrans-

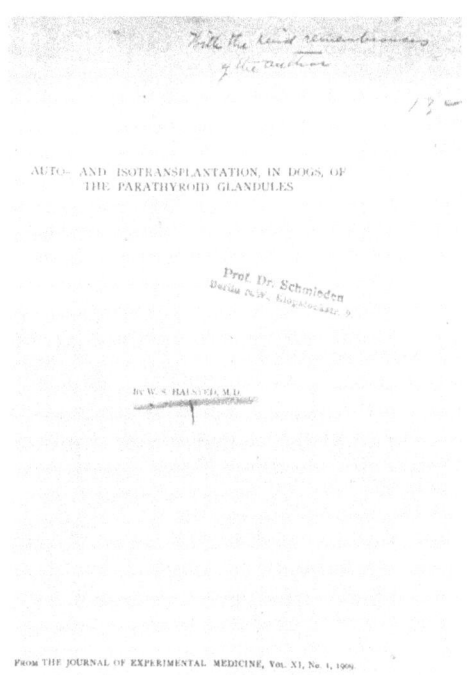

Abb. 1. „Auto- and Isotransplantation, in Dogs, of the Parathyroid Glandules". Sonderdruck Halsteds an Schmieden [217]

plantation in einem besonderen Licht. Nahezu regelmäßig wurden nämlich Analogien zum malignen Wachstum in den Regeneraten mit endokrinologisch nachgewiesener hormoneller Überproduktion gefunden, quasi ein autonomer Transplantationshyperparathyreoidismus. Dieser Aspekt der Transplantation ist bisher nicht beobachtet worden. Sein Zustandekommen ist noch unklar. Wir werden aufzeigen, wie wir durch ein besonderes tierexperimentelles Modell, die Xenotransplantation von Epithelkörperchengewebe auf thymusaplastische Nagetiere, dieses Phänomen weiter erhellen können. Dem Autor ist es nicht unbekannt, daß über die Problematik des Hyperparathyreoidismus auch andernorts Werke in Arbeit sind. Dies unterstreicht die Aktualität unseres Anliegens und den Zwang in der Sache.

2 Anatomie und Topographie der Epithelkörperchen

Benennung. Wegen ihrer topographischen Lage und wegen ihrer Ähnlichkeit mit früheren Entwicklungsstufen der Schilddrüse wurden die Epithelkörperchen als Glandulae parathyreoideae bezeichnet [378]. Obwohl diese topographisch orientierte Bezeichnung den tatsächlichen Lagebeziehungen bei vielen Wirbeltieren keineswegs gerecht wird, hat sie sich über mehrere Jahrzehnte gehalten. Sie beruhte auf der seinerzeit verbreiteten Anschauung, den Epithelkörperchen käme eine schilddrüsenähnliche Funktion zu. Im anglo-amerikanischen Schrifttum und Sprachgebrauch wird ausschließlich die Bezeichnung „parathyroid gland" (Parathyreoidea) angewandt.

Größe. Die Epithelkörperchen sind etwa so groß wie eine Linse bzw. wie ein Weizenkorn, durchschnittlich 6–7 mal 4–5 mal 1,5–2 mm (Abb. 2). Die Form eines Weizenkorns sieht man

intravital am seltensten, eher ist das elliptisch scheibenförmige Aussehen anzutreffen. Die kindlichen Epithelkörperchen sind wesentlich kleiner als die des Erwachsenen, sind jedoch verhältnismäßig groß und bei den selten anfallenden Eingriffen unschwer zu finden. Während des allgemeinen Körperwachstums nehmen die Epithelkörperchen bis zum dritten Dezennium an Größe zu. Ein neuerliches Längenwachstum ist dann im Senium zu verzeichnen, wobei ohne eine Veränderung der Funktion eine Länge von 8 mm erreicht werden kann [89, 266]. Veränderungen von Form und Größe können einerseits auf mechanische Einflüsse, vor allem auf die Massenzunahme der Schilddrüse, andererseits auf die Atrophie bzw. Hyperplasie des Organs selbst zurückgehen. Hinsichtlich der Organgröße wachsen die oberen und unteren Epithelkörperchen gleich [126]. Eine Länge von 10 mm und darüber bei den stets etwas größeren unteren Epithelkörperchen gilt jedoch bereits als pathologisch [165, 166].

Farbe. Die Drüsen haben eine ockergelbe Grundfarbe. Durch ihr glasiges Aussehen setzen sie sich von der dunkelbraunroten Schilddrüse deutlich ab, nicht aber von den umliegenden Binde- und Fettgeweben der Halsweichteile. Die sogenannte „rehbraune" Farbe beobachtet man beim älteren Menschen und bei pathologischer Vergrößerung des Organs, gelegentlich auch bei der fettigen Degeneration der Drüse.

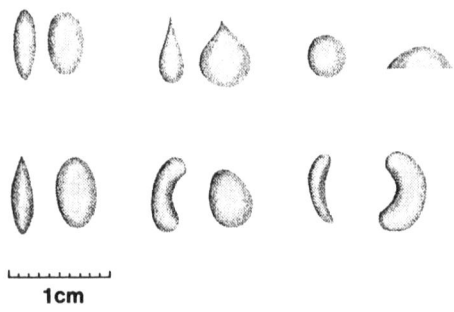

1 cm

Abb. 2. Formen von normalen Epithelkörperchen, die intraoperativ und bei Obduktionen gesehen worden sind

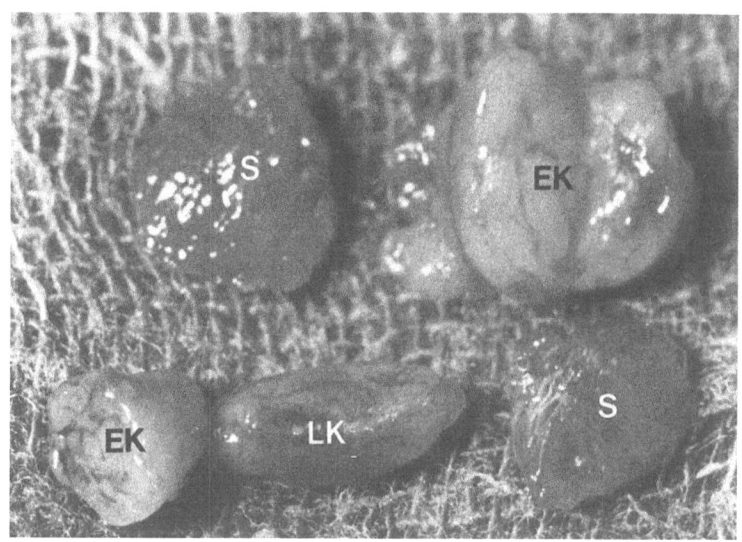

Abb. 3. Unterschiedliche Färbung der Epithelkörperchen (*EK*) gegenüber Schilddrüsengewebe (*S*) und Lymphknoten (*LK*)

Mehr rotgelb erscheint das Epithelkörperchen des Jugendlichen [202].

Ober- und Schnittflächen. Die Epithelkörperchen besitzen eine glatte Oberfläche. Sie lassen sich so von den kleineren Schilddrüsenläppchen abgrenzen, die an der Seiten- und Rückfläche der Schilddrüse hervortreten und mit dem Epithelkörperchen verwechselt werden können. Gelegentlich sind sie auch gelappt. Auf der Schnittfläche tritt die Gelbfärbung noch deutlicher hervor, das Organ erscheint dabei fast durchsichtig (Abb. 3).

Gewicht. Das Durchschnittsgewicht eines Epithelkörperchens beträgt 35 mg. Alle 4 zusammen wiegen also etwa 140 mg [191]. Die caudalen Drüsen sind etwas schwerer als die cranialen. Mit dem allgemeinen Größenwachstum steigt das Gewicht der Epithelkörperchen bei Männern bis etwa zur Mitte des 3. Lebensjahrzehnts an. Bei Frauen nimmt das Gewicht bis zum Klimakterium stetig zu [190].

Zahl. Aufgrund der meisten, auf Obduktionsuntersuchungen basierenden Veröffentlichungen und auch aufgrund eigener Erfahrungen kann man im Normalfall beim Menschen von 4 Epithelkörperchen ausgehen. Variationen zwischen 2 und 8 Epithelkörperchen sind beschrieben, jedoch wohl seltener, als früher angenommen worden ist [189, 224, 319, 368].

2.1 Lage

In der Regel liegen die Epithelkörperchen auf der Rückseite des jeweiligen Schilddrüsenlappens im Verzweigungsbereich der A. thyreoidea inferior und sind in das lockere Verschiebegewebe zwischen Kapsel und Fascie der Schilddrüse eingebettet [266, 421]. Ist die Schilddrüse vergrößert, kann die Epithelkörperchenlokalisation beträchtlich variieren, vor allem nach oben und unten, weit weniger auch nach lateral. Je nach ihrer Verlagerung sind sie bei der Thyreoidektomie ver-

5

schieden stark gefährdet. Sie können dabei mit der Schilddrüsenkapsel, in deren Fältelungen sie gelegentlich eingebettet sind, mitreseziert werden. Bei der Parathyreoidektomie andererseits muß meist die Kapsel der Schilddrüse incidiert werden, um an diese Drüsen heranzukommen. Nur außerordentlich selten ist eine symmetrische Lage auf beiden Seiten zu beobachten. Wahrscheinlich besteht hier eine Analogie zur Asymmetrie der Aa. thyreoideae. Sind die Epithelkörperchen in seltenen Fällen innerhalb der Schilddrüsenkapsel gelegen, so werden sie in der Regel von dem Schilddrüsenparenchym umschlossen. Überzählige akzessorische Epithelkörperchen können vom Schilddrüsenbereich mehr oder weniger weit abgerückt sein [126, 189]. Ähnlich wie es bei Nagern häufig der Fall ist, können auch beim Menschen akzessorische Epithelkörperchen am und im Thymus gefunden werden [202, 224].

2.1.1 Craniale Parathyreoideae

Die oberen Epithelkörperchen liegen in der Rinne zwischen den Seitenlappen der Schilddrüse und dem Schlundkopf. Zweckmäßigerweise kann das Vorkommen, wegen der Schwankungsbreite auf der Rückfläche der Schilddrüse, wie folgt eingeteilt werden: Nach großen Sektionsstatistiken und Operationsbefunden finden sich ⅔ der Epithelkörperchen (etwa 70%) an der Schilddrüsenrückfläche in Höhe des Krikoids [218, 224, 266, 319, 421]. Abbildung 4 veranschaulicht diese Normalposition. Hier ist auch im allgemeinen die Eintrittsstelle der A. thyreoidea superior zu finden, der N. recurrens zieht ventral von ihr vorbei. Weitere 10% der Epithelkörperchen finden sich an der Rückfläche des oberen, 5–10% an der Rückfläche des mittleren Schilddrüsendrittels, sowie

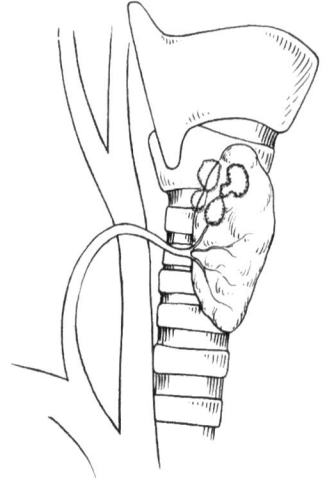

Abb. 4. Normalposition der oberen Epithelkörperchen an der Schilddrüsenrückfläche in Höhe des Krikoids

6% weiter medial, etwa zwischen Schilddrüsenseitenlappen und Oesophagus. Bis zu 5% der Epithelkörperchen sind dorsal der Speiseröhre lokalisiert. Bei Vergrößerung der Schilddrüse wächst die Streuung der an der Rückfläche gelegenen Epithelkörperchen, vor allem in caudaler Richtung bis zum unteren Pol.

2.1.2 Caudale Parathyreoideae

Meist liegt das caudale Epithelkörperchen (90–96% der Fälle) in der Gegend des unteren Schilddrüsenpols, etwa in Höhe des 3. bzw. des 4. Ringknorpels in einem ca. 3 × 3 cm großen Areal (Abb. 5).
Die Beziehung des caudalen Epithelkörperchens zur Schilddrüsenkapsel ist weniger eng als die des cranialen. Es ist oft nach lateral verlagert und in der Nähe einer Schilddrüsenvene zu finden. Der N. recurrens verläuft stets dorsal von ihm. Je tiefer es gelegen ist, um so größer ist die Möglichkeit der Lokalisation im Thymus am Eingang

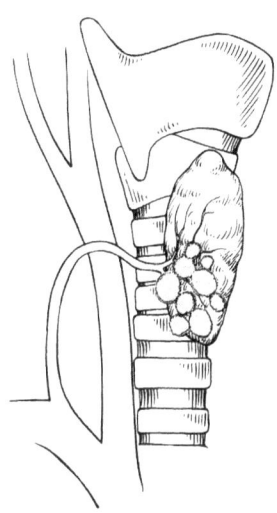

Abb. 5. Normalposition der unteren Epithelkörperchen in der Nähe des unteren Schilddrüsenpols

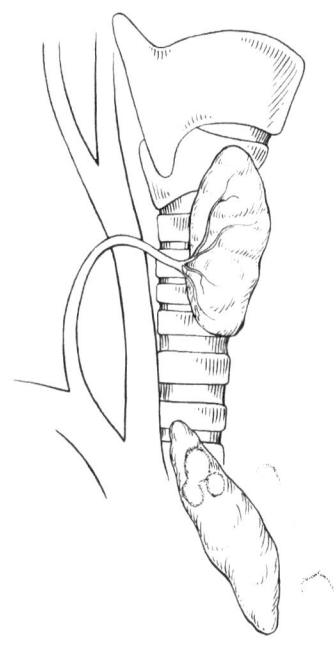

Abb. 6. Häufigste mediastinale Lokalisation der Epithelkörperchen im Thymus; durch cervicale Thymektomie meist greifbar

zum vorderen Mediastinum (s. Abb. 6 u. 7).

In etwa 10% der Fälle liegen die unteren Epithelkörperchen zwischen der Seitenfläche der Trachea und der Schilddrüse, sie können hier mit den paratrachealen Lymphknoten verwechselt und übersehen werden. Zwischen den unteren Epithelkörperchen und der sie versorgenden A. thyreoidea inferior bestehen naturgemäß enge Verbindungen. Bei Schilddrüsenvergrößerungen sind auch die Lokalisationen des unteren Epithelkörperchens breiter gestreut. Oft kann es die Beziehung zur Schilddrüse verlieren und tiefer als der caudale Pol liegen. Auch eine craniale Verlagerung ist möglich; so kann in vertikaler Ausdehnung das caudale Epithelkörperchen vom Zungengrund hinunter bis zum Zwerchfell, in horizontaler Ausdehnung zwischen Clavicula und Wirbelsäule gefunden werden. Diese Streuung ist entwicklungsgeschichtlich bedingt. Weit außerhalb seiner normalen Lage kann das Epithelkörperchen zu finden sein,

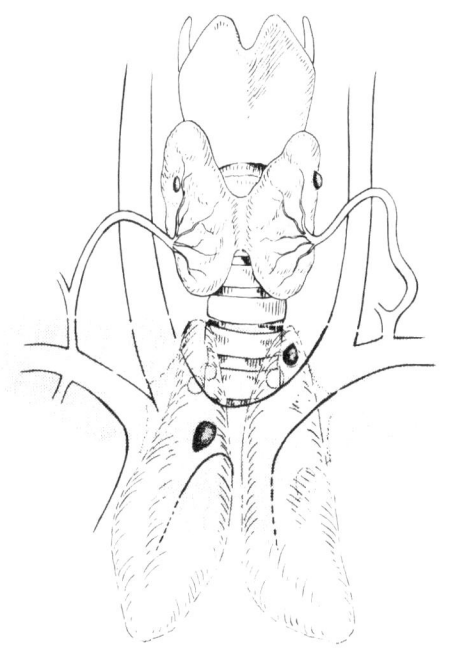

Abb. 7. Häufige Lokalisation der Epithelkörperchen im Thymus, ventrale Ansicht

wenn z. B. die Wanderung mit der Thymusanlage nicht stattfindet; in diesen Fällen, bleibt es über der Schilddrüse in der Nähe der Carotisgabel liegen. Andererseits kann es mit der Thymusanlage caudal bis in Höhe der 8.–10. Luftröhrenspange wandern.

2.2 Gefäßversorgung und Innervation

2.2.1 Gefäßversorgung

Jedes Epithelkörperchen wird durch eine gesonderte Arterie gespeist. Die Versorgung der oberen erfolgt in der Regel aus einem Ast der A. thyreoidea inferior [189, 218]. In 45% der Fälle bestehen Shunts zu oberen Schilddrüsenarterien, gelegentlich übernimmt die A. thyreoidea superior die Versorgung der oberen Epithelkörperchen vollständig. Intracapsulär gelegene Epithelkörperchen werden durch Gefäße des Schilddrüsenparenchyms versorgt.
Früher wurde die Auffindung der Epithelkörperchen anhand des Verlaufs der Schilddrüsenarterien empfohlen [54, 76, 214, 225, 226]. Heute wissen wir, daß dies nur in Ausnahmefällen, d. h. bei entsprechenden anatomischen Gegebenheiten, zum Erfolg führen kann. Vielfach ist eine caudale Schilddrüsenarterie nicht angelegt oder chirurgisch nicht erfaßbar [189, 202]. Gelegentlich entstammen die Arterien der Parathyreoideae auch der A. carotis interna. Die Venen der Epithelkörperchen führen das Blut über einen kleinen Sammelstamm zum Venengeflecht der Schilddrüsenkapsel. Besondere Bedeutung hat die Kenntnis von der venösen Drainage der Parathyreoideae für die selektive Venenblutentnahme zur Parathormonbestimmung gewonnen [148]. Mit diesem Verfahren ist präoperativ die Lokalisation von Epithelkörperchen mit Überproduktion von Parathormon möglich geworden.

2.2.2 Innervation

Die Innervation der Epithelkörperchen geschieht durch ein Kapselgeflecht von Nerven der Schilddrüse. So erhält das obere Epithelkörperchen parasympathische Fasern teilweise über den R. cardiacus cranialis des R. externus des N. laryngeus superior und über den Plexus pharyngeus, die sympathischen Fasern über den N. thyreoideus inferior; letztere führen teilweise entlang der Arterien zum Organ.
Dieser Nerv vermittelt auch die sympathischen Impulse zum caudalen Epithelkörperchen, das seine parasympathische Innervation über den Recurrens erhält.
Die sekretionsstimulierenden Nervenfasern treten über die Epithelstränge direkt an die sezernierende Drüsenzelle heran, ohne daß bisher besondere Nervenendkörperchen nachgewiesen werden konnten.

2.3 Feinbau (Lichtmikroskopie)

Die Epithelkörperchen sind gefäßreiche, epitheliale Organe einfachster trabeculärer Struktur, ihre Zellen sezernieren dementsprechend. Die Epithelkörperchen sind von einer feinen Bindegewebskapsel umschlossen, die sie allseitig von der Schilddrüse trennt, eine echte intrathyreoidale Lage ohne Trennkapsel kommt nicht vor, was entwicklungsgeschichtlich aus ihrer verschiedenartigen Anlage verständlich wird. Von der Kapsel treten feine Septen in das Parenchym ein und zerlegen das Körperchen in Läppchen. In ihnen teilen sich die Blutgefäße auf; je nach Altersstufe sind darin Fettzellen eingeschlossen. Bei inaktiven und ruhenden

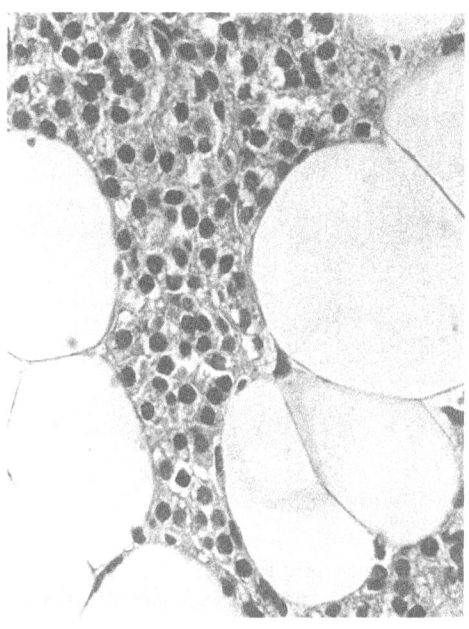

Abb. 8. Normaktives Epithelkörperchen. Neben mehreren Fettzellen bandartig angeordnete Komplexe teils heller, teils dunkler Hauptzellen (HE-Färbung). × 180

Drüsen und bei Adipositas sind diese vermehrt, wobei noch die Lipidzellvermehrung im Parenchym hinzutritt. Die Drüsenzellen des Parenchyms lassen sich nach lichtmikroskopischen Befunden in Hauptzellen, wasserhelle Zellen und oxyphile Zellen differenzieren. Sie bilden zusammen ein Gerüstwerk aus Balken, zwischen denen dünnwandige Capillaren verlaufen.

Die Hauptzellen sind in der Mehrzahl, lichtmikroskopisch erscheint ihr Cytoplasma hell und von feinem Granulat durchsetzt (Abb. 8). Die Größe der polygonalen Zelle mißt 6–10 μm im Durchmesser. Die ektoplasmatische Schicht dieser Zellen ist mit Hämatoxylin und Eosin gut anfärbbar, wodurch die Zellen mit ihrem fast leer erscheinenden Cytoplasma sich gut voneinander abgrenzen lassen. Die Cytoplasmastruktur erlaubt eine Differenzierung in schwach granulierte helle und in stark granulierte dunkle Hauptzellen. Die Hauptzellen sind die Träger der aktiven Hormonproduktion, wobei der dunklen Hauptzelle die Rolle der funktionellen Aktivität zuzuschreiben ist.

Die wasserhellen Zellen besitzen ein stark vacuolisiertes Protoplasma bei gut erkennbaren Zellgrenzen (Abb. 9). Sie sind 2- bis 3mal so groß wie die dunklen Hauptzellen. Zur Funktion dieser Zellen wird im nächsten Abschnitt noch Stellung genommen. Wie die Hauptzellen enthalten sie reichlich Glykogen; die vacuolisierte Erscheinungsform ist jedoch nicht in erster Linie auf den hohen Glykogengehalt zurückzuführen. Lichtmikroskopisch ist eine Übergangsform der Hauptzelle zur wasserhellen Zelle beobachtet worden, die früher „jugendliche Hauptzelle" oder „helle Hauptzelle" genannt worden ist.

Der dritte lichtmikroskopisch abgrenzbare Zelltyp des Epithelkörperchenparenchyms sind die oxyphilen

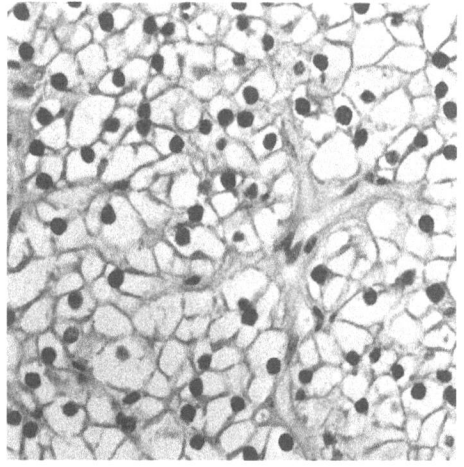

Abb. 9. Primäre Hyperplasie wasserheller Zellen. Große polygonal begrenzte Epithelien mit zentral liegenden chromatindichten Kernen, „wasserhell" erscheinendem Cytoplasma und scharfen Zellgrenzen (HE-Färbung). × 180

Zellen, die diffus, z. T. in Gestalt von kleinen Knoten, in das übrige Parenchym eingestreut sind. Sie sind etwas größer als die dunkle Hauptzelle, ihre Kerne sind kompakt und klein, ihr Cytoplasma ist von groben oxyphilen Granula ausgefüllt. Bei Jugendlichen sind sie nur spärlich zu finden, während ihre Zahl mit zunehmendem Alter, vor allem beim weiblichen Geschlecht, stark zunimmt.

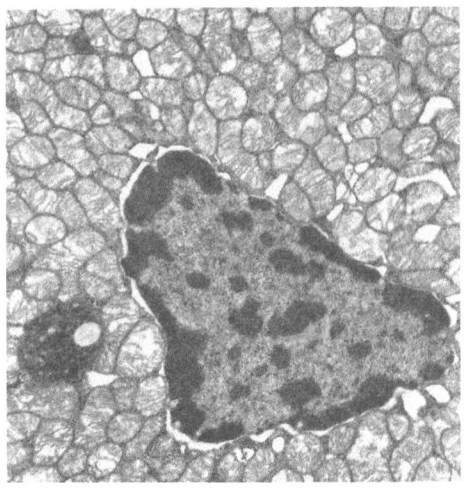

Abb. 10. Normaktives Epithelkörperchen. Onkocyt mit zahlreichen Mitochondrien, kleinem Kern, mit randständig verdichtetem Chromatin und nur wenigen anderen Zellorganellen. × 9.100

2.4 Ultrastruktur (Normaktive Epithelkörperchen)

Die bereits lichtmikroskopisch nachweisbaren helleren und dunkleren Zellen normaktiver Epithelkörperchen stellen sich elektronenmikroskopisch als unterschiedliche Differenzierungsformen der Hauptzellen dar.

Die größeren, helleren Hauptzellen enthalten im Cytoplasma reichlich Glykogen und zahlreiche große multivacuoläre Lipidkomplexe, deren chemische Zusammensetzung und biologische Bedeutung unklar ist. Alle übrigen Zellorganellen sind nur spärlich vertreten; Golgi-Felder und Sekretgranula sind kaum nachweisbar. Die äußere Begrenzung der Zelle zeigt eine glatte Zellmembran und nur ausnahmsweise Verzahnungen mit den Nachbarzellen.

Die dunklere Variante der Hauptzelle ist kleiner und weist ein elektronendichtes, glykogenarmes Hyaloplasma auf. Große plurivacuoläre Lipidkomplexe sind selten, die Mitochondrien sind vermehrt. Neben vergrößerten Golgi-Feldern finden sich membrangebundene Sekretgranula.

Die Zellmembran erscheint fingerförmig aufgefaltet und ist mit den Nachbarzellen verzahnt. Desmosomen sind zwischen den Epithelien nur selten nachweisbar.

In normaktiven Epithelkörperchen sind diese beiden Varianten der Hauptzelle zwar recht charakteristisch, jedoch nicht ausschließlich nachweisbar. Die hellen Zellen stehen in einem Verhältnis von etwa 3–5:1 zu den dunklen Zellen. Häufiger und bunt vermischt finden sich elektronenoptisch dagegen Zellformen, die eine ganz unterschiedliche Komposition und Anordnung der intracytoplasmatischen Zellorganellen aufweisen. Neben den dunklen und hellen Hauptzellen machen diese Zwischenformen bei weitem den größten Teil der Gesamtzellmasse von normaktiven Epithelkörperchen aus (Abb. 10). Durch tierexperimentelle Untersuchungen [12, 294] und Studien an normaktiven, aktivierten und inaktiven menschlichen Epithelkörperchen scheint erwiesen, daß alle diese Zellformen lediglich unterschiedliche Funktionsstadien der Hauptzelle darstellen [12, 16, 43, 168, 368, 369, 393]. Die helle Hauptzelle stellt dabei die inaktive Ruheform dar.

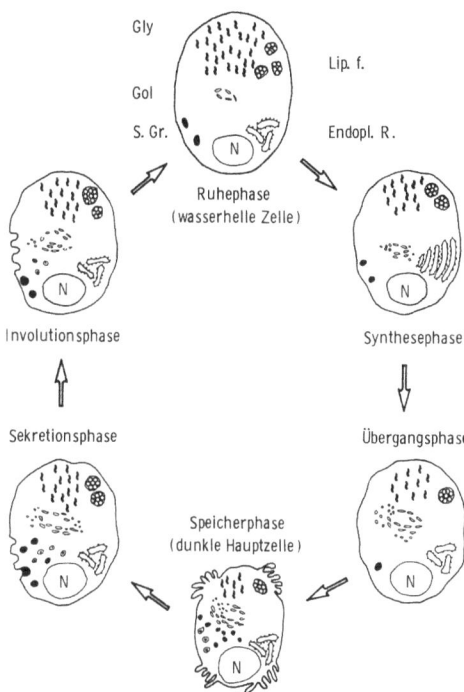

Gly

Gol

S. Gr.

Lip. f.

N

Endopl. R.

Ruhephase
(wasserhelle Zelle)

Involutionsphase

Synthesephase

Sekretionsphase

Übergangsphase

N

Speicherphase
(dunkle Hauptzelle)

N

Abb. 11. Funktionscyclus der Hauptzelle im normaktiven Epithelkörperchen (*Gly:* Glykogen, *Gol:* Golgi-Felder, *S. Gr.:* Sekretgranula, *Lip.f.:* Lipidkomplexe, *Endopl.R:* Endoplasmatisches Reticulum). (Mod. nach Roth, S. I. [368])

Unter funktioneller Aktivierung (Abb. 11) bildet sich ihr Glykogengehalt zurück, die Lipoidkomplexe werden kleiner und weniger. Das rauhe endoplasmatische Reticulum erscheint in Form verlängerter, parallel angeordneter Doppelmembranen, freie Ribosomenkomplexe werden nachweisbar, die Golgi-Felder erscheinen betont (Synthesephase). Unter Verringerung des Cytoplasmavolumens bildet sich eine Übergangsphase aus, die vergrößerte Golgi-Felder mit erweiterten Zisternen und bereits einzelne Sekretgranula enthält. Unter weiterer Verkleinerung des Zellvolumens bilden sich die typischen fingerförmigen Zellfortsätze der äußeren Zellmembran

aus, die mit den umgebenden Zellen eng verzahnt sind. Die Golgi-Felder sind groß und vesiculös, zahlreiche Sekretgranula treten in Erscheinung; das Cytoplasma ist nahezu glykogenfrei, Lipoidkomplexe kaum mehr nachweisbar (Speicherphase, dunkle Hauptzelle). Unter deutlicher Vergrößerung der Zelle wird das Grundplasma jetzt wieder heller, die Sekretgranula häufen sich an der Zellperipherie (Sekretionsphase). Später tritt in den Zellen wieder zunehmend Glykogen auf, die Lipoidkomplexe erscheinen, der Golgi-Apparat und das rauhe endoplasmatische Reticulum bilden sich zurück (Involutionsphase). Schließlich mündet der Zellcyclus wieder in die große, organellenarme, glykogenreiche Ruheform der Hauptzelle ein (Abb. 10).

Der Ausschleusungsmechanismus der Sekretgranula ist weitgehend ungeklärt. Beschrieben wurde die Fusion von Granulamembranen mit der äußeren Zellmembran [14, 176, 413].

Elektronenmikroskopisch kann elektronendichtes Material bisweilen im pericapillären Raum nachgewiesen werden, jedoch finden sich vereinzelt auch sekretgranulaähnliche Partikel innerhalb des Cytoplasmas der Capillarendothelien (Abb. 12 e). Möglicherweise sind an der Sekretausschleusung die wenigen nachweisbaren Mikrofilamente und Mikrotubuli der Hauptzelle beteiligt. Aufgrund des elektronenmikroskopisch nachweisbaren engen Nebeneinanders aller dieser unterschiedlichen Zellformen im normaktiven Epithelkörperchen (Abb. 13) ist zu vermuten, daß alle Hauptzellen abwechselnd diesen Zellcyclus durchlaufen. Über welchen Zeitraum sich dieser Funktionscyclus abspielt und welche Zeitspanne die Ruhephase der Hauptzelle einnimmt, ist jedoch unbekannt.

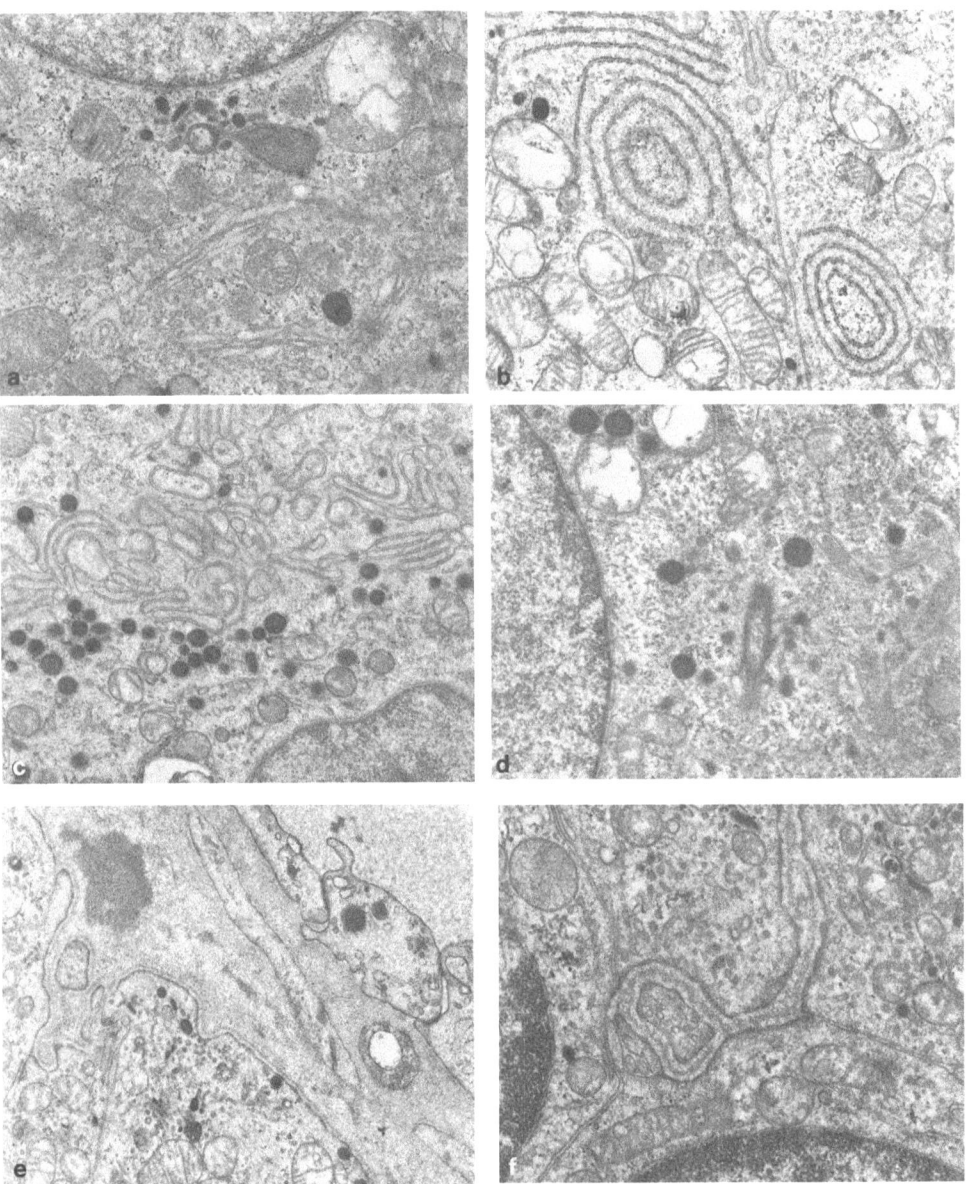

Abb. 12 a–f. Beispiele verschiedenartiger cellulärer Differenzierungen in hyperplastischen Epithelkörperchen. × 13.500

a Vergrößertes Golgi-Feld, in der Nachbarschaft wenige Sekretgranula

b Verlängerte und zirkulär geschichtete Membransysteme des rauhen endoplasmatischen Reticulums

c Innige Verzahnung fingerförmig aufgefalteter Zellmembranen, in der Nachbarschaft zahlreiche membrangebundene, runde Sekretgranula

d Intracelluläre Ansicht einer Cilie, daneben Sekretgranula

e Pericapillarraum mit elektronendichtem Material; *unten:* Epithelzellgrenze mit randständigen polymorphen Sekretgranula; *oben:* Capillarendothel mit intracytoplasmatischen sekretgranulaähnlichen (elektronendichten) Gebilden

f Verbreiteter Intercellularraum benachbarter Epithelien mit elektronendichtem Material

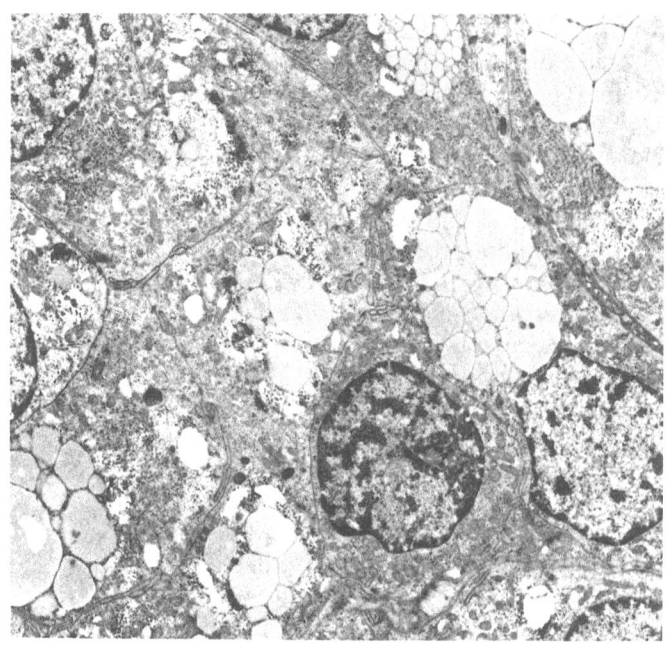

Abb. 13. Normaktives Epithelkörperchen. Unterschiedlich große Epithelien mit unterschiedlichem Gehalt an cytoplasmatischen Organellen und wechselnd stark ausgefalteten Zellmembranen. Charakteristisch sind zahlreiche, plurivacuoläre Lipidkomplexe. Es überwiegen die Zellen mit „hellem" Cytoplasma. ×4.800

Die biologische Bedeutung und Funktion einer weiteren charakteristischen Zelle des normalen Epithelkörperchens, des bereits lichtmikroskopisch abgrenzbaren eosinophilen Onkocyten, ist völlig unklar. Onkocyten treten in normalen Epithelkörperchen erst nach der Pubertät auf und sind bei Frauen häufiger zu finden als bei Männern. Ultrastrukturell (Abb. 10) zeigen sie kleinere Kerne mit dichtem Randchromatin; im breiten Cytoplasmaleib finden sich nahezu ausschließlich Mitochondrien und nur sehr vereinzelt andere Zellorganellen, u. a. auch einzelne Lipoidkomplexe. Offenbar besteht eine Beziehung zwischen der Anzahl dieser Zellen, dem Alter und degenerativen Gefäßerkrankungen [414]. Die ultrastrukturellen Veränderungen an den Hauptzellen normaler Epithelkörperchen können als Kriterium für das Ausmaß der Zellaktivität herangezogen werden und stellen wertvolle Parameter bei der Analyse krankhaft veränderter Epithelkörperchen dar. Je höher der Zellorganellengehalt ist und

je weniger Lipoidkomplexe die Hauptzelle enthält, desto höher ist ihre Zellaktivität. Aktivierte Epithelien zeigen größere Golgi-Felder, verlängerte und parallel ausgerichtete Membransysteme des rauhen und endoplasmatischen Reticulums, Auffaltungen der äußeren Zellmembran und zahlreiche Sekretgranula. Je höher der Glykogengehalt und je geringer die Anzahl der Zellorganellen, desto geringer ist dagegen die funktionelle Aktivität der Zelle (Abb. 13).

2.5 Entwicklungsgeschichte

Die Epithelkörperchen sind Schlundtaschenabkömmlinge; – die oberen stammen von der 4., die unteren von der 3. Kiementasche ab. Die Abkömmlinge der 3. Schlundtasche wachsen und wandern schneller als die der 4. Dies ist erkenntlich bei den Thymusanlagen. Der dem ventralen Anteil der 3. Kiementasche entstammende Teil bildet den thorakalen Drüsenteil, das eigentliche Organ, während der Beitrag der mit den cranialen Epithelkörperchen verbundenen 4. Schlundtasche hierzu nur gering ist und der daraus hervorgehende Thymusvorsatz sich später zurückbildet. Während die Thymusanlage Richtung Mediastinum ventral wandert, überholen aufgrund dieser unterschiedlichen Wachstums- und Wanderungsneigung die caudalen Epithelkörperchen die cranialen. Die am cranialen Ende des Thymusfortsatzes im Schlundtaschenrest befindlichen Epithelkörperchen lösen sich hier von der Thymusanlage und bleiben in der Höhe der Schilddrüse liegen. Sie können aber diese Wanderung weiterführen und auch in das vordere Mediastinum gelangen. Die Ursache der stärker gestreuten Lokalisation der unteren Epithelkörperchen ist ihre längere Wanderung (Abb. 14). Die oberen Epithelkörperchen zeigen dementsprechend weniger Lagevarianten und bewahren einen engeren topographischen Zusammenhang zur Schilddrüse [202, 219, 323]. Beim Erwachsenen befinden sich aus diesem Grund nicht selten die caudalen Epithelkörperchen im Thymussäckchen eingebettet.

Hierauf beruht auch die transcervicale Thymektomie als integrierter Teil der Halsexploration beim Hyperparathyreoidismus [317].

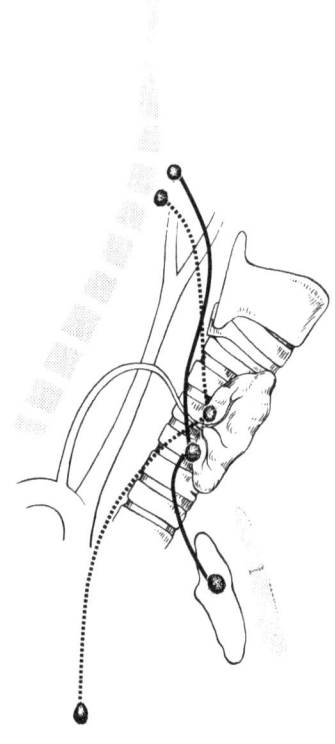

Abb. 14. Die Wanderungswege der Epithelkörperchen von der 3. und 4. Schlundtasche. Bei verstärkter Wanderungsneigung gelangen sie ins vordere und hintere Mediastinum

3 Physiologie der Parathyreoidea

3.1 Rolle des Calciums im Organismus

Das Calcium im Organismus ist Hauptbestandteil des Knochens; es ist das wichtigste Kation des Körpers, das biochemische und elektrophysiologische Vorgänge reguliert. Somit sind zwei wesentliche Funktionen definiert. Weniger als 1% des Calciums befindet sich in extra- und intracellulärer Flüssigkeit (ca. 10^{-7} mmol/l), der überwiegende Anteil von mehr als 99% (ca. 1,5 kg) ist Bestandteil des Skeletts und der Zähne.

Die Konzentration des Plasmacalciums beträgt 2,1–2,7 mmol/l. Die Homöostase des Plasmacalciums wird durch das Parathormon und Calcitonin in engen Grenzen gehalten. Das Calcium verteilt sich im Serum als ultrafiltrierbares diffusibles und als an Eiweiß gebundenes nicht diffusibles Calcium (Tabelle 1).

Die Feinregulation der Serumcalciumkonzentration wird vom Parathormon und von Calcitonin bestimmt; von ihrer Plasmakonzentration ist der Calciumspiegel abhängig, dessen ionisier-

Tabelle 1. Übersicht der Normalwerte von Stoffen, die bei der Calciumhomöostase wichtig sind

Substanz	Normbereiche
Ca im Serum	
Gesamt-Ca	2,25 – 2,6 mmol/l~9,0 – 10,4 mg%
Titrierbares Ca	2,0 – 2,4 mmol/l~8,0 – 9,6 mg%
Ionisiertes Ca	1,1 – 1,5 mmol/l~4,4 – 6,0 mg%
Ca im Urin	2,5 – 10 mmol/Tag~100 – 400 mg/Tag
P im Serum	0,8 – 1,5 mmol/l~2,5 – 4,5 mg%
P im Urin	11 – 32 mmol/l~300 – 1000 mg/Tag
Alkalische Serumphosphatase	60 – 200 E/l~20 – 48 mE/ml
cAMP im Urin	3 – 7 μmol/Tag
Parathormon im Serum	
C-Terminal	< 1 ng/ml
N-Terminal	< 100 pg/ml
Calcitonin im Serum	< 500 pg/ml
Vitamin D_3 im Serum	65 nmol/l~25 ng/ml
25-OH-D_3 im Serum	40 – 100 nmol/l~15 – 35 ng/ml
1,25-$(OH)_2$-D_3 im Serum	24 – 240 pmol/l~10 – 100 pg/ml

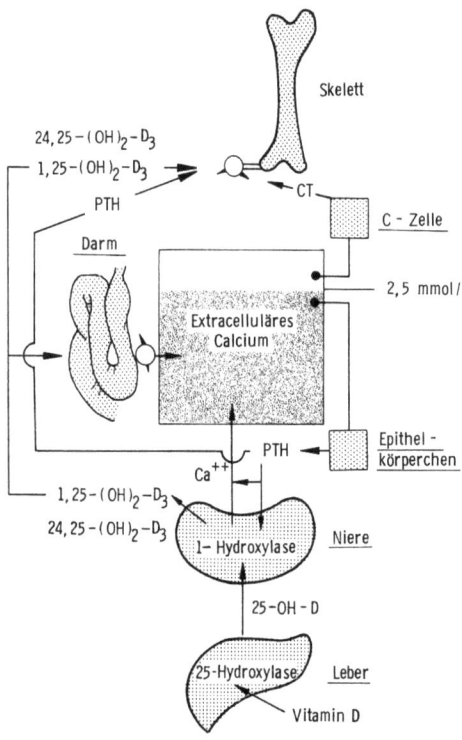

Skelett

24,25-(OH)$_2$-D$_3$
1,25-(OH)$_2$-D$_3$
PTH
CT
Darm
C - Zelle
2,5 mmol/l
Extracelluläres Calcium
Epithel - körperchen
PTH
Ca^{++}
1,25-(OH)$_2$-D$_3$
24,25-(OH)$_2$-D$_3$
1- Hydroxylase
Niere
25-OH-D
25-Hydroxylase
Leber
Vitamin D

Abb. 15. Homöostase des Calciums in der Blutbahn

ter Plasmaanteil wiederum die Liberationsvorgänge beider Hormone beeinflußt [279]. Die Normocalciämie des Serums ist durch Zufuhr von Vitamin D und Calcium sowie von Phosphat gewährleistet. Phosphaterhöhung im Plasma führt zur Senkung der Serumcalciumkonzentration; der Phosphatstau in der Niere, aber auch eine maximale Zufuhr von Phosphat bewirken eine chronische Hypercalciämie und metastatische Weichteilverkalkungen an den Gefäßen und an Organen, wie z. B. an der Niere.
Neben der humoralen Regelung durch Parathormon und Calcitonin sowie durch Metaboliten des Vitamin D$_3$ beteiligen sich von seiten der Organe Darm, Knochen, Leber und Niere maßgeblich an der Homöostase des Calciumstoffwechsels (Abb. 15).

Die Absorption von Calcium erfolgt im oberen Dünndarm, im Duodenum und Jejunum; die Ausscheidung im Darm (140–450 mg/24 h), in der Niere (150–400 mg/h) und mit dem Schweiß (20–364 mg/24 h). In der Niere ist die Ausscheidung abhängig von der glomerulären Filtration und von tubulärer Rückresorption. Die Ausscheidungsschwelle der Niere für Calcium liegt bei 3 mmol/l. Darunter liegende Serumwerte veranlassen eine fast vollständige tubuläre Rückresorption und nur eine minimale Ausscheidung. Die maximale Ausscheidung von Calcium mit dem Harn liegt bei etwa 1 g/24 h. Beim Hyperparathyreoidismus wird diese Schwelle überschritten, das Calcium kann in Form von Nierensteinen und von Nephrocalcinose ausgefällt werden, da es nicht mehr ausgeschieden werden kann (Abb. 16).

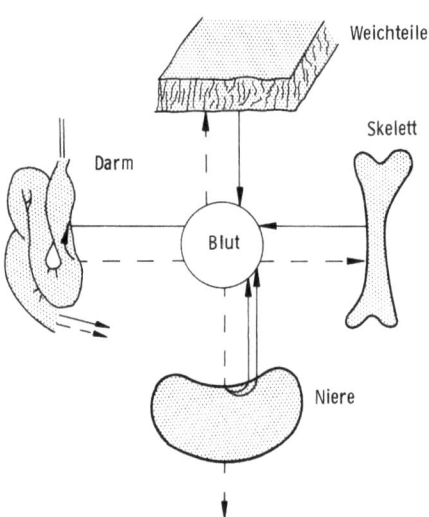

Weichteile
Skelett
Darm
Blut
Niere

Abb. 16. Calcium- (*durchgezogene Linie*) und Phosphataufnahme (*gestrichelte Linie*) und -ausscheidung in und aus der Blutbahn

3.2 Aufgaben des Phosphats im Organismus

Phosphat und Calcium sind die Hauptbestandteile des Skelettminerals. Rund 80% des Gesamtkörperphosphats sind im Skelett deponiert, der Rest befindet sich in anderen Körperzellen, im Interstitium und im Blut.

Neben dem altersabhängigen Wechsel von Phosphor im Serum ist eine tagesrhythmusbedingte Schwankung vorhanden, während die Calciumkonzentration stets in engen Grenzen gehalten wird. Die Nüchternbestimmung des Phosphats bietet die besten Orientierungswerte. Die extracelluläre Konzentration von anorganischem Phosphat entspricht der Serumkonzentration. Der größte Teil des intracellulären Phosphats befindet sich in der Muskulatur, größtenteils in organischer Form als Bestandteil der Nucleinsäuren.

Die Aufnahme erfolgt im Darm durch passive Diffusion in Form von organischen Verbindungen oder aus Phosphat, in derselben Größenordnung wie bei der Aufnahme von Calcium. Von der Ausscheidung des Phosphats durch Niere, Darm und Schweiß ist die Urinausscheidung am bedeutendsten. Sie wird durch Parathormon vermehrt, aber auch durch Cortisol, Thyroxin, Oestrogene und Calciumzufuhr bei Hypo- bzw. Aparathyreoidismus. Die Urinphosphatausscheidung ist beim Hyperparathyreoidismus erhöht, aber auch bei zahlreichen Krankheitsbildern (Rachitis, Hyperthyreose, Osteomalacie, Diabetes, Gicht, maligne Erkrankungen mit Knochenmetastasen, Sarkoidose), wenn die Nierenfunktion nicht gestört ist. Auf die Rolle des Phosphats in der Urämie bzw. Niereninsuffizienz muß noch im Detail eingegangen werden.

3.3 Parathormon

Die radioimmunologische Messung des Parathormons im Serum gehört zum wichtigsten Rüstzeug in der Diagnostik und Therapie von Erkrankungen des Epithelkörperchens. Seit der Einführung dieser Methode durch Berson sind zahlreiche Assays bekannt geworden. Das Interesse daran ist auch heute noch nicht geringer geworden [5, 26, 125, 132, 146, 222, 223, 434].

Die Ursachen für widersprüchliche Ergebnisse, Angaben und Interpretationen in der Radioimmunologie sind einmal die verschiedenen angewandten Antikörper, zum anderen die Heterogenität des Hormons im Serum [26, 49, 146, 223, 348, 434].

Das Parathormon wird aus dem Epithelkörperchen vorwiegend als intaktes, aus 84 Aminosäuren aufgebautes Polypeptid sezerniert [210]. Das Hormon wird rasch abgebaut, in der Blutbahn hat es eine Halbwertszeit von wenigen Minuten. In der Niere und in der Leber wird es enzymatisch gespalten, so daß neben dem intakten Parathormon auch Carboxyl-C-terminale (C-Fragmente) und Amino-N-terminale (N-Fragmente) in der Blutbahn zu finden sind [206]. Diese verschiedenen zirkulierenden Parathormonformen können vollständig nur mit 2 verschiedenen Radioimmunoassays erfaßt werden. Für die Hormonwirkung sind das intakte, aus 84 Aminosäuren bestehende Parathormon sowie die N-terminalen Fragmente relevant [351]. Während das intakte, biologisch aktive Hormon und seine Messung Hinweise auf die tatsächliche Hormonsekretion aus den Epithelkörperchen geben und auch Rückschlüsse über die calciumabhängigen Liberations- und Hemmvorgänge erlauben, mißt das C-terminale Assay die inaktiven C-Fragmente und das intakte Hormon [26, 146, 223].

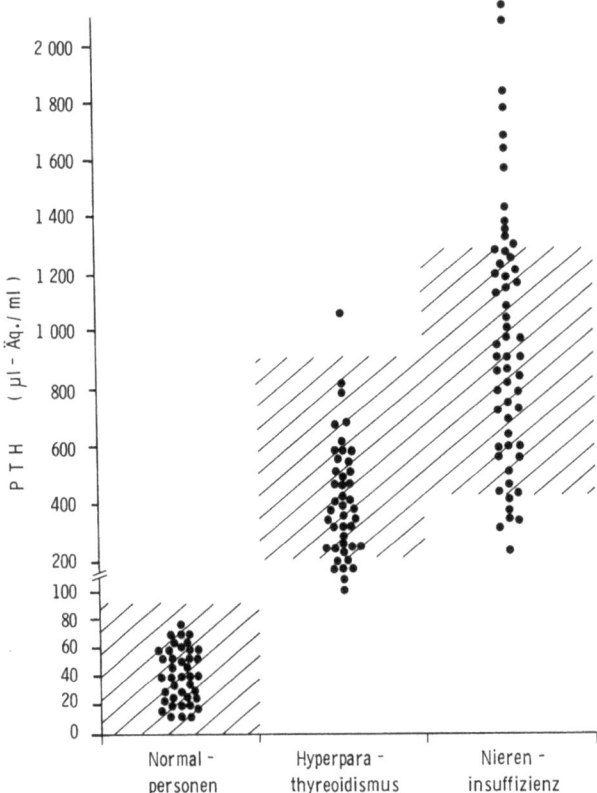

Abb. 17. Ergebnis der radio-immunologisch meßbaren Parathormonspiegel bei Normalpersonen, bei Patienten mit primärem Hyperparathyreoidismus und bei Patienten mit terminaler Niereninsuffizienz

Durch diese Kenntnisse ist der Einsatz der verschiedenen Immunoassays bei unterschiedlichen Fragestellungen unterschiedlich indiziert (Abb. 17). Das erlaubt dem Kliniker, auszuwählen und bei einer speziellen diagnostischen Fragestellung den gewünschten Assay einzusetzen. Die Erfahrung mit den beiden Assays zeigt, daß sie in der Diagnostik des primären Hyperparathyreoidismus zusammen aussagekräftiger sind als jeder für sich. Urämiker verschiedenen Grades mit sekundärem Hyperparathyreoidismus haben stark erhöhte Immunparathormonwerte in beiden Assays [23]. Die C-Fragmente gelten als biologisch inaktiv [338]. Sie werden radioimmunologisch erfaßt und haben eine deutliche längere Halbwertszeit als die aktiven Parathormonmoleküle und die 1,34-aminoterminalen Fragmente [123, 434]. Die Halbwertszeit der C-Fragmente im Plasma ist bei der Niereninsuffizienz sehr hoch. Bei Urämikern kann die Erhöhung des immunreaktiven Parathormons nichts anderes bedeuten, als daß die biologisch inaktiven C-Fragmente sich länger und deshalb vermehrt in der Blutbahn befinden (Abb. 17) [237, 238, 293, 81].
Parathormon führt zum Anstieg der Plasmakonzentration des Calciums, was in erster Linie durch eine vermehrte Calciummobilisation aus dem Knochen erfolgt [344]. Das Skelett wird dabei durch Auflösung der Osteoclasten abgebaut. Daneben bewirkt Parathormon auch den Abbau der Knochengrundsubstanz (Abb. 18) [176, 201, 284].
Im Röntgenbild manifestiert sich die

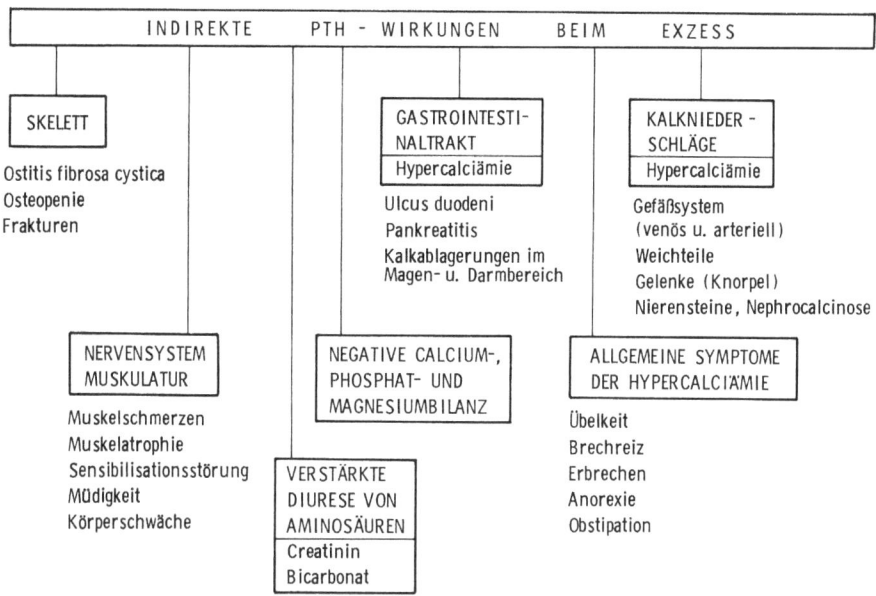

INDIREKTE PTH - WIRKUNGEN BEIM EXZESS

SKELETT

Ostitis fibrosa cystica
Osteopenie
Frakturen

GASTROINTESTI-
NALTRAKT
Hypercalciämie

Ulcus duodeni
Pankreatitis
Kalkablagerungen im
Magen- u. Darmbereich

KALKNIEDER-
SCHLÄGE
Hypercalciämie

Gefäßsystem
(venös u. arteriell)
Weichteile
Gelenke (Knorpel)
Nierensteine, Nephrocalcinose

NERVENSYSTEM
MUSKULATUR

Muskelschmerzen
Muskelatrophie
Sensibilisationsstörung
Müdigkeit
Körperschwäche

NEGATIVE CALCIUM-,
PHOSPHAT- UND
MAGNESIUMBILANZ

VERSTÄRKTE
DIURESE VON
AMINOSÄUREN
Creatinin
Bicarbonat

ALLGEMEINE SYMPTOME
DER HYPERCALCIÄMIE

Übelkeit
Brechreiz
Erbrechen
Anorexie
Obstipation

Abb. 18. Indirekte Wirkungen des Parathormons beim Hyperparathyreoidismus

Knochenveränderung insbesondere beim Hyperparathyreoidismus als Osteoporose. Durch die Parathyreoidektomie bildet sich nach Eliminierung des Parathormonangebots die Osteoporose zurück.

Parathormon wirkt unmittelbar am Glomerulus und ebenso am proximalen und distalen Tubulusapparat (vgl. 4.3.2, Abb. 19) der Niere [293]. Die wichtigste Wirkung des Hormons am proximalen Tubulus ist einmal die Hemmung der Phosphat-, Natrium- und Calciumrückresorption und zum anderen die beschleunigte Synthese des 1,25-Dihydrocholecalciferol (1,25-$(OH)_2$-D_3) [138, 140, 220, 320, 342, 403]. Die letztgenannte Wirkung ist deshalb besonders wichtig, da diese Synthese des 1,25-$(OH)_2$-D_3 einzig und allein im proximalen Tubulus erfolgt und weil nur diese Form des Vitamin D die intestinale Calcium- und Phosphatresorption unmittelbar beeinflussen kann. In diesem Zusammenhang interessiert vorrangig die

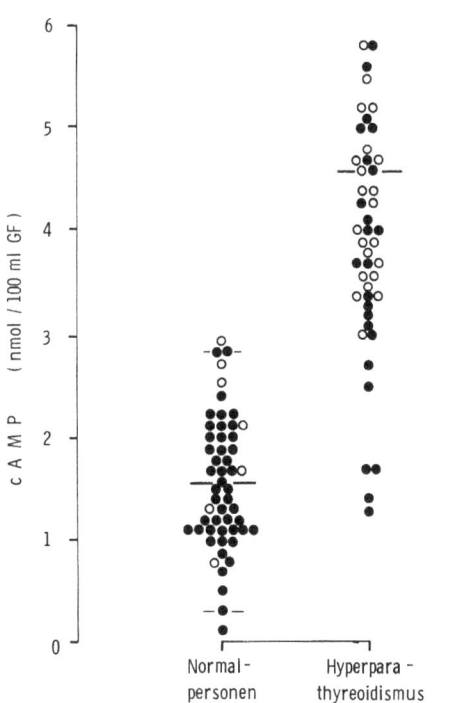

Abb. 19. Nephrogenes cyclisches AMP bei Normalpersonen und bei Patienten mit primärem und sekundärem Hyperparathyreoidismus (*offene Kreise:* Patienten mit Niereninsuffizienz, *GF:* glomeruläre Filtration)

19

plasmaphosphatabhängige Synthese des 1,25-$(OH)_2$-D_3: Eine Senkung der Plasmakonzentration von Phosphat führt zur beschleunigten Synthese der Substanz [92, 398, 403]. Parathormon reguliert sowohl die 1,25-$(OH)_2$-D_3-Synthese als auch die intestinale Calciumresorptionsfähigkeit, während der Vitamin-D-Metabolit nur bei letzterem Vorgang wirksam ist. Deshalb ist die Homöostase des Skeletts von beiden Stoffen abhängig.

3.4 Vitamin D (Synthese, Stoffwechsel, Wirkung)

Vitamin D, Parathormon und Calcitonin sind verantwortlich für die Regulation der Calciumhomöostase und zugleich Garanten für die strukturelle Einheit des Knochens. In diesem System spielt die Niere die Schlüsselrolle. Das Cholecalciferol und das Ergocalciferol, die Muttersubstanzen des Vitamin D, besitzen keine biologische Aktivität. In der Niere entsteht die wirksame Steroidgeneration (1,25-Dihydroxicholecalciferol und 24,25-Dihydroxicholecalciferol), der die innersekretorische Rolle zukommt, was wir als Aktionen des Vitamin D im Organismus bezeichnen [71, 72, 138, 320, 322]. Somit erhält die Niere im Stoffwechselprozeß dieser Substanzen eine zweifache zentrale Bedeutung, einmal als Hersteller, zum anderen als Konsument (Abb. 20).

Vitamin D wird mit der Nahrung zugeführt oder aus 7-Dihydroxicholesterin unter Einwirkung der ultravioletten Strahlen im Körper gebildet. In der Leber wird Vitamin D zu 25-Dihydroxicalciferol hydroxyliert, und durch einen weiteren Hydroxylierungsprozeß in der Niere entsteht das 1,25-$(OH)_2$-D_3, 24,25-$(OH)_2$-D_3 und das 1-α-24,25-$(OH)_2$-D_3 [137, 141, 322]. Die Herkunft eines weiteren Metaboliten, des

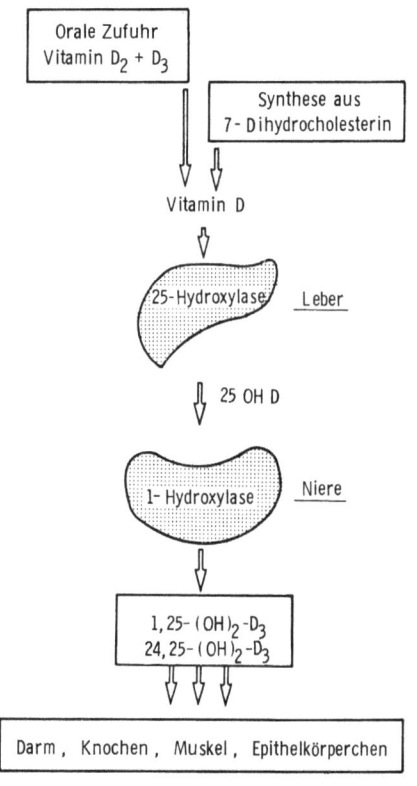

Abb. 20. Synthese der wirksamen Vitamin-D-Metaboliten 1,25-$(OH)_2$-D_3 und 24,25-$(OH)_2$-D_3

25,26-Dihydrocholecalciferols, ist nicht mit letzter Sicherheit geklärt.

Die Physiologie der wirksamen Metaboliten des Vitamin D_3 ist hinreichend bekannt. Im wesentlichen bewirken sie die Mineralisation des Skeletts, wodurch beim Kind die Rachitis und beim Erwachsenen die Osteomalacie verhindert wird. In Wechselwirkung mit Parathormon wirkt Vitamin D einer hypocalciämischen Tetanie entgegen und fördert die Calciumabsorption im Darm, während beide keine unmittelbare muskuläre Wirkung haben. Unter pathophysiologischen Bedingungen hat Vitamin D eine zentrale Bedeutung in der Homöostase des Calciumstoffwechsels. Damit besteht auch ein Zusammenhang mit der renalen Osteopathie (Abb. 15) [105, 296, 381]. Von den renalen Metaboliten des Vitamin D hat das 1,25-Dihydroxicholecalciferol das größte Interesse erlangt, ihm wurde die aktivste physiologische Wirkung bescheinigt. Die Substanz kann schon in geringster Konzentration und in kürzester Zeit die Calcium- und Phosphatabsorption im Darm steigern und bei Vitamin-D-defizienten Tieren den Knochenumbau und die Knochenmineralisation fördern und eine Rachitis heilen [34, 35, 38, 141, 231, 251].

Die biologische Wirkung der renalen Metaboliten des Vitamin D faßt Tabelle 2 zusammen. Demnach stimulieren beide Metaboliten die intestinale Calciumabsorption. Eine länger dauernde $1,25\text{-}(OH)_2\text{-}D_3$ Applikation vermag die Parathormonspiegel zu senken, beim Hyperparathyreoidismus erfolgt dies über die Senkung des ionisierten Calciums, während eine signifikante Wirkung auf die Calcitoninsekretion noch nicht nachgewiesen werden konnte [49, 92, 93, 177, 204].

Tabelle 2. Biologische Aktivitäten des $1,25\text{-}(OH)_2\text{-}D_3$ und $24,25\text{-}(OH)_2\text{-}D_3$ [67, 78, 84, 92, 93, 136, 342, 374]

	$1,25\text{-}(OH)_2\text{-}D_3$	$24,25\text{-}(OH)_2\text{-}D_3$
Darm		
Calcium- und Phosphattransport	↑	↑
Epithelkörperchen		
PTH-Liberation	?	↓
PTH-Dauersekretion	↓	?
Volumenzunahme der Epithelkörperchen	↓	↓
C-Zellen		
Calcitoninliberation	?	↑
Calcitonindauersekretion	↑	?
Skelett		
Resorption	↑	0
Umbau/Mineralisation	↑	↑
Knorpel		
Proteoglykansynthese	0	0
Zelldifferenzierung	0	↑
Quergestreifte Muskulatur		
Myopathie	↑ Verhütung	?
Niere		
Phosphattransport	?	?
Calciumtransport	↑ Reabsorption	?

↑ Stimulation, ↓ Hemmung

Tabelle 3. Physiologische Wirkungen der Vitamin-D-Metaboliten 1,25-$(OH)_2$-D_3 und 24,25-$(OH)_2$-D_3 beim Menschen [95, 250, 315]

	1,25-$(OH)_2$-D_3	24,25-$(OH)_2$-D_3
Serum		
Ca	↑	↑
Phosphat	↑	↑
AP	↓	↑
PTH	↓	↓
Urin		
GFR	0	0
Ca	↑	↑
Darm		
Ca-Absorption	↑	↑
Knochen		
Mineralisation	↑	↑
Osteoidvolumen	↓	↓
Osteoclastentätigkeit	↑	↑
Osteoblastentätigkeit	0	0

↑ Stimulation, ↓ Hemmung

Unumstritten ist hingegen die die Knochenresorption bis tausendfach stärker fördernde Wirkung des 1,25-$(OH)_2$-D_3 gegenüber dem 24,25-$(OH)_2$-D_3 [253] (Tabelle 2). Den Knochenumbau und die Mineralisation vermögen beide Stoffe gleichzeitig zu steuern und zu fördern [67, 251]. Welche Rolle beiden Substanzen unter physiologischen Verhältnissen im Detail zukommt, bedarf noch der Klärung. Schon jetzt scheint aber das Überwiegen von 24,25-$(OH)_2$-D_3 unter Normalverhältnissen sicher; zahlreiche Hinweise erhielten wir dafür, daß bei Störungen des Calciumstoffwechsels 1,25-$(OH)_2$-D_3 verstärkt in Aktion tritt (Tabelle 3).

3.5 Calcitonin

Calcitonin ist ein aus 32 Aminosäuren bestehendes Polypeptid, welches die Serumcalcium- und Phosphatkonzentration senkt. Es wird in den parafolliculären oder C-Zellen, die von den letzten zwei Schlundtaschen des Vordarms stammen, synthetisiert und sezerniert [119]. Diese Zellen, auch parafolliculäre, helle oder argyrophile Zellen genannt, binden selektiv Antikörper auf Calcitonin [402]. Die C-Zellen befinden sich in sämtlichen Halsorganen, in der Schilddrüse, im Epithelkörperchen, im ultimobranchialen Körper, im Thymus oder frei in den Halsweichteilen [332]. Mit Hilfe der Immunfluorescenz gelang es nachzuweisen, daß bei allen Säugern, mit Ausnahme des Ameisenbärs, Calcitonin in der Schilddrüse zu finden ist [119].

22

Unabhängig von Hypophyse, Zentralnervensystem und den Epithelkörperchen erfolgt die Calcitoninsekretion in Abhängigkeit vom Calciumspiegel aus den C-Zellen. Ein gesichertes übergeordnetes Kontrollsystem beim Liberationsvorgang, wie z. B. eine signifikante TSH-Wirkung, welche die Schilddrüsensekretion normalerweise stimuliert, ist bisher nicht bekannt. Die inhibierende Wirkung des Stoffs auf eigene Liberationsvorgänge ist nicht gesichert. Als Kandidaten kommen am ehesten gastrointestinale Hormone in Frage, die mit Calcium zusammen die Calcitoninsekretion zu steuern vermögen [86, 120, 412, 437].

Wenn das Plasmacalcium fällt, steigt der zirkulierende Calcitoninspiegel [120]. Dieser physiologische Vorgang ist bei zahlreichen Säugetieren und beim Menschen überprüft. Es wird daraus geschlossen, daß das Hormon einer Hypercalciämie entgegenwirkt [174]. Der wichtigste Angriffspunkt des Calcitonins am Skelett ist die Hemmung der Knochenresorption. Dies bewirkt eine vermehrte Retention von Calcium im Knochen, was zu einer Hyperostose führen kann. Diese Resorptionshemmung verhindert den Austritt von Calcium aus den Knochen ins Plasma und führt zu Hypocalciämie. Genau umgekehrt wirkt Parathormon am Osteocyt im Sinne einer erhöhten Knochenresorption; folglich wird dabei Calcium vestärkt aus dem Knochen ins Plasma hinausgespült. An der Niere verstärkt Calcitonin beim Menschen die Ausscheidung von Phosphat, ohne die glomeruläre Filtration zu verändern. Diese mit dem Parathormon synergistische Wirkung des Calcitonins ist nur passager, während Parathormon zu einer andauernden Steigerung der Phosphatdiurese führt [343]. Calcitonin hat eine Halbwertszeit von 3–40 min, der Abbau erfolgt größtenteils in der Niere durch enzymatische Spaltung, obgleich auch unverändertes Hormon aus dem Urin extrahiert werden kann [120].

4 Primärer Hyperparathyreoidismus

4.1 Ätiologie

Spontane Formen des Hyperparathyreoidismus bei Tieren sind in der Literatur nicht bekannt. Die sog. „Millers horse disease", eine Ostitis fibrosa bei Pferden, entstand durch eine calciumarme und phosphatreiche Kost der Tiere. Haustiere wurden früher nicht selten mit der phosphatreichen Kleie gefüttert, dadurch entwickelten eine Reihe von Species einen Hyperparathyreoidismus [269]. Die Ätiologie des primären Hyperparathyreoidismus des Menschen ist demgegenüber nicht überschaubar. Bereits bei den ersten Operationen traten diesbezüglich Widersprüche zutage. Man versuchte damals, sich an anderen Neubildungen des Endokriniums zu orientieren. So glaubte man, ein Adenom der Parathyreoidea sei die alleinige Ursache einer abnormen, autonomen Parathormonproduktion und die anormale, d. h. bedarfsunabhängige Parathormonproduktion ihrerseits sei der entscheidende Faktor im Krankheitsgeschehen, der mit Entfernung des Adenoms zwangsläufig verschwinden müsse. Diese Vorstellung wurde weniger bewußt spekulativ etabliert, sie war vielmehr eine Fehlinterpretation des Krankheitsbilds, bedingt durch fehlende klinische Anzeichen und damit auch durch fehlende pathologischanatomische Kenntnisse von der Frühphase der Erkrankung. Wir kennen inzwischen Untersuchungen, die eindeutig zeigen, daß die Entstehung des primären Hyperparathyreoidismus sehr viel komplexer sein muß, als man zunächst angenommen hat. So wird heute vielfach in Frage gestellt, daß die „primäre" Ursache des primären Hyperparathyreoidismus in den Glandulae parathyreoideae zu suchen ist. Nach diesen Vorstellungen soll ein vorerst noch unbekannter hyperplasiogener Stimulus der Epithelkörperchen zunächst die regulative Hyperplasie, eine Übergangsform der Erkrankung, bewirken. Im weiteren Verlauf führt dann die Stimulation zur Adenombildung, die zunächst regulative Störung wird damit autonom. So faßt man die regulative Hyperplasie, wie das autonome Wachstum eines hormonell aktiven Adenoms, als zeitabhängige Manifestationsform des gleichen Krankheitsprozesses – des primären Hyperparathyreoidismus – auf [113, 207, 214, 232, 351].
Diese Hypothesen stützen sich auf morphologische Befunde, wonach bei ein und demselben Kranken sich die diffuse Hyperplasie, die noduläre Hyperplasie, das Mikroadenom, ein singuläres Adenom, aber auch multiple größere Adenome in den 4 Epithelkörperchen in unterschiedlichem Ausmaß nachweisen lassen. Wir können solche Befunde durch eigene Erfahrung bestätigen. Für den Einzelfall läßt sich die Pathogenese in der Regel noch nicht eindeutig klären. Sie ist auch komplexer als die Entstehungsweise einer Überfunktion bei anderen endokrinen Organen, wie z. B. beim

autonomen Adenom der Schilddrüse, dessen Entstehung durch Jodmangel begünstigt werden kann. Gestützt auf histopathologische Beobachtungen ist die Incidenz einer Parathyreoideaüberfunktion auch abhängig von der Entwicklung der Epithelkörperchen und von der Größe der Parathormonüberproduktion, die entsprechend zu organischen Veränderungen führen kann. Die Belege für die verschiedenen Entwicklungsstufen des Hyperparathyreoidismus stammen teilweise aus dem Obduktionsgut, wobei die histologischen Befunde mit klinischen Erhebungen korrelieren. So fanden Thiele u. Mitarb. bei 33% aller Erwachsenenobduktionen pathologisch veränderte Epithelkörperchen. Sie fanden auch bei klinisch völlig stummen Fällen noduläre Hyperplasien und Mikroadenome [414]. Es gibt also zahlreiche extraglanduläre Organstörungen, die die Epithelkörperchen stimulieren, welche wiederum mit einer vermehrten Parathormonsekretion reagieren und sich entsprechend im histologischen Bild verändert präsentieren.

4.1.1 Chronische Stimulation der Epithelkörperchen

Der renale Hyperparathyreoidismus ist ein komplexes Geschehen. Er beginnt mit der Einschränkung der Nierenfiltrationsrate; mit Zunahme der Niereninsuffizienz kommt es zum Phosphatstau und zum Abfall des Serumcalciums. „Grobphysiologisch" hängen alle diese Momente mit der Funktion der Epithelkörperchen zusammen; darüber hinaus weiß man heute, daß in diesem ätiologischen Komplex die Hypercalciämie am wichtigsten ist [180, 349]. Ein Anstieg des Serumphosphats allein bewirkt noch keinen regulativen Hyperparathyreoidismus [283, 375, 398]. Daß die

Hypocalciämie im Zusammenhang zu sehen ist mit der gestörten endokrinen Funktion der Niere (Synthese des 1,25-Dihydroxicholecalciferols), ist bei der Entstehung des Hyperparathyreoidismus ein gesicherter Faktor. Dieser funktionelle Stimulus bewirkt zunächst die Hyperplasie der Epithelkörperchen. Obwohl hierbei alle Organzellen stimuliert werden und somit potentiell für eine Hyperplasie in Frage kommen, lehrt uns die Morphologie, daß selbst bei der klassischen Form des sekundären Hyperparathyreoidismus nicht immer alle Drüsen hyperplastisch werden.

Die funktionellen Besonderheiten des primären Hyperparathyreoidismus, selbst beim Vorliegen autonomer Epithelkörperchenadenome, lassen sich hinsichtlich der basalen und stimulierten Hormonsekretion und des klinischen Verlaufs nur wenig vom Vollbild des sekundären Hyperparathyreoidismus des Urämikers abgrenzen. Die Charakteristik der autonomen endokrinen Aktivität, die fehlende Supprimierbarkeit der Parathormonsekretion, ist gerade auch beim sekundären Hyperparathyreoidismus nicht nur vorhanden, sondern ein wesentliches Merkmal der Erkrankung.

Bevor wir hierauf eingehen, wenden wir uns im folgenden zunächst der Einwirkung und Wechselwirkung von Störungen des Endokriniums auf die Parathormonregulation im weiteren Sinn zu.

4.1.2 Störungen des Endokriniums und Parathormonregulation

4.1.2.1 Thyroxin

Die Hyperthyreose bewirkt eine deutliche Erhöhung der Phosphatausscheidung im Urin, was auf eine beschleunigte intestinale Absorption durch das

Schilddrüsenhormon hinweist; eine mögliche Parathormonwirkung in diesem Prozeß ist bisher nicht geklärt [29]. Sowohl aus der Klinik als auch aus dem Tierexperiment kennen wir die Hyperphosphaturie bei Patienten mit Hyperthyreose, die eine Erhöhung des Immunparathormons zur Folge haben muß [3]. Direkte Parathormonmessungen bei der Hyperthyreose belegen dies. Über eine gesteigerte tubuläre Resorption des Phosphats wird die Parathormonsekretion gesteigert. Die Parathormonerhöhung ist hierbei reversibel, nach der Thyreoidektomie sind die erhöhten Phosphatwerte rückläufig [212, 364].

Thyroxin bewirkt weiterhin einen gesteigerten Knochenumbau. Knochenneubildung und Knochenabbau sind vermehrt, wobei der letztere überwiegt und im weiteren Verlauf bis zur Osteomalacie und Osteoporose, zur Verminderung der Knochenmasse, führt. Die Hypercalciurie und gelegentlich Hypercalciämie sowie die Vermehrung der Osteoclasten in der Knochenhistologie sind Zeichen dieses gesteigerten pathologischen Calciumumsatzes.

4.1.2.2 Wachstumshormon

Exogene Zufuhr von Wachstumshormonen beim Menschen verursacht eine Abnahme der Phosphatsekretion und steigert daher den Serumphosphatspiegel bei Erhöhung der Phosphatschwelle der Niere [239, 389]. Möglicherweise stimuliert das Wachstumshormon auch die Calciumabsorption im Darm und hemmt dadurch primär die Parathormonsekretion, folglich die renale Phosphatrückresorption [180]. Eine spätere Anhebung des Parathormonspiegels ist also hier reaktiv und wird bedingt durch den Phosphatstau. Die Wirkung des Wachstumshormons bei der Thyreo-

parathyreoidektomie im Tierexperiment ist jedoch gleichartig, was darauf hinweist, daß dieses Hormon direkt an der Niere angreift [118, 172]. Bei Patienten mit Akromegalie ist eine Erhöhung des Nüchternserumphosphats zu beobachten, was eine direkte Folge der erhöhten STH-Wirkung sein dürfte [172]. Zumindest gilt als sicher, daß gesunde Kinder einen höheren Serumphosphat- und Immunparathormonspiegel besitzen als Erwachsene; dasselbe gilt auch für Kinder mit hypophysärem Zwergwuchs [130, 172, 416]. Deshalb ist bislang nicht zu entscheiden, ob die relative Hyperphosphatämie unmittelbar durch gesteigerte STH-Ausschüttung oder über einen anderen Mechanismus zustande kommt.

4.1.2.3 Cortisol

Über die Wirkung von Corticosteroiden auf die tubuläre Phosphatreabsorption beim Menschen ist bisher unterschiedlich berichtet worden. Im Sinne einer Steigerung hat Goldsmith, über eine Abnahme haben Ingobar, Roberts und Anderson berichtet, während die direkte Einwirkung auf das Parathormon bisher nicht überprüft worden ist [18, 195, 240, 361]. Beim Morbus Cushing und bei therapeutischer Zufuhr von Cortisol ist der Knochenumbau verlangsamt. Die Osteoporose bei diesem Krankheitsbild ist in erster Linie bedingt durch persistierenden Knochenan- und -abbau bei gleichzeitiger Verangsamung der Synthese der Knochenmatrix, Cortisol bewirkt außerdem eine Verminderung der Calciumabsorption im Darm und eine Hypercalciurie, die zu negativen Calciumbilanzen beitragen können [417].

4.1.2.4 Oestrogene

Bei Frauen steigt das Serumphosphat in der Menopause oder nach Ovariektomie signifikant an und wird wiederum gesenkt durch eine Oestrogentherapie [436]. Diese Tatsache weist darauf hin, daß Oestrogene eine parathormonhemmende Funktion haben könnten. Die eindeutige Incidenz von primärem Hyperparathyreoidismus bei der Frau in der Menopause könnte durch diesen Oestrogenmangel mitbedingt sein [313]. Das Oestrogen scheint an der Niere anzugreifen. Dafür spricht, daß bei der Akromegalie durch Oestrogenzufuhr der Serumphosphatspiegel reduziert wird, während der STH-Spiegel unverändert hoch bleibt, STH also nicht die tubuläre Rückresorption zu beeinflussen vermag.

Beim Resümee der extraglandulären pathogenetischen Faktoren des primären Hyperparathyreoidismus kann festgestellt werden, daß die Drüsen auf exogene Stimuli adäquat reagieren (Abb. 21). Obwohl in der Klinik die Parathyreoideaerkrankung mit dem Schwerpunkt „Adenom" in Erscheinung tritt, ist es vor jedem kurativen Vorgehen wichtig, die Ätiologie zu bedenken. Auch der chirurgische Eingriff orientiert sich heute dementsprechend, denn ein Adenom des Epithelkörperchens ist, obwohl es früher oft diagnostiziert wurde, selten.

4.2 Klinische Erscheinungsformen

Analog den meisten endokrinen Anomalien befällt auch der primäre Hyperparathyreoidismus den Menschen in der Mitte des Lebens, er ist eine Erkrankung des 3.–4. Lebensjahrzehnts. Auch die Varianz des Vorkommens ist normal, so werden Kinder und Jugendliche und ältere Menschen nicht

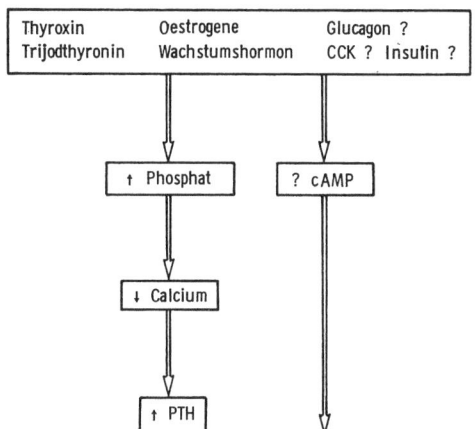

Abb. 21. Mögliche Stimulatoren der Parathormonsekretion beim primären Hyperparathyreoidismus

verschont, wenn sie auch sehr viel seltener erkranken [225, 226, 232, 282, 314, 422]. Die Incidenz bei der Frau im Erwachsenenalter ist mindestens zweimal so häufig wie beim Mann [313].

Der primäre Hyperparathyreoidismus galt noch vor zwei Jahrzehnten als eine ausgesprochene Rarität. Erste Hinweise auf eine zunehmende Häufigkeit gaben Sektionsergebnisse. Dabei wurden zahlreiche Adenomträger, bei denen keine klinische Diagnose des Hyperparathyreoidismus vorlag, festgestellt [53, 226, 319].

Damit wurde die Möglichkeit einer Parathyreoideaerkrankung in die differentialdiagnostischen Erwägungen einbezogen; die Beobachtungen nahmen dann kontinuierlich zu. Im Frühstadium wurde die Erkrankung oft nicht erkannt, eher wurden den Patienten kausal unwirksame Operationen, wie Magenresektion und Eingriffe an den Nieren zugemutet, da sich der Hyperparathyreoidismus an diesen Organen manifestiert hatte.

Die Incidenz des Hyperparathyreoidismus in den USA und Europa wird heute auf 1,5‰ geschätzt [65, 226, 313].

27

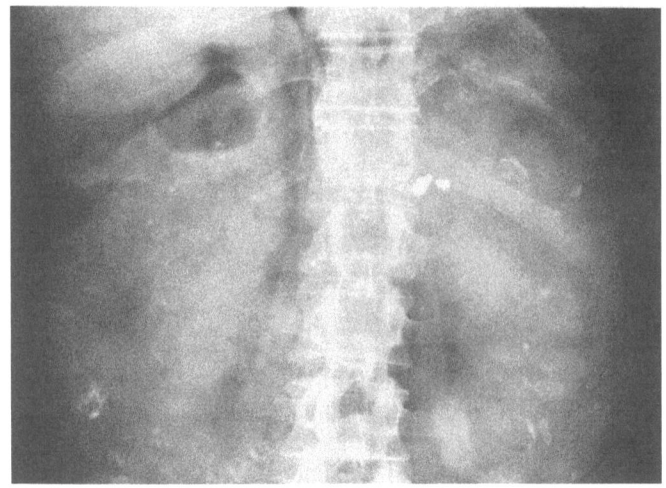

Abb. 22. Nephrocalcinose bei beidseitigen Cystennieren bei einer 46jährigen Patientin. Irreversible Nierenschädigung beim primären Hyperparathyreoidismus nach 14jähriger Nierenanamnese

4.2.1 Renale Manifestationen

Die Beteiligung der Nieren am Krankheitsprozeß ist in den letzten 15 Jahren mit 60–70% angegeben worden [53, 207, 214, 268, 319]. Wenn schwere Folgen an der Niere jetzt weniger oft festgestellt werden, ist die Ursache dafür nicht etwa ein Wandel der Parathormonwirkung auf dieses Organ. Routinemäßig durchgeführte Messungen des Serumcalciums mit konsekutiver Parathormonbestimmung führen heute wesentlich früher zur Diagnose und Behandlung eines Hyperparathyreoidismus. Damit ist die Einwirkungsdauer des Hyperparathyreoidismus kürzer und die renalen Folgen sind weniger schwerwiegend. Während sich die Funktionsstörung an Glomerulus und Tubulus in Form eines Filtrations- oder Resorptionsdefekts äußert, führen die pathophysiologischen Einwirkungen des Hormons an der Niere zu pathologisch-anatomischen Veränderungen, die wiederum weitere funktionelle Auswirkungen nach sich ziehen. Beide Faktoren führen nach und nach zur Zerstörung des Organs im Sinne einer Schrumpfniere bei Nephrocalcinose (Abb. 22).

Allerdings erscheint das Krankheitsbild in zahlreichen Fällen hinsichtlich der Niere zunächst klinisch stumm [160, 313]. Manifestiert sich aber die renale Komponente (derzeit bei 30% der erfaßten Erkrankungsfälle), dann handelt es sich in der Regel zunächst um eine Funktionseinschränkung des proximalen Tubulus. Dies wirkt sich in einer proximalen renalen Acidose, in Glucosurie sowie in eingeschränkter Konzentrationsfähigkeit aus [312].
Bereits in dieser Phase der Nierenerkrankung ist vermehrt mit entzündlichen Komplikationen zu rechnen [164]. Noch häufiger ist die Pyelonephritis, wenn sich der Hyperparathyreoidismus im Pyelon als Nephrolithiasis oder bei weiterem Fortschreiten der Erkrankung im Parenchym als Nephrocalcinose (Kalkinkrustationen des Interstitiums und der Tubuli) auswirkt. Mit der doppelten Gefährdung des Organs durch die Stoffwechselstörung und durch die entzündliche Komponente ist die Gefahr der irreversiblen Niereninsuffizienz im Spätstadium verbunden, während in der Frühphase die meisten Veränderungen sich noch zurückbilden können [340].

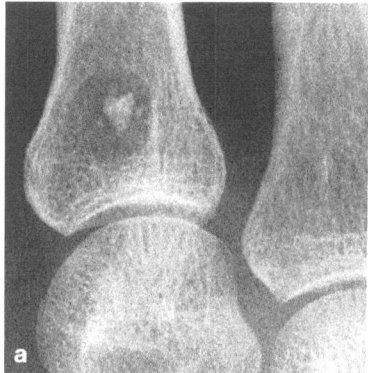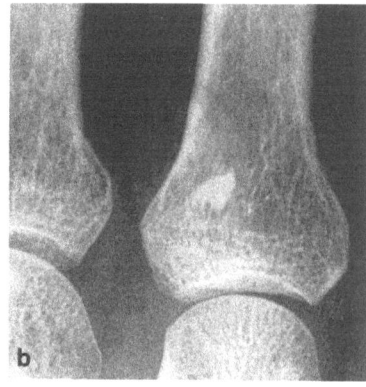

Abb. 23. a 3 mm große cystische Knochendestruktion mit zentraler Knochennekrose durch „braunen Tumor"

b Reparatur des cystischen Knochendefekts nach Parathyreoidektomie (primärer Hyperparathyreoidismus)

4.2.2 Erscheinungsformen am Skelett

Skelettveränderungen bei dem Hyperparathyreoidismus waren früher mit der „Ostitis fibrosa cystica" synonym. In den ersten Mitteilungen über große Serien von Hyperparathyreoidismus war die „Ostitis bzw. Osteodystrophia fibrosa cystica generalisata" in über 50% der Fälle angegeben (Abb. 23–25) [9, 226].
Seit etwa 1950 wird dieses Vollbild der Skelettbeteiligung seltener, in den jüngsten Mitteilungen sind derartige Knochenveränderungen beim Hyperparathyreoidismus bei weniger als 10% der Fälle angegeben [30, 32].
An ihre Stelle ist die einfache diffuse „Osteopenie" getreten, die in der Radiologie der gewöhnlichen Osteoporose gleicht [207, 244]. Die Ursache des Wandels in den Skelettveränderungen ist unklar. Auch dies wird am ehesten durch den Zeitfaktor verständlich.
Bei schwereren Fällen von Hyperparathyreoidismus ist jedoch auch heute noch mit entsprechenden Skelettbefunden zu rechnen (Abb. 26–30). Parathormon wirkt auf den Knochen verschiedenartig. Sein anabolischer Effekt ist klinisch und experimentell be-

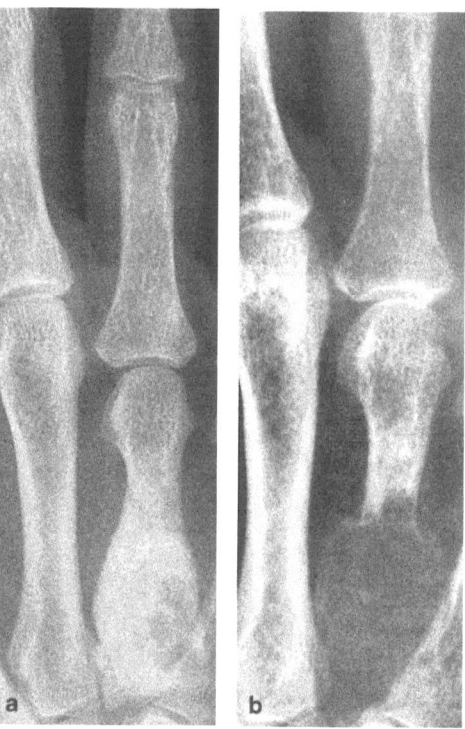

Abb. 24. a Kolbige Auftreibung des proximalen Os metacarpale IV durch eine cystische Deformierung des Knochens
b Destruktion des Os metacarpale IV der rechten Hand durch die Ostitis fibrosa cystica. Die Operation des primären Hyperparathyreoidismus (Dreidrüsenbefall) war wegen „diagnostischer Probleme" erst 1980 möglich

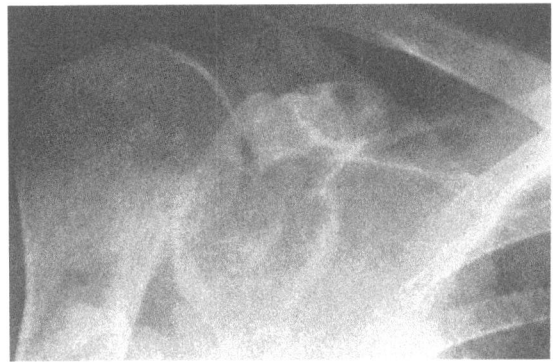

Abb. 25. Cystische Aufhellung des Corpus scapulae bei einer 47jährigen Patientin. Durch Probeexcision aus dem „braunen Tumor" wurde die Diagnose „primärer Hyperparathyreoidismus" in die Erwägung gezogen und die Patientin uns zur Diagnostik und Therapie überwiesen

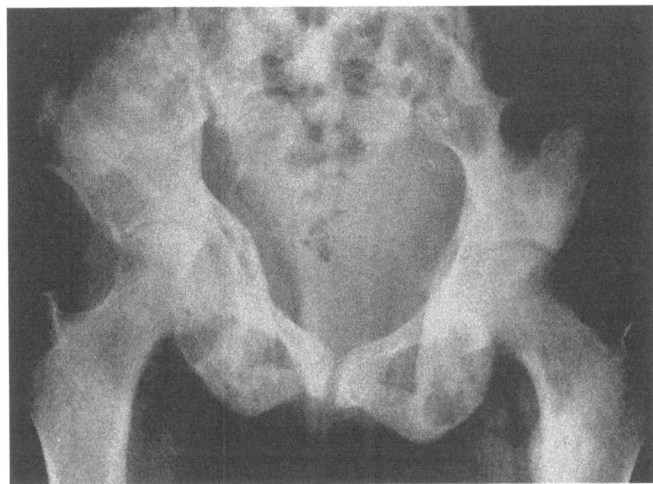

Abb. 26. Multiple cystische Strukturdefekte in Beckenknochen und Femur. Protrusio acetabuli rechts, Looser-Umbauzonen am proximalen Femur. (Primärer Hyperparathyreoidismus, 14 Jahre nach den ersten Nierensymptomen erst diagnostisch erfaßt; 1980 operiert)

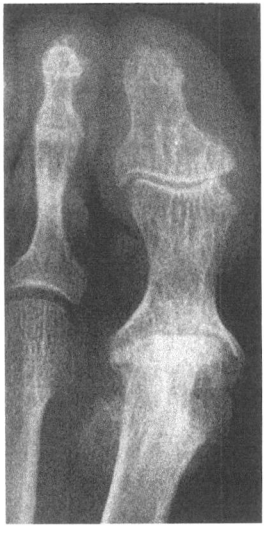

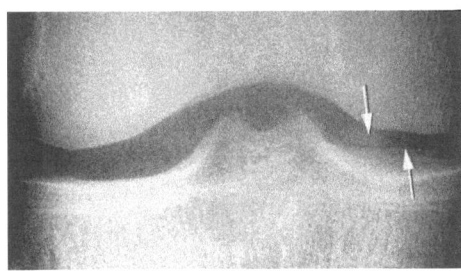

Abb. 28. Chondrocalcinose. Verkalkung des medialen Meniscus des linken Kniegelenks bei einem 38jährigen Patienten mit primärem Hyperparathyreoidismus

◁

Abb. 27. Gichttophus am Köpfchen des Os metatarsale I. Gleichzeitig besteht ein osteomalacischer Knochenumbau als Zeichen des sekundären Hyperparathyreoidismus (Pat. P.P., weibl., 41 J.)

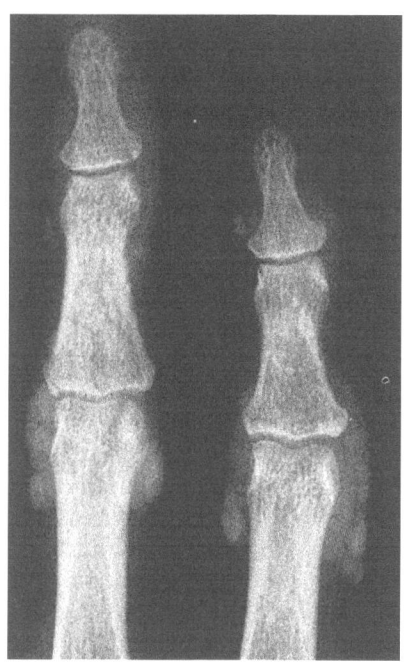

Abb. 29. Die periarticulären Kalksalzablagerungen der End- und Mittelgelenke; 2. und 3. Finger der linken Hand bei einem 51jährigen Patienten mit sekundärem Hyperparathyreoidismus

legt. Offenbar bewirkt eine geringe Erhöhung der Serumkonzentration zunächst nur eine Demineralisation, bei längerem Verlauf und weiterer Erhöhung auch eine Steigerung der Osteoclastenproliferation. Warum jedoch im Einzelfall sich Knochenbilder vom normalen Skelettstatus bis zur Osteoporose und Osteodystrophie präsentieren, ist nicht klar. Offensichtlich spielen hier kompensatorische Vorgänge eine Rolle, die an verschiedensten Stellen des pathophysiologischen Gesamtprozesses lokalisiert sein können, wie z. B. die Liberation des Calcitonins bei Hypercalciämie, die regulative Steigerung der intestinalen Calciumresorption sowie die Steigerung der Vitamin-D-Synthese, die überdies jeweils individuellen Variationen unterworfen sein können.

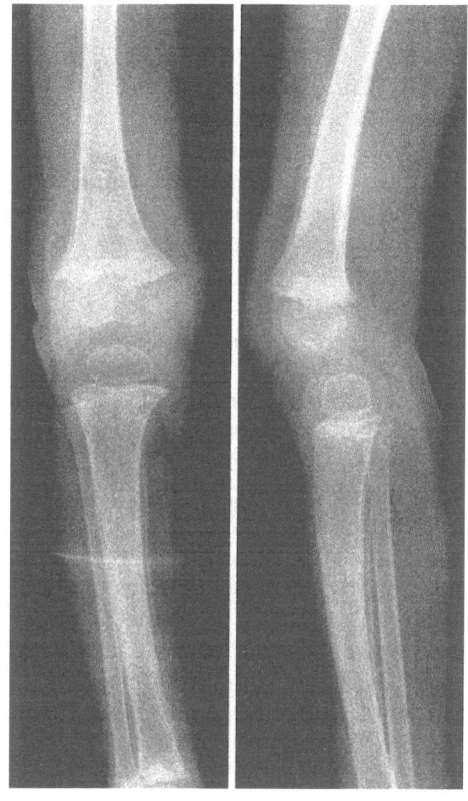

Abb. 30. Osteomalacischer Knochenumbau mit periostalen Kalksalzablagerungen (Mädchen mit Burnett-Syndrom, 3 Jahre und 2 Monate alt)

4.2.3 Ulcus duodeni et ventriculi

Das peptische Geschwür beim Hyperparathyreoidismus ist so oft beobachtet worden, daß die Erkrankung des Magens und Duodenums früher mit der Parathyreoidea in Verbindung gebracht wurde. Das Ulcus duodeni ist jedoch häufig, es ist eine epidemiologisch wichtige Erkrankung; der Hyperparathyreoidismus gilt als selten [113, 208, 226, 260, 424].
Deshalb war bald klar, daß die gewöhnliche Ulcuskrankheit, bei der vor allem vagale Einflüsse entscheidend sind, mit der endokrinen Erkrankung Hyperparathyreoidismus lediglich auf

der Basis der vermehrten Magensäuresekretion Gemeinsamkeiten haben konnte. Zur Klassifizierung des Ulcus beim Hyperparathyreoidismus sind zahlreiche Arbeiten erschienen [41, 150, 327]. Die damaligen klinischen Untersuchungen reichten wegen fehlender Kenntnisse der innersekretorischen Organfunktionen nicht zu einem endgültigen Urteil hinsichtlich der Beziehung zwischen Ulcus und Hyperparathyreoidismus. Die älteren Vermutungen zur Pathogenese dieser Ulcera wurden durch gezielte Untersuchungen am Magen und durch anderslautende pathophysiologische Befunde revidiert [150, 204, 205, 233]. Die Ergebnisse dieser neueren Parathyreoidea-Forschung haben sich auf weitere Bereiche der Endokrinologie ausgewirkt. So konnte z. B. durch die Prolactinbestimmung ermittelt werden, daß eine früher als „familiäre Form des Hyperparathyreoidismus" herausgestellte Variante mit weiteren endokrinen Anomalien einhergeht [124, 158, 274, 380]. In der Endokrinologie früherer Zeiten mußte die eine Hypothese über eine Überfunktion bzw. Anomalie die andere stützen. Dieser Schwebezustand hat sich erst aufgelöst, als neue Hormonbestimmungen möglich wurden. Damit ist dann auch die Zuordnung des oben genannten familiären Hyperparathyreoidismus zum Krankheitskomplex der multiplen endokrinen Adenomatose möglich geworden. Trotz der Abklärung vieler spezieller Fragen auf diesem Sektor bleiben wesentliche Unklarheiten. Wir wissen inzwischen, daß eine einzige endokrine Zelle mehrere Hormone produzieren kann. Es würde uns nicht überraschen, wenn auch hinsichtlich der Parathormonsekretion neue Aspekte auftauchten. Diese könnten Verbindungen des Hyperparathyreoidismus zum Zollinger-Ellison-Syndrom und zur gastrinproduzierenden Endokrino-

pathie betreffen. Klinisch konnte die Kombination von endokrin aktivem Hypophysenadenom, Hyperparathyreoidismus und Hypergastrinämie mit Ulcus duodeni bereits gesichert werden. Die zentrale Rolle der abnormen Gastrinproduktion in der Ulcusgenese beim multiplen endokrinen Adenom wurde zunächst ohne Einschränkung bestätigt [156, 204, 205, 232, 438]. Zusätzlich muß aber für die Genese einer Hypergastrinämie berücksichtigt werden, daß die Hypercalciämie beim Gesunden und beim Ulcuskranken auch zur Hypergastrinämie und zur vermehrten Säuresekretion des Magens führt [267, 347]. Dies bewirkt bei dem primären Hyperparathyreoidismus eine Häufung von Ulcus duodeni et ventriculi, wobei eine intermittierende, aber länger bestehende Hypercalciämie vorausgesetzt werden kann. Im Prinzip gilt dies auch für die Fälle von sekundärem Hyperparathyreoidismus, die mit Hypercalciämie einhergehen. Eigene Erfahrungen sprechen aber dafür, daß zwischen den beiden Krankheitsformen des Hyperparathyreoidismus Unterschiede hinsichtlich der Ulcusdisposition bestehen. Bei Urämie wird das Gastrin verlangsamt metabolisiert, deshalb wird die Säuresekretion des Magens länger stimuliert. So ist das Ulcus bei Urämie ein ernsteres Problem als beim primären Hyperparathyreoidismus, solange dort die Nierenfunktion noch intakt ist. Beim sekundären Hyperparathyreoidismus ist auch nach operativer Korrektur durch Parathyreoidektomie mit weiteren Ulcera zu rechnen, wenn der Magen nicht entfernt wird. So waren wir bei 6 Patienten gezwungen, nach dem als erste Maßnahme eine distale Magenresektion durchgeführt worden war, wegen erneuter massiver Ulcusblutung die Gastrektomie anzuschließen. Die Säure- wie auch die Gastrinfreisetzung läßt sich durch Calciuminfusion verstärken. Darin bestehen zwischen sekundärem und primärem Hyperparathyreoidismus bezüglich der Genese des Ulcus duodeni Gemeinsamkeiten [288].

Während aber beim primären Hyperparathyreoidismus die Ulcusdisposition nach der Parathyreoidektomie – im Sinne von Entfernung der Adenome – verschwindet, besteht sie nach der subtotalen Parathyreoidektomie bei Urämie weiter [41, 260, 304].

4.2.4 Pankreatitis

Sektionsuntersuchungen und Ergebnisse von klinischen Studien lassen vermuten, daß beim primären Hyperparathyreoidismus neben ossären, renalen und gastrointestinalen Manifestationsformen die Pankreatitis beinahe obligat ist. Bei durchschnittlich 7% der Patienten mit Hyperparathyreoidismus können akute oder chronische Pankreatitiden auftreten [390]. Dabei scheint eine akute rekurrierende Pankreatitis die typische Verlaufsform zu sein. Seit der ersten Mitteilung von Cope aus dem Jahre 1953 [116] wurden weitere Beobachtungen bekannt, die eine Incidenz um 7% wahrscheinlich machen. Vergleichsweise liegt im übrigen Obduktionsgut die Häufigkeit der Pankreatitis nur bei 0,5% [116, 147]. Geht man dagegen von der Pankreatitis aus, so besteht keine auffällige Koinzidenz mit dem Hyperparathyreoidismus. Bei der akuten Form haben Doerr u. Mitarb. unter 270 Fällen 3mal (1,1%) sowie Sarles und Owens bei 136 chronisch calcifizierenden Fällen kein einziges Mal einen primären Hyperparathyreoidismus beobachtet [147, 328, 379].

Von den ätiopathogenetischen Faktoren spielt bei der Pankreatitis des Hyperparathyreoidismus die Hypercalciämie wohl die wichtigste Rolle.

Die Serumcalciumwerte liegen bei über 66% der akuten Pankreatitiden über 3,75 mmol/l. Noch deutlicher ist die Korrelation des Calciums mit der Pankreatitis in der parathyreoten Krise und beim Parathyreoideacarcinom [88, 173].

Die Ursache hierfür scheint die erhöhte Parathormonsekretion und die daraus resultierende Hypercalciämie zu sein. Doch können durch Hypercalciämie auch andere gastrointestinale Hormone gesteigert freigesetzt werden, so z. B. das Gastrin.

Eine direkte Wirkung des Parathormons an der Acinuszelle wird diskutiert, schlüssige Beweise hierfür fehlen jedoch [390]. Beim sekundären azotämischen Hyperparathyreoidismus ist die Pankreatitis seltener (bis 5%). Daß sich hierbei die konservativen therapeutischen Möglichkeiten positiv auswirken, ist naheliegend. Um dies nachzuweisen, ist eine Erforschung und lückenlose Dokumentation der Fälle mit besonderer Berücksichtigung der Hypercalciämie erforderlich. Eigene Erfahrungen bei 352 Patienten mit terminaler Niereninsuffizienz zeigen, daß trotz exzessiv hohen Immunparathormonwerten die Pankreatitis eher seltener (3 Fälle = unter 1%) angetroffen wird.

Zusammenhänge zwischen Cholelithiasis und Pankreatitis einerseits und Gallensteinleiden und Hyperparathyreoidismus andererseits sind mehrfach registriert worden. Während die Verbindung Steinleiden und Pankreatitis in der Ätiopathogenese der Pankreaserkrankung eher schlüssig ist, scheint dies beim Hyperparathyreoidismus weniger der Fall zu sein [147, 184, 326, 329, 379, 390, 423]. Die Koincidenz von Pankreatitis und Hyperparathyreoidismus bei zusätzlich bestehendem Alkoholismus muß ausgeklammert werden, da das Äthanol in weit größerem Umfang als Calcium, Gastrin und

Parathormon als Ursache der Pankreasschädigung anzusehen ist.

4.2.5 Weitere Erscheinungsformen

Störungen des Calciummetabolismus werden nicht nur an der Knochen-sondern auch an der Knorpelstruktur wirksam. So ist die Beteiligung der Gelenke am Krankheitsprozeß des Hyperparathyreoidismus signifikant. Chondrocalcinose ist die Folge einer Einlagerung von Calciumpyronphosphathydrat in den Knorpeln der Gelenke, sehr oft im Meniscus (Abb. 28). Die Incidenz liegt zwischen 7,8 und 18% [151].

Die Gicht bei Hyperparathyreoidismus ist demgegenüber als Folge der mangelnden Filtration der Harnsäure in der Niere anzusehen (Abb. 27) [310].

Metastatische Kalkniederschläge in den Weichteilen wie der Haut können klinisch auffallende Auswirkungen der Hypercalciämie beim Hyperparathyreoidismus sein [18].

Die Hypertonie beim Hyperparathyreoidismus ist häufiger als in der Normalbevölkerung [99, 226]. Sicherlich gehören auch Fälle von essentiellen Hypertonien, deren (renale) Genese klinisch nicht abgeklärt worden ist, in den Kreis der Erscheinungsformen des Hyperparathyreoidismus.

4.3 Diagnose

4.3.1 Grundlagen

Die Diagnose „primärer Hyperparathyreoidismus" wurde früher bei Patienten gestellt, bei denen sich eine Hypercalciämie fand. Sie hatten oft jahrelang an Nierensteinen, an peptischen Geschwüren oder an anderen gastrointestinalen Symptomen gelitten. Eine Ursache für die Hypercalciämie

hatte sich nicht feststellen lassen. Gelegentlich – jedoch wider Erwarten selten – wurde bei dieser Fallgruppe auch die „Ostitis fibrosa" differentialdiagnostisch hervorgehoben, obwohl die Zusammenhänge hier besonders klar hätten erscheinen müssen.

Die Messung des Serumcalciums als Routinemaßnahme hat in den letzten Jahren in vielen Fällen zur Erfassung von hypercalciämischen Patienten beigetragen, die ansonsten hinsichtlich des Hyperparathyreoidismus noch symptomarm bzw. sogar symptomfrei waren. In der Bundesrepublik wird in den meisten Laboratorien das Totalcalcium des Serums gemessen, das sich aus einem ionisierten und aus einem plasmagebundenen Anteil zusammensetzt. Die Serumcalciumkonzentration sollte grundsätzlich im Verhältnis zum Serumeiweiß angegeben werden, damit auch die Zusammensetzung des Totalcalciums erfaßt wird. Die Auswirkungen der Calciumstoffwechselstörung treten nämlich lediglich bei Änderung des ionisierten Anteils auf [183].

In der Anfangsphase des Hyperparathyreoidismus ist die Hypercalciämie kaum oder gar nicht vorhanden. Der Ausdruck „normocalciämischer Hyperparathyreoidismus" beruht aber auf der Nichterfassung von hypercalciämischen Phasen [145, 432, 435].

In Wirklichkeit nämlich verläuft der Hyperparathyreoidismus in intermittierenden hypercalciämischen Episoden; die Ursache der klinischen Manifestationen der Erkrankung, z. B. einer Nephrolithiasis, ist hierbei die okkulte, durch die Calciurie abgefangene Hypercalciämie. Die Bezeichnung „maskierter Hyperparathyreoidismus" sollte der Situation eher gerecht werden, als die oben genannte Definition [207].

Der anorganische Serumphosphatanteil beim primären Hyperparathyreoidismus ist gewöhnlich niedrig, kann aber insbesondere bei Patienten mit Niereninsuffizienz auch normal sein. Deshalb sagt ein normaler Serumphosphatwert nur wenig aus. Auch mit einem niedrigen Phosphatwert allein kann man wenig anfangen, weil jede schwere Form einer Hypercalciämie zur Erniedrigung des Serumphosphats führt, wenn die tubuläre Phosphatrückresorption beeinträchtigt ist [388].

Hypercalciurie mit Hypercalciämie beim Hyperparathyreoidismus ist nichts Ungewöhnliches. Da in der Anfangsphase des Hyperparathyreoidismus die Hypercalciämie oftmals nur phasenweise vorhanden ist, findet man vielfach nur gering oder gar nicht erhöhte Serumwerte [318].

Die alkalische Phosphatase ist beim Hyperparathyreoidismus erst dann erhöht, wenn nennenswerte Einwirkungen des Parathormons am Knochen faßbar geworden sind [142].

Die Alteration der Niere ist beim primärem Hyperparathyreoidismus erst anzunehmen, wenn die Konzentrationsfähigkeit beeinträchtigt ist oder tubuläre Störungen wie Acidose vorliegen [163].

4.3.2 Spezielle diagnostische Untersuchungen

Von den spezifischen Untersuchungen zur Diagnose des Hyperparathyreoidismus haben sich naturgemäß die radioimmunologische Bestimmung der Konzentration des Parathormons im Serum sowie der nephrogenen cyclischen AMP am besten bewährt. Uneinheitliche Meßergebnisse beim Radioimmunoassay für Parathormon wurden beobachtet,

1. weil unterschiedliche Antiseren abweichende Resultate lieferten und
2. vor allem, weil das Hormon heterogen vorliegt [146, 223, 434].

Hormonfragmente nämlich, die auch in den Assay mit eingehen, verfälschen das Ergebnis dahingehend, daß z. B. bei dieser Methode auch C-terminale inaktive Parathormonfragmente miterfaßt werden. Inzwischen sind meist Bestimmungsmöglichkeiten des Immunparathormons vorhanden, die verläßliche Werte erbringen und damit die Diagnose des Hyperparathyreoidismus zulassen. Über radioimmunologisch erfaßbare Parathormonerhöhungen aus ektopischen, extraglandulären „Produktionsstätten" ist berichtet worden, sie sind allerdings nicht unumstritten [24, 48].

Als eine weitere spezifische Bestimmungsmethode steht die Messung der nephrogenen cyclischen AMP zur Verfügung. Da eine strenge empfindliche Korrelation zwischen tubulärer Sekretion von cAMP und Änderung des Parathormonspiegels beim Hyperparathyreoidismus besteht, sind Erhöhungen der cAMP stets zu finden (Abb. 19) [74].

Praktikabel sind auch Untersuchungen der Phosphatclearance mit simultaner Messung des Serum- und Urinphosphatspiegels. Allerdings ist eine Zunahme der Phosphatclearance lediglich ein unspezifischer Ausdruck einer tubulären Rückresorptionsstörung.

4.4 Differentialdiagnose

Die Hypercalciämie ist eins der häufigsten diagnostischen Probleme. Als Ursachen kommen beim Erwachsenen u. a. Malignome mit und ohne Skelettmetastasen und Hyperparathyreoidismus in Frage.

Die Anamnese und klinische Untersuchung, eine intensive radiologische Diagnostik sowie ausgedehnte Laboruntersuchungen können für die Diagnose richtungweisend sein. In zahlreichen Fällen sind die Begleitumstände der Hypercalciämie so spezifisch, daß sie viel eher auf ein anderes Krankheitsbild, z. B. ein Malignom oder eine Schilddrüsenüberfunktion hindeuten als auf einen Hyperparathyreoidismus.

Beim Hyperparathyreoidismus sind Schwankungen des Calciumspiegels charakteristisch, wobei Fluktuationen um die Obergrenze des Normwerts herum typisch sind. So können bis zur diagnostischen Sicherung unter Umständen eine Vielzahl von Kontrollbestimmungen erforderlich sein. Natürlich führt bei kritischen Calciumwerten die simultane Bestimmung der Parathormonkonzentration heute eher zur Diagnose als früher. Der Beginn des Hyperparathyreoidismus ist schleichend; er ist ein explizit chronisches Leiden, wobei die sich lange hinziehenden Vorzeichen mit der schleichenden Entwicklung der Calciumstoffwechselstörung Hand in Hand gehen. In der Folge treten Nierensteine, peptische Geschwüre und andere gastrointestinale Symptome als erste Manifestationen der Hypercalciämie bzw. des Hyperparathyreoidismus auf.

Diesbezüglich unterscheidet sich der primäre Hyperparathyreoidismus von einer Hypercalciämie bei malignen Erkrankungen, die sich gewöhnlich rasch verstärkt und früher Symptome verursacht.

Eine Erhöhung der alkalischen Phosphatase beim Hyperparathyreoidismus ohne radiologisch manifeste Knochenerkrankungen ist selten. In solchen Fällen ist eher an eine Gallenwegserkrankung, an Sarkoidose oder an maligne Tumoren zu denken. Die Überprüfung der Serumelektrolyte bei Hypercalciämie und bei Erhöhung des Serumbicarbonats kann zur Aufdeckung eines Hyperparathyreoidismus führen, da diesbezüglich pathologische Verknüpfungen bestehen. Die hyperchlorämische Alkalose könnte ein Hinweis auf den bicarbonateliminierenden Effekt des Parathormons am proximalen Tubulus sein, während die metabolische Form differentialdiagnostisch eher bei der Sarkoidose, bei Vitamin-D-Überdosierung sowie beim Milchalkalisyndrom in Erscheinung treten kann.

Bei Beobachtung einer Hypercalciämie haben sich von den labortechnischen Untersuchungen die Serumbestimmung des Phosphats und der alkalischen Phosphatase, des Bicarbonats und des Harnstoffs als aufschlußreich erwiesen.

Radiologisch sind Kontrollen von Thorax, Schädel, Handskelett, Abdomen und Niere angezeigt.

Zum einen können damit z. B. Lungen- oder Skelettmetastasen eines malignen Tumors oder eine pulmonale Sarkoidose ausgeschlossen, zum anderen Frühveränderungen des Hyperparathyreoidismus wie subperiostale Resorptionszonen der Knochen und des Handskeletts oder Nierensteine gesichert werden. Tabelle 4 gibt eine

Tabelle 4. Häufigste Ursachen der Hypercalciämie

Primärer Hyperparathyreoidismus
Sekundärer Hyperparathyreoidismus
Pseudohyperparathyreoidismus
Maligne Tumoren mit Skelettmetastasen
Ossäres Plasmocytom
Maligne Lymphome
Leukämie
Sarkoidose
Tbc und andere Infektionskrankheiten
Thyreotoxikose
Nebennierenrindeninsuffizienz
Vitamin-D-Intoxikation
Vitamin-A-Intoxikation
Immobilisation bzw. Inaktivitätsatrophie
    des Skeletts
Milchalkalisyndrom
MEA (Multiple endokrine Adenomatose)

Übersicht über mögliche Ursachen der Hypercalciämie.

Die häufigsten Ursachen der Hypercalciämie, die in die differentialdiagnostischen Erwägungen einbezogen werden müssen, sollen im folgenden besprochen werden.

4.4.1 Maligne Erkrankungen

Bei malignen Tumoren beruht die Hypercalciämie im wesentlichen auf 2 Mechanismen [325]:

1. Skelettzerstörung, z. B. osteolytische Metastasen von Carcinomen der Mamma, Niere, Lunge, Schilddrüse, oder Einbeziehung des Skeletts in destruierende Systemerkrankungen, am eindrucksvollsten beim Plasmocytom,
2. ein paraneoplastischer Pseudohyperparathyreoidismus bei intaktem Skelettsystem.

Die Hypercalciämie bei Pseudohyperparathyreoidismus ist, verglichen mit dem primären Hyperparathyreoidismus, stärker, steigt rascher an und manifestiert sich dementsprechend sehr deutlich an den verschiedenen Organen [143, 273]. Durch die radiologische Kontrolle des Skeletts, einschließlich Computertomographie und Isotopentechnik, lassen sich osteolytische Herde sicher ausschließen. Zur differentialdiagnostischen Abklärung des Pseudohyperparathyreoidismus ist die Parathormonbestimmung ausschlaggebend, allerdings läßt sich dabei die ektopische Parathormonproduktion in malignen Tumoren nicht abgrenzen [23, 46].

4.4.2 Thyreotoxikose

Eine schwere symptomatische Hypercalciämie bei der Thyreotoxikose ist selten, eine geringfügige Anhebung des Serumcalciums infolge einer direkten ossären und renalen (s. S. 26) Einwirkung des Thyroxins und Trijodthyronins ist hingegen häufig [364].

In der Krise kann die Hypercalciämie jedoch exzessiv hoch sein. Wegen der klaren Symptomatik der Hyperthyreose ist die differentialdiagnostische Abgrenzung von der latenten Hypercalciämie des Hyperparathyreoidismus unschwer möglich. Die Hypercalciämie bei Hyperthyreose ist reversibel.

4.4.3 Nebennierenrindeninsuffizienz

Die Ursache der gelegentlich beobachteten Hypercalciämie bei der Nebennierenrindeninsuffizienz, insbesondere in der Akutphase des Krankheitsbildes, ist auf eine Hämokonzentration und Hyperproteinämie zurückzuführen [420]. Die Calciumresorption im Darm ist hierbei ungestört. Nach Therapie mit Nebennierenrindenhormon ist diese milde Form der Hypercalciämie reversibel.

4.4.4 Vitamin-D-Intoxikation

Die Überdosierung von Vitamin D_3 kennen wir bei der Therapie des Hypoparathyreoidismus und bei der Malabsorption [100]. Die Vorgeschichte der Patienten liefert Hinweise für die Ursache der Hypercalciämie, die auf den positiven Effekt des Vitamins für die Resorptionsvorgänge des Calciums im Darm und auf die Knochenresorption zurückgeht [265].

4.4.5 Vitamin-A-Intoxikation

Die Messung des Vitamin-A-Spiegels im Serum, der bei der Intoxikation das 2- bis 3fache der Norm (100–200 µg/ 100 ml) erreichen kann, dient zum

Nachweis einer weiteren Ursache der Hypercalciämie [253]. Auch diese Patienten haben häufig Knochenschmerzen; das Skelett erscheint im Röntgenbild meist normal, jedoch sind Periostale Kalkauflagerungen, insbesondere an den Phalangen, beobachtet worden.

4.5 Präoperative Lokalisations-diagnostik

Die Ergebnisse der Parathyreoideachirurgie zeigen, daß ein Epithelkörperchentumor in 80–95% der Fälle ohne invasive präoperative Diagnostik gefunden werden kann. Die Operationserfolge sind bei Ersteingriffen weniger von komplizierten präoperativen Maßnahmen zur Lokalisation abhängig, als vielmehr von anatomischen Gegebenheiten und von der speziellen Erfahrung des Operateurs. Von den nichtinvasiven diagnostischen Maßnahmen seien der Oesophagusbreischluck, das Scanning mit Selenmethionin, die Sonographie und die Computertomographie erwähnt [27, 75, 208, 339]. Sie belasten den Patienten wenig oder gar nicht, sind allerdings auch weniger aussagekräftig.

Spezielle Lokalisationsmaßnahmen beim primären Hyperparathyreoidismus sind dagegen in folgenden Situationen indiziert:

1. wenn man von einer veränderten anatomischen Situation auszugehen hat, vor allem nach Schilddrüsenoperationen,
2. wenn die Erstoperation kein Resultat erbracht hat und
3. wenn eine Rezidivoperation vorzunehmen ist.

Wegen des vergleichsweise hohen Komplikationsrisikos ist die invasive präoperative Diagnostik auf diese Indikationen einzuschränken.

Von den bisher praktizierten invasiven Untersuchungsmethoden zur Lokalisation eines Epithelkörperchentumors der sog. Vorparathormonära erwies sich die arteriographische Darstellung des Tumors mit ihrer Dunkelziffer von 30–50% noch am erfolgreichsten. Ackerman u. Winer konnten die vorausgesagte Position von 13 Adenomen bei 17 Patienten operativ bestätigen [2]. Sie wandten die von Seldinger im Jahre 1954 angegebene Methode an, bei der das Kontrastmittel über die A. cubitalis in die A. subclavia injiziert wird. Ähnlich gute Resultate erzielte mit der erwähnten Technik Kuntz [272, 391].

Weitere Vorteile für die Angiographie brachte der Zugang über die A. femoralis [40]. Das Kontrastmittel wird dabei über einen Oedmann-Katheter in die A. subclavia, vor der Abzweigung des Truncus thyreocervicalis, injiziert. Wir selbst wenden, von der A. femoralis ausgehend, die modifizierte Methode der Hettler-Technik an und stellen die Äste des Truncus thyreocervicalis dar. Dadurch lassen sich größere Epithelkörperchentumoren aufgrund ihrer ausreichenden Vascularisation lokalisieren (Abb. 31). Die gefürchteten cerebralen Komplikationen, wie sie auch bei der Vertebralisangiographie beschrieben werden, haben wir nur in einem Einzelfall beobachtet [2, 226, 317]. Mit weniger Erfolg wurde die Vitalfärbung mit Toluidinblau angewandt. Nachdem eine selektive Anfärbung der Epithelkörperchen nach intravenöser Toluidinblaugabe im Tierexperiment gelungen ist, hat man die Vitalfärbung beim Menschen, entweder durch unmittelbare präoperative intravenöse Infusion oder intraoperative Injektion in die A. thyreoidea inferior, mit unterschiedlichem Erfolg eingesetzt [256, 264, 363]. Die Vitalfärbung mit Toluidinblau hat uns bei 21 Versuchen (6 mg/kg KG als intrave-

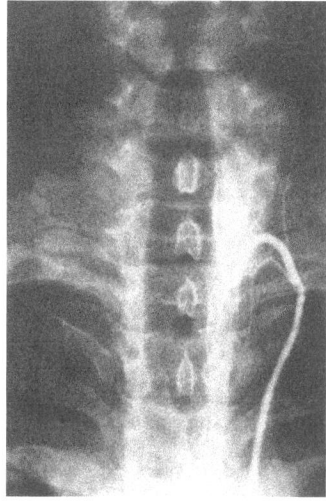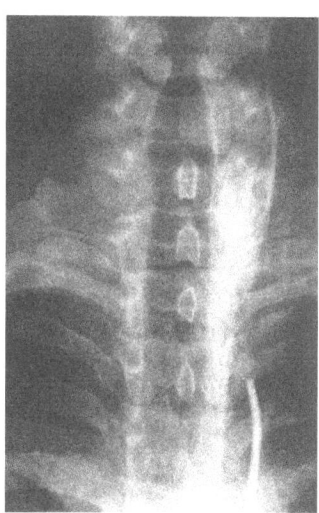

Abb. 31. Angiographische Darstellung eines Rezidivs nach ¾-Parathyreoidektomie.(Aus Klempa u. Mitarb. 1978 [258])

nöse Tropfinfusion) enttäuscht und in keinem Fall hat sich eine sichere Gewebefärbung des gefundenen Adenoms gezeigt. Aufgrund dieser schlechten Erfahrungen bei überdies erheblicher Belastung für die Patienten raten wir von dieser Methode ab.

Die selektive Katheteruntersuchung der Halsvenen zur Blutentnahme zwecks Parathormonbestimmung hat für die Chirurgie der Nebenschilddrüse die größten Vorteile gebracht. Die Blutentnahme aus dem Venennetz der Schilddrüse, den großen Venen des Halses und des oberen Mediastinums und die radioimmunologische Bestimmung des Parathormons in den gewonnenen Serumproben erlaubt mit einer bis 95%igen Sicherheit, überaktive Adenome präoperativ zu lokalisieren [50, 129, 149]. Nachdem die unilaterale Drainage der Epithelkörperchen als bewiesen galt, versuchten zunächst Reiss u. Cantenbury die Lokalisation dadurch zu erreichen, daß sie seitengetrennte Halsmassage durchführten und den damit erhofften Anstieg des Serumparathormons peripher bestimmten [50, 148, 351].

Doppman u. Hammond gaben später verläßliche Befunde an, die sie mittels Katetherismus und Blutentnahme aus dem Halsvenennetz erzielten [148]. Beim Solitäradenom eines Epithelkörperchens wird ein unilateraler Hormongradient angegeben, der als signifikant bezeichnet wird, wenn das Seitenverhältnis mindestens 1:1,8 beträgt [50].

Bei der Epithelkörperchenhyperplasie werden gegenüber der Peripherie in der Regel erhöhte Werte gefunden. Bei multiplen Adenomen ist die Diagnose schwierig, die Ausbeute bei direkten Blutentnahmen aus den kleinen Venen des Plexus thyreocervicalis kann hierbei den Verdacht auf ihr Vorhandensein erhärten (Abb. 32).

Abbildung 33 und 34 zeigen erhöhte Parathormonwerte auf der rechten Halsseite und Höchstwerte im Abflußgebiet der V. thyreoidea ima, trotz starker Verdünnung der V. cava superior. Durch diesen Befund wurde als präoperative Diagnose die Hyperplasie mehrerer Epithelkörperchen in Erwägung gezogen. Der Operationsbefund bestätigte die Richtigkeit der Venographie: Ein 5,3 × 4,7 cm großer Tumor saß über der Trachea knapp über dem Jugulum und wurde sowohl von der V. thyreoidea inferior rechts,

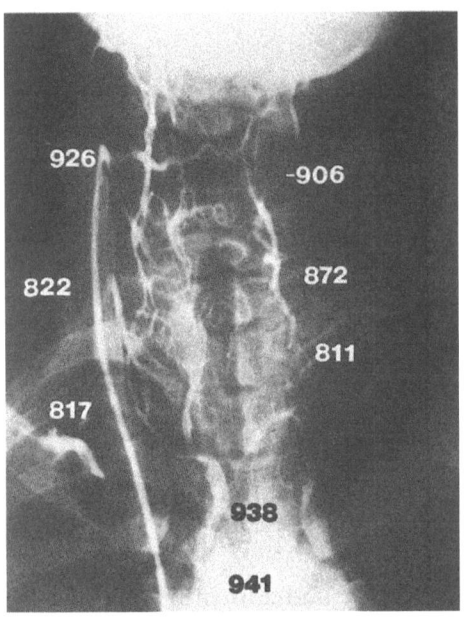

Abb. 32. Selektive Venographie beim sekundären Hyperparathyreoidismus. Gleichmäßige Erhöhung der Parathormonwerte in den Halsvenen

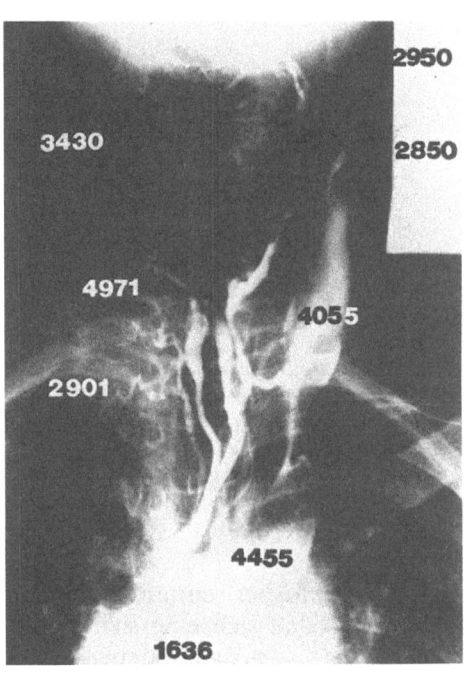

Abb. 34. Venographie der Patientin M.G. Erhöhung der Parathormonwerte in der V. thyreoidea inferior rechts (4971 pg/ml) und in der V. thyreoidea ima (4455 pg/ml). (Aus Klempa u. Mitarb. 1978 [258])

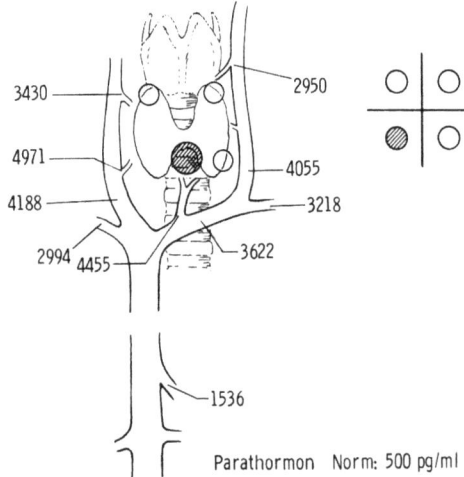

Parathormon Norm: 500 pg/ml

Abb. 33. Schematische Darstellung der Venographie der Patientin M.G. Nicht ausreichend erklärbare, beidseitige venöse Drainage des hormonüberaktiven Epithelkörperchentumors. (Aus Klempa u. Mitarb. 1978 [258])

als auch von der V. thyreoidea ima drainiert. Es konnte bei der Operation nicht geklärt werden, ob das Adenom auch zur linken Halsseite eine Drainage hat. Der hohe Wert (4055 pg/ml) in der V. thyreoidea inferior sprach aber für diese ausnahmsweise vorliegende Variante (Abb. 33).

Obwohl bei den verschiedenen Lokalisationsmethoden des primären Hyperparathyreoidismus, wie Szintigraphie mit verschiedenen Isotopen, Angiographie und intravitale Färbemethode, von guten „Ergebnissen" berichtet wurde, waren die Erfolge doch begrenzt [1, 2, 149, 264, 272, 317]. Erst mit der Methode der selektiven Parathormonmessung in den Halsvenen, die eigentliche spezifische Bestimmungsmethode der Epithelkörperchenüberfunktion durch die Radioimmunologie, ist die Möglichkeit gegeben, ein oder mehrere überaktive Adenome zu lokalisieren. Wir selbst konnten alle von uns untersuchten solitären Epithelkörperchenadenome lokalisieren. Es gibt allerdings seltene Fälle, in denen sich auch mit dieser Methode keine präzise Tumorlokalisation erfassen läßt. In dieser Situation muß man sich vor Augen führen, daß eine falsche Voraussage für den Patienten schwerwiegende Folgen, wie unnötige Exploration im Halsbereich und im Mediastinum, nach sich ziehen kann.

Tatsächlich ist der Einsatz der invasiven Lokalisationsmethode weniger deshalb gerechtfertigt, weil der operative Eingriff vereinfacht werden soll, sondern weil die Operationstaktik dadurch bestimmt sein kann. Auch nach erfolgloser Erstoperation ist es erfahrungsgemäß immer noch unwahrscheinlicher, daß ein Epithelkörperchen im Mediastinum liegt als in einer üblichen Position im Halsbereich. Die Lokalisationsdiagnostik erlaubt beim gezielten Einsatz ein bündiges Entweder-Oder; sie erspart eine mediastinale Exploration, wenn bei der Angiographie oder der selektiven Halsvenenblutentnahme zur Parathormonbestimmung entsprechende Befunde erzielt werden.

4.6 Konservative Therapie des Hyperparathyreoidismus und der hypercalciämischen Krise

Die Hypercalciämie ist in der Regel die Folge einer erhöhten Demineralisation des Skeletts oder einer erhöhten intestinalen Resorption des Calciums, bzw. sie tritt immer dann auf wenn die renale Exkretion von Calcium gestört ist. Diese Faktoren sind beim primären Hyperparathyreoidismus gleichzeitig vorhanden, deshalb muß die Therapie auf mehreren Ebenen an-

setzen. Die konservative Akuttherapie der Hypercalciämie ist in der Regel erfolgreich. Mit den heute zur Verfügung stehenden Mitteln ist es möglich, innerhalb von Stunden die Serumcalciumwerte um 1,0–2,0 mmol/l zu senken. Diese Maßnahmen lassen uns die lebensbedrohliche Situation der hypercalciämischen Krise beherrschen. Später können wir uns der Langzeitbehandlung widmen.

In der parathyreotoxischen Krise reicht oftmals die Zeit nicht aus, um eine Diagnostik des Hyperparathyreoidismus zu Ende führen zu können. Deshalb muß sich die konservative Therapie auf alle Eventualitäten einrichten und auch eine akute Hypercalciämie unbekannter Genese gleichzeitig berücksichtigen. Tabelle 5 faßt die Maßnahmen zusammen, die in der hypercalciämischen Krise anzuwenden sind. Anhand dieser Orientierungshilfe, die auch die Komplikationen der jeweiligen Therapie auflistet, läßt sich die Krise in der Regel behandeln, bis eine chirurgische Therapie erfolgen kann.

Die erste Behandlungsmaßnahme besteht in der Steigerung der Calciumausscheidung im Urin, die durch eine maximale glomeruläre Filtration und durch maximal gesteigerte Natriumausscheidung nach Verabreichung von Diuretica erreicht werden kann. Die meisten Patienten sind durch Erbrechen und von der Hypercalciämie verursachte Harnkonzentrationsstörungen der Niere exsikkiert. Deshalb steht bei der Einleitung der konservativen Therapie die Volumensubstitution und die Wiederherstellung der Elektrolytbilanz im Vordergrund. Es ist nicht beabsichtigt, auf Einzelheiten der konservativen Therapie des Hyperparathyreoidismus einzugehen, lediglich die Sofortmaßnahmen, die aus Tabelle 5 zu entnehmen sind, sollten hier aufgelistet werden.

Tabelle 5. Therapeutische Maßnahmen in der hypercalciämischen Krise

Indikation Hyperparathyreoidismus

Maßnahmen	Dosis	Wirkung	Komplikationen
Kochsalzinfusion (Dehydratation)	0,9% NaCl i.v. 3000 – 6000 ml/24 h	Calciumspiegelsenkung bis 1,0 mmol/l am Tag	Natriumretention Lungenödem
Forcierte Diurese:			
Mit Furosemid	250 – 500 mg/Tag	Calciumspiegelsenkung bis 1,0 mmol/l am Tag	Kalium- und Magnesiumverlust
Mit Etacrynsäure	100 – 400 mg/Tag	Calciumspiegelsenkung bis 1,0 mmol/l am Tag	Kalium- und Magnesiumverlust
	+60 mäq K/Tag +60 mäq Na/Tag		
Hämodialyse:			
Gegen Dialyselösung mit niedriger Calciumkonzentration	Dialysatcalcium 2,25 mmol/l	Calciumspiegelsenkung bis 1,25 mmol/l in 6 h	Lungenödem, Kalium- und Magnesiumverlust u. a.
Gegen calciumfreies Dialysat		Calciumspiegelsenkung bis 1,25 mmol/l in 3 h	Lungenödem, Kalium- und Magnesiumverlust u. a.

Indikation wegen anderer Ursachen (Sarkoidose, maligne Tumoren, Leukämie etc.)

Calcitonin	4 IE/kg KG in 8 h	Calciumspiegelsenkung bis 0,25 – 1,0 mmol/l am Tag	
Mithramycin	25 µg/kg KG in 24 h	?	Wie bei der Cytostase
Indometacin Salicylsäure	25 mg/6 h	Natriumretention	Intestinale Blutungen
Corticosteroide	100 – 200 mg/Tag	Calciumaufnahme Osteolyse	M. Cushing
Phosphatzufuhr	250 – 1000 mg/Tag	Calciumresorption Calciumausfällung	Kalkniederschläge

4.7 Operative Therapie

Eine erfolgreiche chirurgische Therapie des Hyperparathyreoidismus hängt in erster Linie vom sicheren Erkennen und der erst damit möglichen vollständigen Entfernung des überfunktionierenden Epithelkörperchengewebes ab. Früher galt daher, daß der wichtigste Schritt zur erfolgreichen Therapie des Leidens die Wahl des richtigen Chirurgen sei, der die Adenome auch fände. Man setzte bei ihm eine geradezu intuitive Fähigkeit voraus, normales und abnormes Drüsengewebe makroskopisch zu differenzieren.

Die makroskopisch abnorm erscheinenden Epithelkörperchen, wobei „abnorm" hier im wesentlichen mit „vergrößert" zu übersetzen ist, wurden entfernt und mit der Gefrierschnittechnik histologisch als Epithelkörperchengewebe identifiziert. Eine systematische Exploration der Halsweichteile fand früher nicht statt, erst recht nicht, wenn rasch ein großer Tumor gefunden werden konnte.

Die zunehmende Kenntnis der Ätiopathogenese des primären (extrarenalen) Hyperparathyreoidismus brachte die Abkehr von der monokausalen Theorie des allein verursachenden Adenoms.

Es wurde ein übergeordneter Stimulus auf das Gesamtorgan ins Spiel gebracht, die Veränderungen werden jetzt dementsprechend als (diffuse oder adenomatöse) Hyperplasie, sog. Mehrdrüsenbefall, bezeichnet, funktionell aktives solitäres Epithelkörperchenadenom ist eine Ausnahme.

Die Ziele der chirurgischen Therapie sind im Grunde gleich geblieben. Angestrebt wird nach wie vor die Exstirpation des überfunktionierenden Gewebes. Die Gesamtstrategie des operativen Vorgehens hat sich aber wesentlich gewandelt. Immer dann, wenn man sich von vorne herein an der Situation des Mehrdrüsenbefalles orientiert hat, sind die Operationserfolge besser geworden. Den früher beobachteten und z. T. heute eingetretenen Mißerfolgen liegt überwiegend eine ungenügende Exploration zugrunde. Die Insuffizienz der früheren Parathyreoidea-Chirurgie wird unter anderem daran deutlich, daß selbst bei Solitäradenomen Fehler gemacht worden sind. Häufig wurden normale Epithelkörperchen entfernt und bei erfolglosen Explorationsversuchen oft noch partiell thyreoidektomiert.

Zwangsläufige Folgen waren das Fortbestehen der Hypercalciämie, der Nephrolithiasis und in den schwersten Fällen eine fortschreitende Nephrocalcinose.

Vielfach wurde eine gelungene Operation dadurch vorgetäuscht, daß gesunde Epithelkörperchen exstirpiert und histologisch als „überfunktionierend" fehlinterpretiert worden sind, während das Adenom nicht erfaßt werden konnte. Die persistierende Symptomatik wurde dementsprechend fälschlicherweise als Folge eines Rezidivs und nicht als Mißlingen des primären operativen Therapieversuches bewertet.

Bei Patienten mit 2 oder mehr Adenomen wurde früher nicht selten Chirurgie auf Raten betrieben. Nach der Exstirpation eines Adenoms kam es zur Besserung, dann traten die genannten Komplikationen erneut auf, was zunächst zu kausal unwirksamen chirurgischen Eingriffen Anlaß gab (Nierenchirurgie, Ulcuschirurgie), bis man sich schließlich zur Reexploration, also zum Eingeständnis des „Pseudorezidivs" durchringen konnte.

Die Prämisse, der Chirurg müsse lediglich von der gesicherten Diagnose eines primären Hyperparathyreoidismus ausgehen können, ist heute unzureichend. Nur ein systematisches standardisiertes Vorgehen, das die vielfältigen ätiologischen Varianten des primären Hyperparathyreoidismus in Rechnung stellt, ist heute sachgerecht.

4.7.1 Operationstechnik

Die Parathyreoidektomie erfolgt in Allgemeinnarkose mit endotrachealer Intubation. Der Kopf wird wie bei Eingriffen an der Schilddrüse gelagert. Die hierbei geübte Reclination des Kopfs und dadurch Überstreckung der Halswirbelsäule darf nicht übertrieben werden. Andernfalls kann eine langdauernde Operation, bedingt durch die Suche nach den Epithelkörperchen selbst und durch das Abwarten von u. U. zahlreichen Schnellschnittkontrollen, später über Monate anhaltende Beschwerden nach sich ziehen.

Die quere transcervicale collare Hautincision erfolgt nach Kocher 2 Querfinger über dem Jugulum. Während bei der Strumaresektion der Haut-Platysma-Lappen nicht mobilisiert werden soll, ist diese Maßnahme bei der Parathyreoidektomie von großem Vorteil; die Mobilisation soll sich bis zum Krikoid erstrecken.

Wie bei den Schilddrüseneingriffen dienen die nächsten Operationsschritte (Durchtrennung von Mm. sternohyoideus und omohyoideus) zur Darstellung beider Schilddrüsenlappen. Unter Schonung der Kapsel müssen beide Schilddrüsenlappen ausreichend mobilisiert werden, da im Normalfall die Epithelkörperchen auf ihrer Rückfläche und Seite zu erwarten sind. Während aber bei der Strumaresektion der Zugang zur Drüse über die Linea alba colli ausreicht, wobei die kurzen Unterzungenmuskeln geschont werden, sollten sie bei der Parathyreoidektomie wegen der besseren Übersicht in der Mitte durchtrennt werden.

Nach Freilegung der ventralen Schild-

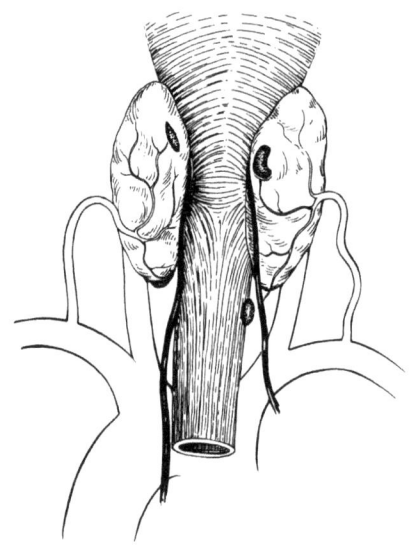

Abb. 35. Darstellung des Schlundkopfs und der proximalen Speiseröhre, dorsale Ansicht: Der rechte N. recurrens (*linke Bildseite*) verläuft ventral und lateral vom unteren, dorsal und medial vom oberen Epithelkörperchen (häufigste Lagebeziehung). An der linken Halsseite liegt das untere Epithelkörperchen lateral und ventral vom Nerv; an der unteren Polspitze des linken Schilddrüsenlappens

drüsenfläche, die meist stumpf durch Spaltung der Fascia thyreoidea gelingt, soll – sofern vorhanden – die V. thyreoidea inferior unterbunden und durchtrennt werden. Erst wenn beide Schilddrüsenlappen freipräpariert sind, beginnt die eigentliche Exploration der Halsweichteile, die Suche nach den Epithelkörperchen. Vorher ist der meist gut sichtbare N. recurrens zu lokalisieren; man soll sich in jedem Fall seinen Verlauf gut einprägen (Abb. 35). Ihn gesondert präparatorisch darzustellen, empfiehlt sich jedoch nicht, da selbst der kleinste Zug an ihm zu Schädigungen führen kann. *Erstexploration.* Bei dem nun folgenden Aufsuchen der Epithelkörperchen hat sich folgende Systematik bewährt:

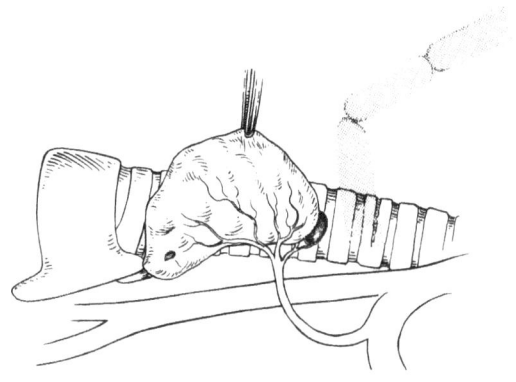

Abb. 36. Standardsituation bei der Exploration der rechten Halsseite. Das untere Epithelkörperchen liegt zwischen Trachea und unterem Schilddrüsenpol

Zuerst wird rechts exploriert (Abb. 36). Der rechte Schilddrüsenlappen wird mit einem Strumahaken nach links gezogen. Im lockeren Bindegewebe seitlich der Schilddrüse heben sich vergrößerte Epithelkörperchen gegenüber dem gelben Fettgewebe und dem braunroten Schilddrüsengewebe durch ihre ockergelb-bräunliche Eigenfarbe deutlich ab.

Die caudalen Epithelkörperchen sind im Normalfall in einem 3×3 cm großen Areal um den unteren Schilddrüsenpol lokalisiert. Bei der Präparation soll eine Blutung in das paratracheale und paraoesophageale Bindegewebe vermieden werden, da sonst die Inspektion dieser Region erheblich erschwert wird. Wenn das rechte untere Epithelkörperchen, das vielfach von einer Fettkapsel umgeben und frei in der Nähe der A. thyreoidea inferior liegt, sich nicht unmittelbar darstellen läßt, wird diese Arterie mit ihren Verzweigungen abgesucht.

Nach Auffinden des unteren Epithelkörperchens wird das obere in der sog. Normalposition gesucht. Ein caudocraniales Vorgehen hat sich bei der Exploration stets bewährt.

Die cranialen Epithelkörperchen sind in den meisten Fällen an der Schilddrüsenrückfläche verborgen, häufig im lockeren Gewebe über der Drüsenkapsel. Eine engere Beziehung der Epithelkörperchen zum N. recurrens ist hier eher möglich, doch liegen sie in der Regel cranial vom Nerv. Zum Auffinden der oberen Epithelkörperchen sind intensivere Präparationen erforderlich als bei den unteren, da sie sich meist dem unmittelbaren Augenschein entziehen. In einem 2×2 cm großen Areal, in dessen Zentrum sich die Mitte des Schilddrüsenlappens befindet, können in 80% der Fälle die oberen Epithelkörperchen gefunden werden, vorausgesetzt die Schilddrüsengröße ist normal. Bei Vergrößerung der Schilddrüse kann die Lage der Epithelkörperchen bis zur Seitenfläche streuen, gelegentlich verlieren sie die Berührung mit ihr ganz und liegen oberhalb der Drüse frei in den Weichteilen. Der erste Anlauf zum Auffinden der Epithelkörperchen ist der wichtigste, sein Gelingen bringt die Voraussetzung für ein systematisches weiteres Vorgehen.

Nach Sichtung der rechen Epithelkörperchen wird die seitliche Halsregion mit einem feuchten Streifen versehen. Der Operateur wechselt die Position und exploriert, links neben dem Patienten stehend, die linke Halsseite. Auch hier empfiehlt es sich, caudocranial vorzugehen. Die primäre Exploration ist damit beendet. Es ist ratsam, sich von vornherein darauf einzustellen, daß nach der ersten Exploration beider Halsseiten nicht alle Epithelkörperchen gefunden worden sind.

Zweitexploration. Sind auf der einen Halsseite weder ein Epithelkörperchentumor noch große Epithelkörperchen gefunden worden, so ist die präparatorische Suche zu intensivieren. Beim ersten Anlauf ist die Halsexploration ein überwiegend visuell orientiertes Verfahren, wobei man sich bemüht, die angrenzenden Strukturen so weit wie möglich zu schonen. Erst jetzt, wenn eine normale Lokalisation der Epithelkörperchen ausgeschlossen worden ist, erfolgt die Exploration der seitlichen Trachea und der Speiseröhre, auch hier caudocranial. Das lockere Verschiebebindegewebe lateral zwischen Strumafascie und Strumakapsel wird stumpf zerteilt. Die Gefäßscheide um die V. jugularis interna und die A. carotis communis wird eingesehen, seitwärts gedrängt und in dieser tiefen Mulde der Stamm der A. thyreoidea inferior dargestellt. Das erneute Verfolgen dieser Arterie bis in ihre Endverzweigung führt meist doch zum Auffinden der unteren Epithelkörperchen. Da diese Arterie in der Regel von dorsal an die Schilddrüse herantritt, müssen unter Umständen deren paraviscerale Anteile von der Trachea gelöst werden. Ist die A. thyreoidea caudalis nicht auffindbar, dann fehlt sie oder ist sehr dünn.

Zur Verdeutlichung und besseren Übersicht kann die caudale Schilddrüsenschlagader sowie ein von caudal an den unteren Schilddrüsenpol oder an den Isthmus herantretendes Gefäß, die A. thyreoidea ima, durchtrennt werden. Die tiefere Halsregion, vor allem die Fascia praevertebralis, sollte unberührt bleiben, da sie den Grenzstrang und die A. vertebralis abschirmt.

Zur Zweitexploration der oberen Epithelkörperchen wird der craniale Seitenlappenpol durch Zug an den Un-

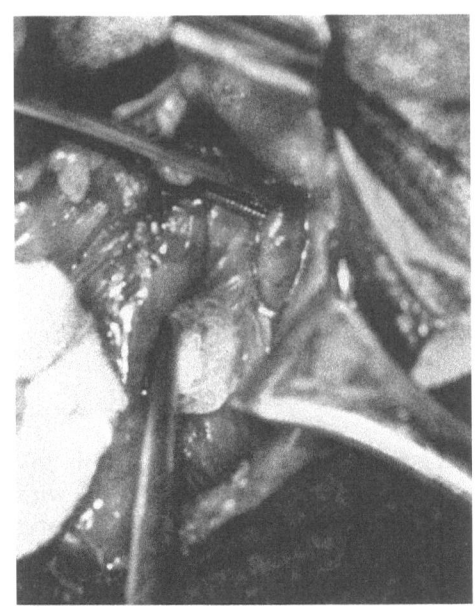

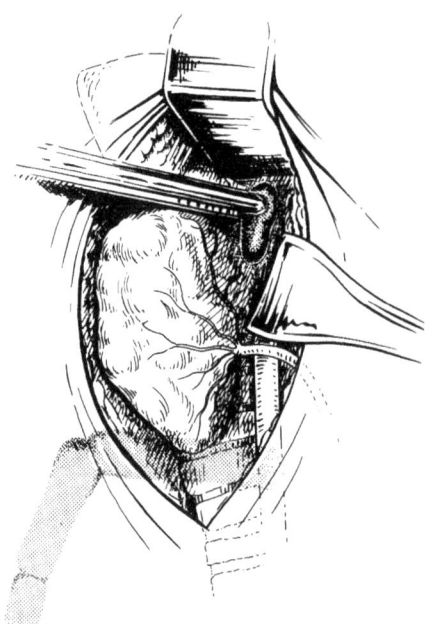

Abb. 37. Abnorm vergrößertes Epithelkörperchen (*links oben*) bei kropfiger Schilddrüse. Es liegt zwischen A. carotis externa und Schilddrüsenrückfläche

46

terzungenmuskeln und am großen Kopfwender sichtbar gemacht. Im Einstrahlungsgebiet der A. thyreoidea superior, das sich nach Zug am Schilddrüsenseitenlappen zur kontralateralen Seite anspannt, sind die oberen Epithelkörperchen nur selten zu finden. Um den oberen Lappenpol von dorsal besser einsehen zu können, kann die obere Schlagader geopfert werden. Hierdurch kann die Exploration auf die darüberliegenden Paravisceral- bzw. Paratrachealabschnitte ausgedehnt werden (Abb. 37).

4.7.2 Cervicale Thymektomie

Nach den beschriebenen Maßnahmen erfolgt die cervicale Exploration des oberen vorderen Mediastinums (Abb. 38). Dieser Operationsabschnitt sollte auf jeden Fall angeschlossen werden, auch wenn 4 Epithelkörperchen getrennt auf beiden Seiten gefunden wurden. Mit einem Langenbeck-Haken werden Trachea und Speiseröhre zur kontralateralen Seite gezogen. In den tiefen Mulden zwischen Trachea, seitlicher Halsbegrenzung und Schlüsselbein wölbt sich der haubenförmige Rest der Thymus in Form einer umschriebenen Fettgeschwulst empor. Sie wird palpiert und mit einer Klemme am oberen Pol gefaßt. Durch

leichten Zug läßt sich dieses Gebilde aus dem Mediastinum hervorluxieren. Nicht selten gelingt es so, ein $10 \times 5 \times 8$ cm großes Gebilde aus dem vorderen Mediastinum zu bergen. Größere Blutungen sind bei dieser Prozedur nicht zu erwarten. Dystope Epithelkörperchen im Thymus sind stets von einer Art Fettkapsel umhüllt. Deshalb ist das exstirpierte Thymusrudiment zu eröffnen. Nach dieser Kontrolle werden die gesicherten Epithelkörperchen der Reihe nach dargestellt und im Falle der Abnormität zur Excision vorbereitet.

4.7.3 Hyperplastische Epithelkörperchen

Die Länge der normalen Epithelkörperchen beträgt etwa 7 mm, die Breite 4 mm, die Dicke 2 mm. Die Vergrößerung der unscheinbaren Drüsen kann nach allen Seiten erfolgen. Als erste Wachstumsvariante nehmen Dicke und Breite zu. Die intraoperative Beurteilung einer kaum merklichen Größenzunahme ist somit nicht leicht, sie ist oft rein subjektiv. Das als Hyperplasiekriterium angegebene Gewicht eines Epithelkörperchens von knapp über 100 mg ist eine theoretische Größe, solange sich die zu beurteilenden Drüsen noch in situ befinden.

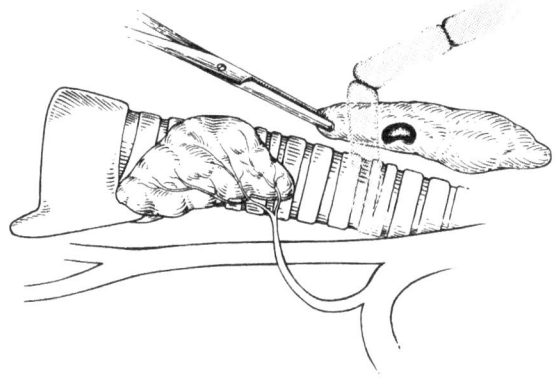

Abb. 38. Cervicale Thymektomie. Die stumpfe Dissektion des Thymus aus dem vorderen Mediastinum gelingt in der Regel blutungsarm. Mit einer Tumorfaßzange und dem palpierenden, das Instrumentarium schienenden Finger, wird das Organ samt Epithelkörperchentumor von der Halswunde aus geborgen

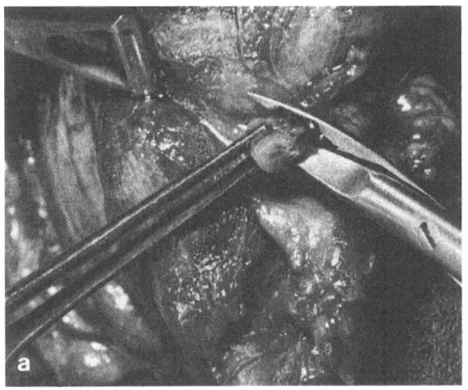

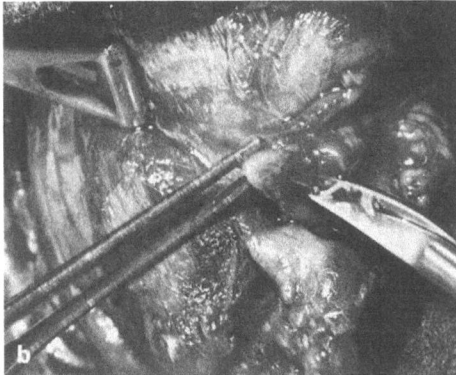

Abb. 39 a, b. Probeexcision aus einem vergrößerten Epithelkörperchen. Der Hilus, der die zu- und abführenden Gefäße beherbergt, bleibt dabei unverletzt

Liegt das klinische Vollbild eines primären Hyperparathyreoidismus vor, so können alle 4 Epithelkörperchen normal groß oder kaum merklich vergrößert sein. In dieser Situation kann aber das Krankheitsbild durch ein fünftes Epithelkörperchen verursacht sein, weshalb hier die weitere Exploration der Halseingeweide grundsätzlich angezeigt ist. Erst wenn diese Zusatzexploration negativ ist, werden Probeexcisionen aus den bis dahin gefundenen Epithelkörperchen vorgenommen (Abb. 39).
Ein Schnellschnittbogen dokumentiert die Entnahmestellen dieser Probeexcisionen (s. Abb. 76). Das Ergebnis der Gefrierschnittuntersuchung bestimmt den weiteren Verlauf der Operation.

4.7.4 Resektion von Epithelkörperchentumoren (Tafeln I–IV)

Alle Erfahrungen aus der Literatur [46, 57, 60, 69, 77, 79, 103, 115, 128, 155, 167, 169, 293, 423] wie auch aus dem eigenen Operationsgut zeigen, daß beim Auffinden eines Epithelkörperchentumors grundsätzlich nach weiteren Tumoren zu fahnden ist. Makroskopisch eindeutige oder hochverdächtige Epithelkörperchentumoren werden dann aus ihrer Umgebung gelöst und excidiert. Die normal erscheinenden Epithelkörperchen werden dagegen belassen. Die Exstirpation von Epithelkörperchentumoren ist in der Regel unproblematisch. Sie gleicht der Entfernung von Geweben von kleinstem und kleinem Format, wobei zu- und abführende Gefäße sorgsam unterbunden und durchtrennt werden müssen. Bei allen Epithelkörperchentumoren ist der Verlauf des N. recurrens zu beachten. Schädigungen dieses Nervs sind in unterschiedlicher Häufung bechrieben worden [54, 76, 154, 422]. Nach der Exstirpation der Tumoren muß im Schnellschnitt das Vorliegen eines Carcinoms geprüft werden, um gegebenenfalls das operative Vorgehen entsprechend ausweiten zu können (s. Kap. 4.9). Selbstredend ist bei freiliegenden Epithelkörperchenadenomen die histologische Kontrolle obligat.

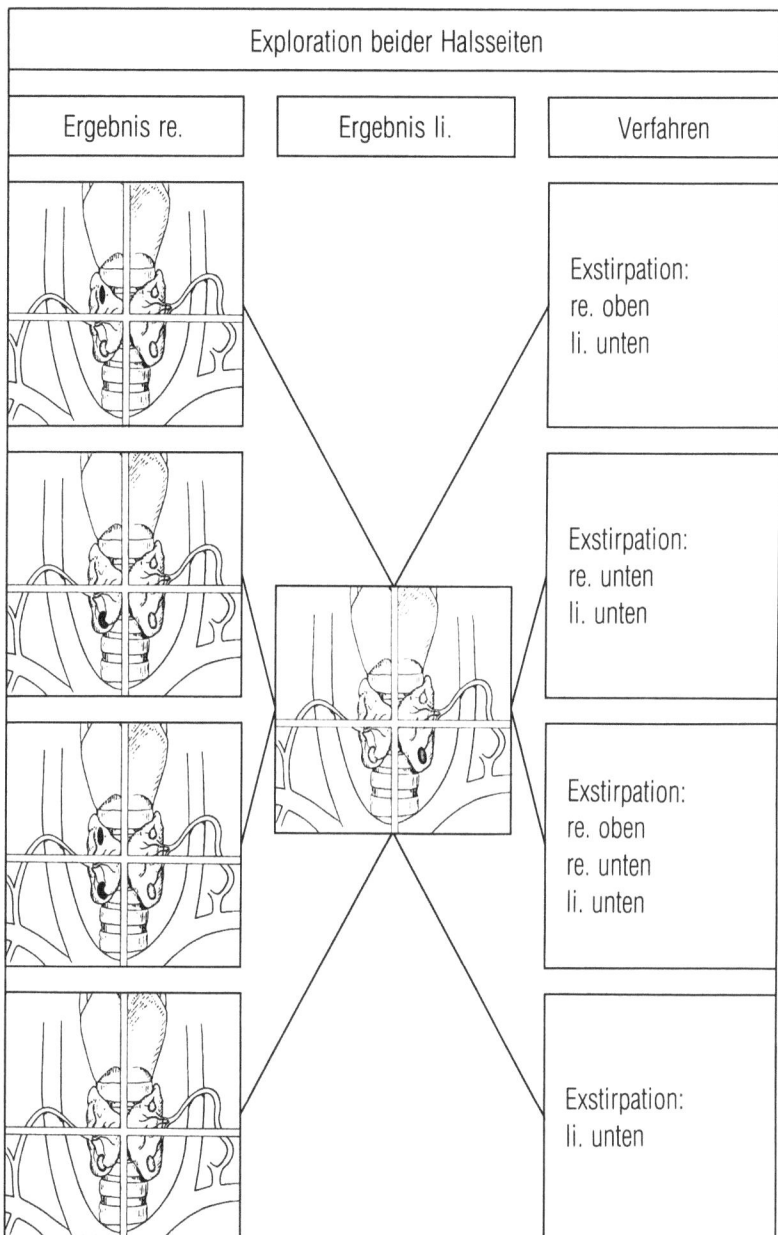

Tafel I. Schematische Darstellung der Ergebnisse der beidseitigen Halsexploration (Situation 1). Die Ergebnisse der rechten Seite veranschaulichen die vier Möglichkeiten: 1. Tumor rechts oben, 2. Tumor rechts unten, 3. Tumor rechts oben und rechts unten, 4. normale Epithelkörperchen in beiden Positionen. Das Ergebnis der linken Seite beeinflußt hier insofern das Verfahren, daß ein Epithelkörperchentumor links unten vorliegt

49

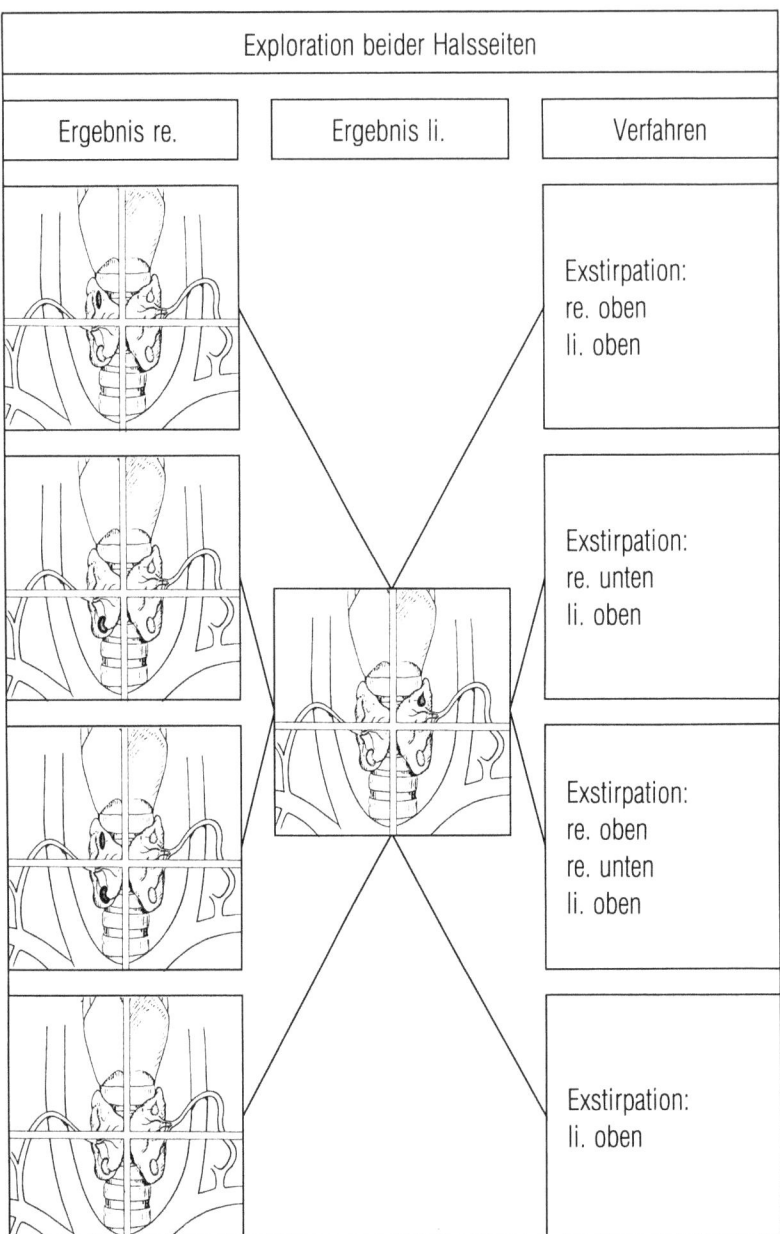

Exploration beider Halsseiten		
Ergebnis re.	Ergebnis li.	Verfahren

Exstirpation:
re. oben
li. oben

Exstirpation:
re. unten
li. oben

Exstirpation:
re. oben
re. unten
li. oben

Exstirpation:
li. oben

Tafel II. Verfahrenswahl nach der Exploration beider Halsseiten (Situation 2): Durch das Vorliegen eines Epithelkörperchentumors links oben wird das Verfahren mitbestimmt

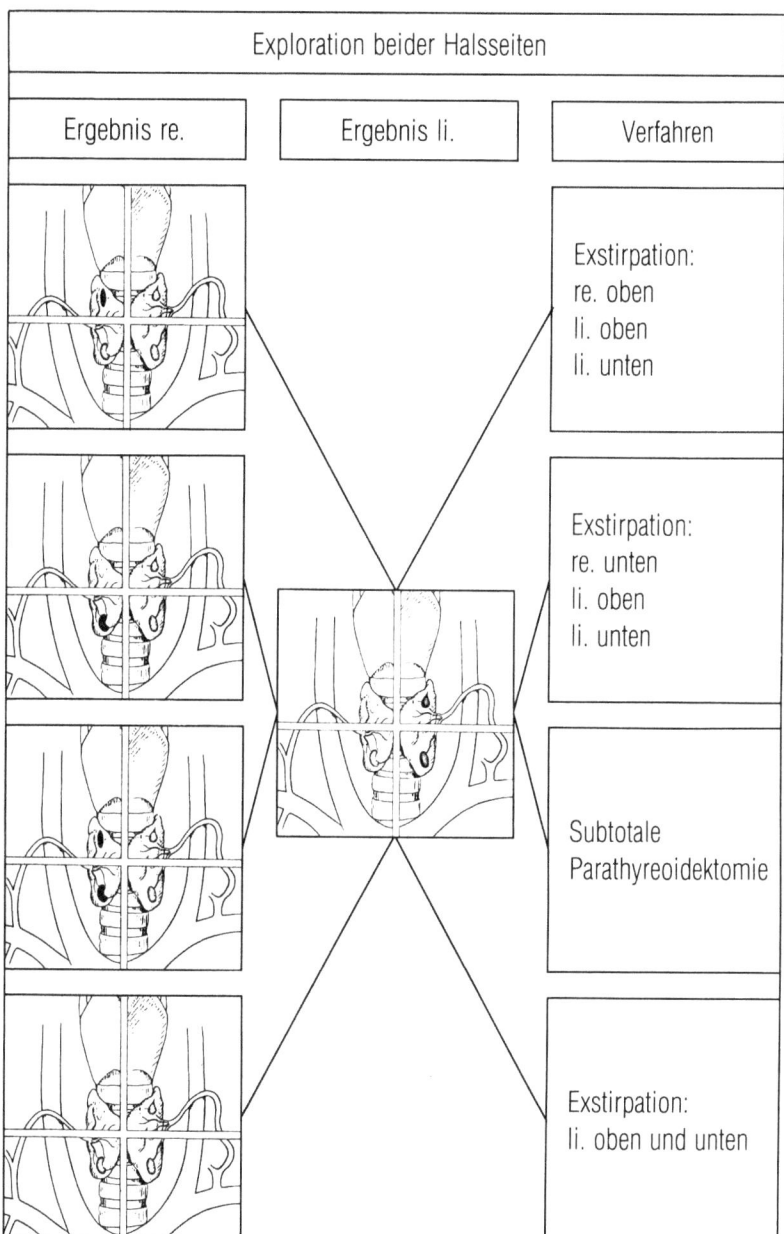

Tafel III. Verfahrenswahl nach der Exploration beider Halsseiten (Situation 3): Durch das Vorliegen von 2 Epithelkörperchentumoren auf der linken Seite wird der Operationsverlauf bestimmt

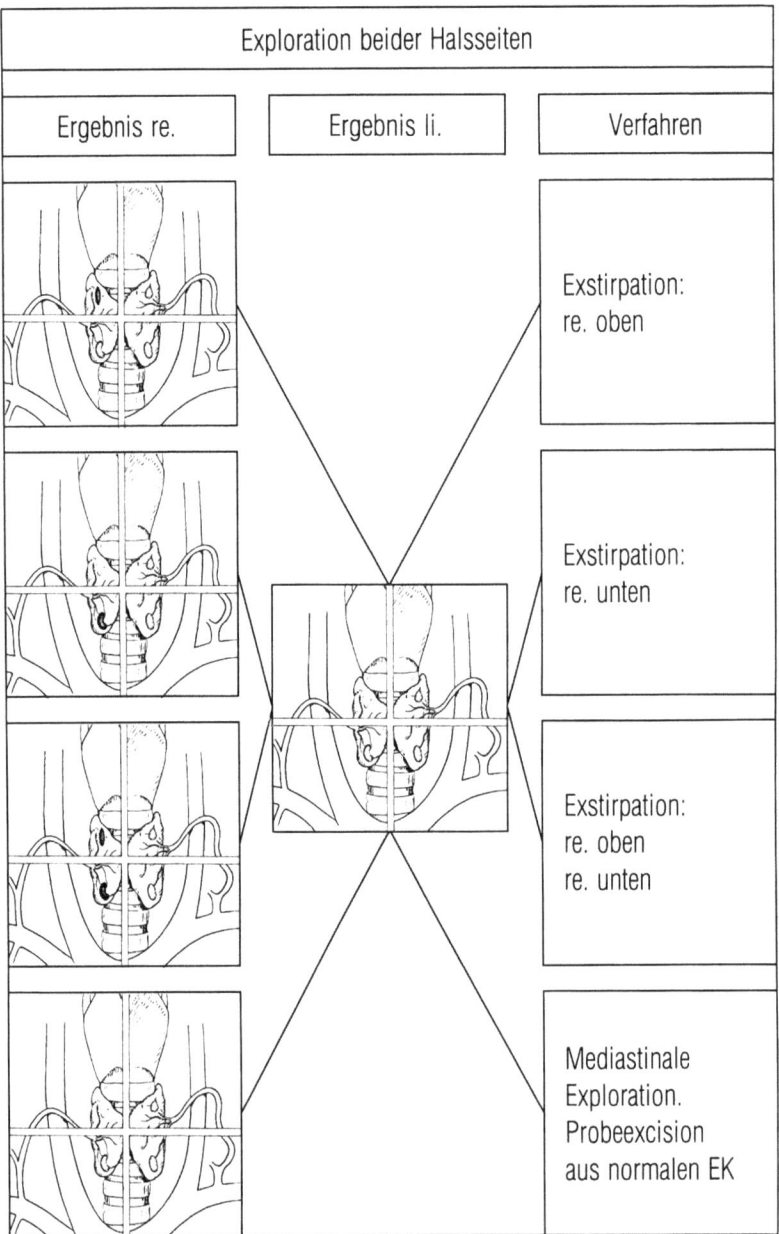

Exploration beider Halsseiten		
Ergebnis re.	Ergebnis li.	Verfahren

Exstirpation:
re. oben

Exstirpation:
re. unten

Exstirpation:
re. oben
re. unten

Mediastinale
Exploration.
Probeexcision
aus normalen EK

Tafel IV. Ergebnis der Exploration beider Halsseiten (Situation 4): Da links kein Epithelkörperchentumor gefunden wurde, ergeben sich, je nach Sitz des Epithelkörperchenadenoms auf der rechten Seite, drei Möglichkeiten der Tumorexstirpation.

Beim Nichtauffinden von Epithelkörperchentumoren sowohl rechts als auch links stehen die Mediastinalexploration bzw. die Probeexcision aus normal erscheinenden Epithelkörperchen an

Zur Entfernung von Epithelkörperchentumoren aus dem Mediastinum bestehen grundsätzlich 2 Möglichkeiten:

1. Die transcervicale Thymektomie, sie ist Bestandteil der Routineoperation.
2. Verläuft die so erweiterte Exploration der Halsweichteile ergebnislos, kann anschließend noch die mediane Sternotomie zur Exploration des Mediastinums durchgeführt werden. Es besteht aber keine absolute Notwendigkeit, diesen Zusatzeingriff in einer Sitzung durchzuführen, wie durch Hinweise aus der Literatur bestätigt wird [103, 112, 270, 371, 423].

Für die Zurückhaltung spricht vor allem, daß Epithelkörperchentumoren im Mediastinum außerhalb des Thymusrudiments extrem selten sind. Andererseits ist natürlich die simultane mediastinale Exploration indiziert, wenn eindeutige präoperative diagnostische Befunde, wie radiologische Zeichen (Tomographie, Angiographie, Scan, selektive Venographie mit Parathormonbestimmung) oder sonographische Untersuchungsergebnisse vorliegen. Beim präoperativen Tumorverdacht im Mediastinum steht zunächst auch die cervicale Exploration an erster Stelle, da intrathymoide Epithelkörperchentumoren selbst bei sehr tiefer Lokalisation im Mediastinum transcervical erfaßbar sind.

Erst bei negativen Ergebnissen der Thymektomie sollte man sich zur Sternotomie mit nachstehender Technik entschließen:

Der Hautschnitt wird vertikal zur Hautincision über dem Manubrium sterni in der Mitte des Knochens geführt. Danach wird mit einer Knochensäge das Sternum bis zur 4. Rippe durchtrennt. Durch eine Rippensperre kann die Übersicht über die retroster-

nale Region erweitert werden. Die verbliebenen Thymusanteile werden inspiziert und entfernt. Schließlich kann die mediastinale Sternotomie bis zur vollständigen Durchtrennung des Knochens vergrößert werden, um das gesamte Mediastinum kontrollieren zu können. Viermal wurde in unserem Krankengut unmittelbar nach der cervicalen Exploration die Sternotomie mit Erfolg durchgeführt.

4.8 Strukturelle Aspekte

4.8.1 Diffuse Hyperplasie

Diffus hyperplastische Epithelkörperchen zeigen neben Größenzunahme des Organs und Verringerung des altersgemäßen Fettgewebes zwischen den Epithelien auch elektronenmikroskopisch charakteristische Zelländerungen gegenüber normaktiven Epithelkörperchen [13, 43, 56, 157, 168, 369].

Nach eigenen morphometrischen Untersuchungen ist der Zellgehalt hyperplastischer Epithelkörperchen pro cm^3 Gewebe zugunsten einer deutlichen Vergrößerung der Einzelzelle verringert. Normale Epithelkörperchen enthalten $200–300 \cdot 10^6$ Epithelien pro cm^3 Gewebe, hyperplastische dagegen $100–200 \cdot 10^6$. Das Einzelzellvolumen nimmt auf $500–700$ µm^3 zu, während normale Hauptzellen ein Volumen von $300–400$ µm^3 aufweisen. Auch die Kernvolumina sind deutlich vergrößert: $70–90$ µm^3 bei normalen und $100–130$ µm^3 bei hyperplastischen Epithelkörperchen. Der capillarenführende Stromaanteil ist gegenüber normalen Epithelkörperchen relativ verringert; dagegen finden sich zwischen den Epithelien zahlreiche Spalträume, die mit dem pericapillaren Raum in Verbindung stehen und ein zart granuläres Material enthalten (Abb. 40).

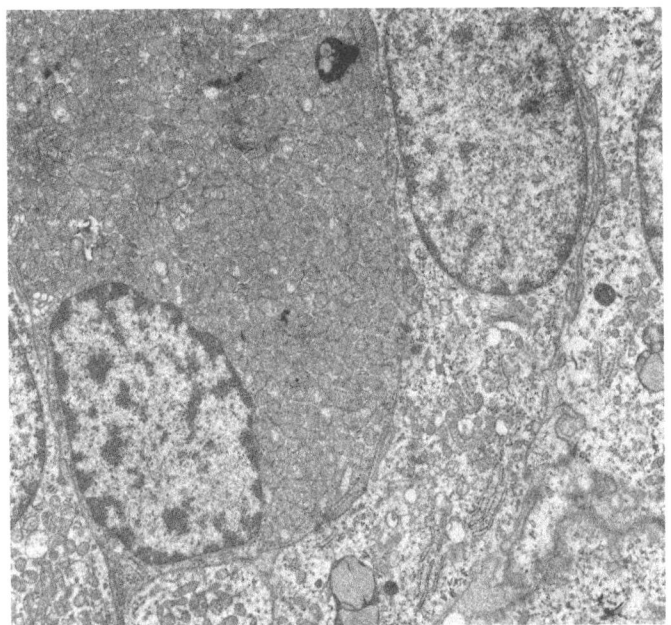

Abb. 40. Diffuse Epithelkörperchenhyperplasie. Unterschiedlich große Epithelien mit unterschiedlichem Organellengehalt. In der Mitte eine onkocytäre Differenzierungsform (oxyphile Übergangszelle). ×4.800

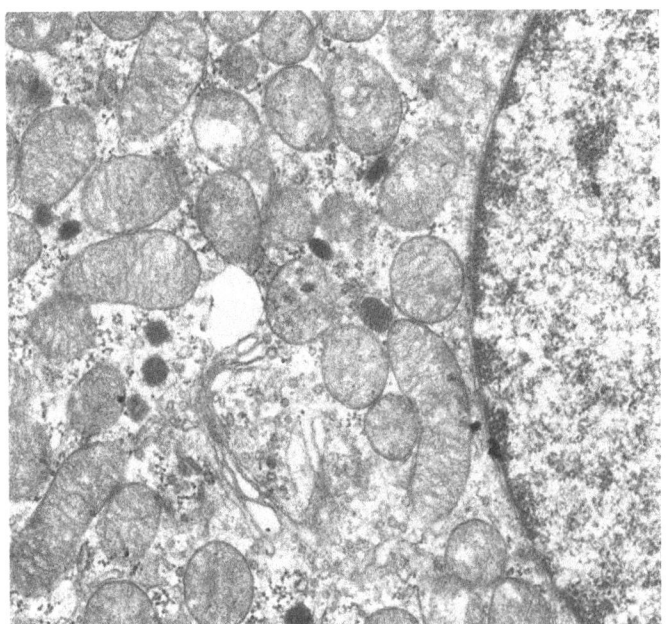

Abb. 41. Diffuse Hyperplasie. Onkocytäre Differenzierung (= oxyphile Übergangszelle) mit aktivem Golgi-Feld. ×16.000

Möglicherweise handelt es sich dabei um einen adaptiven Vorgang zur Erhöhung der Austauschfläche der Einzelzelle mit der zugehörigen Capillare [2, 13, 333].

Die Kerne hyperplastischer Epithelkörperchen sind zumeist gleichförmig rund mit locker strukturiertem Chromatin. Auffällig erscheint ultrastrukturell die starke Vermehrung verschiedener intracytoplasmatischer Zellorganellen, die Zeichen hoher funktioneller Aktivität demonstrieren (Abb. 41). Die Golgi-Felder sind vergrößert, das rauhe endoplasmatische Reticulum zeigt verlängerte, parallel ausgerichtete, teilweise auch zirkulär geschichtete Doppelmembranen. Im Cytoplasma finden sich reichlich Glykogen, zahlreiche Mitochondrien und vermehrt Sekretgranula. Vereinzelt sind intracellulär Anschnitte von Ciliae nachweisbar (Abb. 43). Die Zellmembran zeigt zahlreiche Auffaltungen und ist innig mit den benachbarten Epithelien verzahnt.

Lichtmikroskopisch findet sich bei der diffusen Epithelkörperchenhyperplasie über das ganze Organ verteilt im allgemeinen eine recht einheitliche Zellrasse, und es wird je nach Größe der Einzelzellen und Anfärbbarkeit des Cytoplasmas zwischen Hauptzellhyperplasien und Hyperplasien „wasserheller" Zellen unterschieden (Abb. 42). Elektronenmikroskopisch erweist sich die diffuse Hyperplasie keinesfalls als ganz gleichförmig, vielmehr finden sich neben einer überwiegenden Zellrasse, die zur lichtmikroskopischen Benennung der Veränderung führt, unregelmäßig verteilt auch zahlreiche anders strukturierte Zellelemente [13, 56, 369] (Abb. 43). All diese Zellen lassen sich aufgrund ultrastruktureller Kriterien von der normalen Hauptzelle ableiten, entsprechen jedoch nicht in allen Einzelheiten den Zelltypen aus dem Funktionscyclus normaktiver Epithelkörperchen. Alle Epithelien des hyperplastischen Epithelkörperchens zeigen nämlich elektronenmikroskopisch Zeichen erhöhter Zellaktivität. Dabei sind nicht in allen Zellen die verschiedenen Kriterien der funktionellen Aktivierung gleichermaßen nebeneinander erfüllt, sondern in sehr unterschiedlichem Ausmaß. Es finden sich beispielsweise Zellen, die zahl-

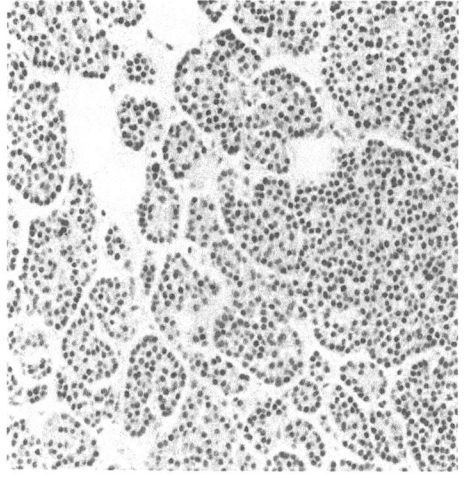

Abb. 42. Diffus hyperplastisches Epithelkörperchen. Lobulär angeordnete, mittelgroße, uniform erscheinende Epithelien vom Hauptzelltyp. Im lockeren Stroma nur wenige Fettzellen (HE-Färbung). × 80

reiche Sekretgranula, aber nur ein gering entwickeltes endoplasmatisches Reticulum zeigen, oder Epithelien mit Golgi-Feldern, jedoch ohne auffällig zahlreiche Sekretgranula. Gesetzmäßig zeigen alle Zellen 2 Kriterien der Aktivitätssteigerung. Multiple fingerförmige Auffaltungen der äußeren Zellmembranen und nur spärlich nachweisbare Lipoidkomplexe.

Ultrastrukturell finden sich 2 auffällige Differenzierungsvarianten der Epithelien hyperplastischer Epithelkörperchen. Zum einen kann eine erhebliche, unproportionale Vermehrung von Mitochondrien beobachtet werden, die schließlich zu Zellformen führt, die Onkocyten weitgehend ähneln (= oxyphile Übergangszelle). Auch diese Zellen zeigen elektronenmikroskopisch Zeichen erhöhter Aktivität, meist vergrößerte Golgi-Felder (Abb. 40). Zum anderen wird in einem zweiten Zelltyp eine Akkumulation von Glykogen beobachtet. Die Glykogenmassen nehmen schließlich nahezu den gesamten

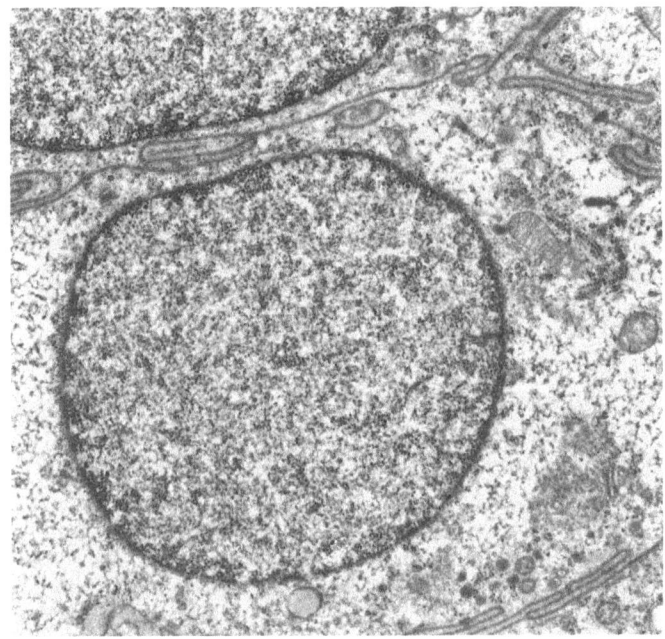

Abb. 43. Diffuse Hyperplasie. Glykogenanreicherung im Cytoplasma mit nur wenigen anderen Zellorganellen. ×9.600

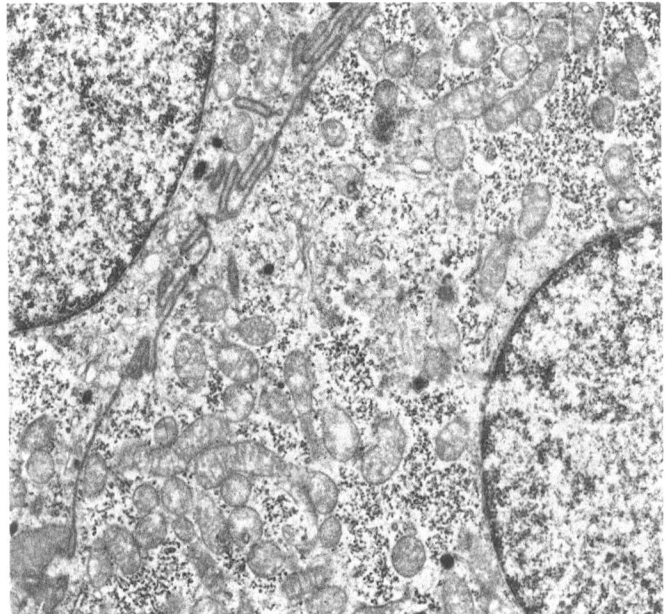

Abb. 44. Diffuse Hyperplasie. Charakteristische Epithelien, die sowohl mitochondrienreich erscheinen, als auch reichlich Glykogen aufweisen. Hyperplastische Epithelkörperchen bestehen hauptsächlich aus diesen Zellen. ×9.600

Zelleib ein (Abb. 44). Dennoch sind bei sorgfältiger Analyse dieser Zellen immer auch Kriterien der Aktivierung nachweisbar, meist in Form vermehr- ter Sekretgranula. Die Hauptmasse dieser Zellen hyperplastischer Epithel- körperchen nimmt Zwischenformen zwischen diesen beiden Extremvarianten ein (Abb. 41). Ob die lichtmikroskopische Unterscheidung in große und kleine wasserhelle Zellen gerechtfertigt ist, erscheint zweifelhaft [157]. Bei elektronenmikroskopischen Untersuchungen erweisen sich beide Zellformen als sehr ähnlich und sind durch gleichermaßen hohen Glykogengehalt charakterisiert [13, 14]. Dagegen grenzen jedoch einzelne Autoren aufgrund ultrastruktureller Studien einen zweiten Typ „wasserheller" Zellen ab, der elektronenmikroskopisch nicht durch Glykogenreichtum des Cytoplasmas, sondern durch zahlreiche membrangebundene Vesikel ausgezeichnet ist [366, 394]. Dieser Zelltyp scheint aufgrund der wenigen Literaturangaben eher selten; im eigenen Untersuchungsgut konnten wir ihn nicht beobachten. Bei den meisten „wasserhellen Hyperplasien" handelt es sich wohl um extrem glykogenreiche Epithelien [13]. Die biologische Wertigkeit dieser beiden extremen Zelldifferenzierungen im hyperplastischen Epithelkörperchen ist zweifelhaft. Möglicherweise handelt es sich dabei um funktionell unterwertige oder sogar inaktive Zellformen.

4.8.2 Noduläre Hyperplasie

Schon lichtmikroskopisch sind die Übergänge zwischen reiner diffuser Hyperplasie und nodulärer Hyperplasie fließend (Abb. 45) [414]. Es finden sich häufig eingestreut in diffuse Hyperplasien kleine Herde oder knötchenförmige Ansammlungen von Epithelien, die sich von der Hauptzellmasse des hyperplastischen Epithelkörperchens abheben (Abb. 46 u. 52). Elektronenmikroskopisch sind diese Herde oder Knötchen meist aus relativ gleichförmigen Zellen aufgebaut, die wiederum der glykogenreichen oder der mitochondrienreichen Variante hyperplastischer Epithelkörperchen entsprechen können. Aber auch diese Herde bestehen fast niemals aus nur einer einheitlichen Zellrasse, meist finden sich Epithelien, die ultrastrukturell doch merkliche Unterschiede im Zellorganellengehalt aufweisen. Bisweilen können in hyperplastischen Epithelkörperchen trabeculär oder folliculär differenzierte Anteile unterschieden werden. Im Lumen der folliculären Abschnitte findet sich dabei ein zart

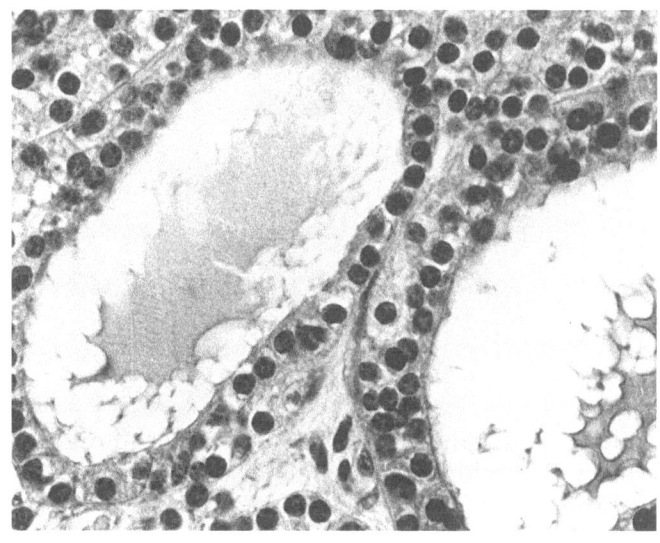

Abb. 45. Noduläre Hyperplasie. Neben diffus angeordneten großen, polygonalen Hauptzellen, folliculär differenzierte Anteile gleichartiger Epithelien. Im Lumen der Follikel zart granuläres Material (im vorliegenden Fall kein Amyloid) (HE-Färbung). ×170

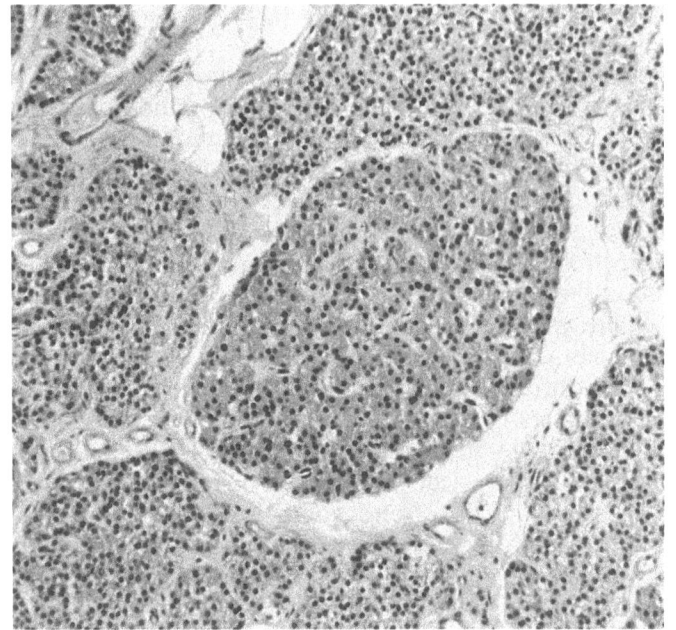

Abb. 46. Mikronoduläre Hyperplasie. Neben diffus hyperplastischen Anteilen, in der Mitte gelegen ein kleines Knötchen großer, onkocytärer Epithelien mit zart grauem Cytoplasma (HE-Färbung). ×80

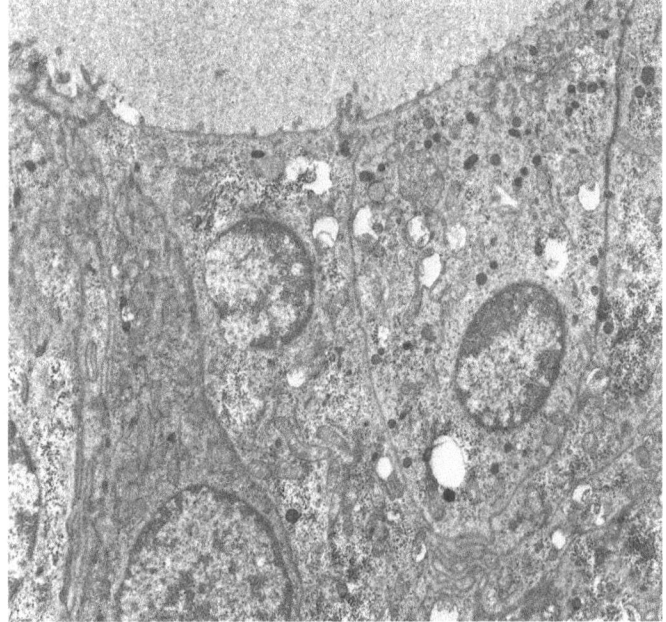

Abb. 47. Noduläre Epithelkörperchenhyperplasie. Tubuläre Differenzierung; oben im Lumen ein nur gering elektronendichtes Material. Die Epithelien mit kleinen stummelförmigen Mikrovilli und Zeichen der Aktivitätssteigerung. ×6.400

gekörntes Material, das bisweilen mit positiver Amyloidreaktion einhergeht [368, 414]. Die Epithelien zeigen elektronenmikroskopisch kleine Mikrovilli, im übrigen die beschriebenen Zeichen funktioneller Aktivierung an den Zellorganellen (Abb. 47).

4.8.3 Epithelkörperchenadenome, Hauptzelladenom und gemischte Adenome

Auch Epithelkörperchenadenome (vgl. Abb. 50) zeigen ultrastrukturell ein Zellbild, das die verschiedenen beschriebenen Kriterien der Aktivitätssteigerung aufweist [12, 13, 168, 369, 393, 409]. Obwohl Hauptzelladenome lichtmikroskopisch (Abb. 48, 49, 52) aus einer recht einheitlichen Zellrasse zu bestehen scheinen (Abb. 48), sind elektronenmikroskopisch (vgl. Abb. 50 und 51) unterschiedlich strukturierte Zelltypen nachweisbar. Die Epithelien der Hauptzelladenome lassen sich von den Hauptzellen normaler Epithelkörperchen ableiten, sind mit diesen – wie die Epithelien hyperplastischer Epithelkörperchen – jedoch nicht völlig identisch. Ultrastrukturell stehen große aktivierte Golgi-Felder meist ganz im Vordergrund, während die Anzahl der Sekretgranula bisweilen relativ gering erscheint. Das rauhe endoplasmatische Reticulum zeigt vergrößerte Membransysteme, Lipoidkomplexe fehlen nahezu vollständig. Daneben finden sich auch Zellen mit einem großen mitochondrienreichen Abschnitt, der oxyphilen Übergangszelle ähnlich; auch abnorm glykogenreiche Zellen sind nachweisbar. Wie im hyperplastischen Epithelkörperchen mischen sich diese Zelltypen im Hauptzelladenom bunt [13, 369, 409]. Es lassen sich somit ultrastrukturell fließende Übergänge zu den gemischtzelligen Adenomen aufzeigen, bei denen bereits lichtmikroskopisch innerhalb des Adenoms verschiedene Zelltypen abgrenzbar sind. Elektronenmikroskopisch ist bei diesen Adenomen die Variabilität intracytoplasmatischer Organellen größer, jedoch im wesentlichen nicht unterschiedlich zum Hauptzelladenom. Einzelne Autoren haben in Epithelkörperchenadenomen ringartige Lamellensysteme (Lamellae anulatae) nachgewiesen [13, 15], die weder in hyperplastischen noch in

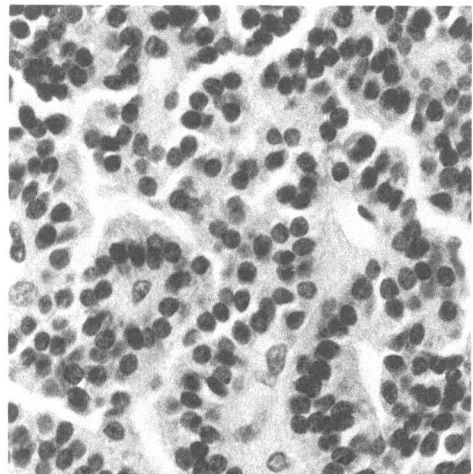

Abb. 48. Epithelkörperchenadenom. Monomorphe Epithelien mit schmalem Cytoplasmasaum und leicht pleomorphen, zentralliegenden Kernen (HE-Färbung). × 180

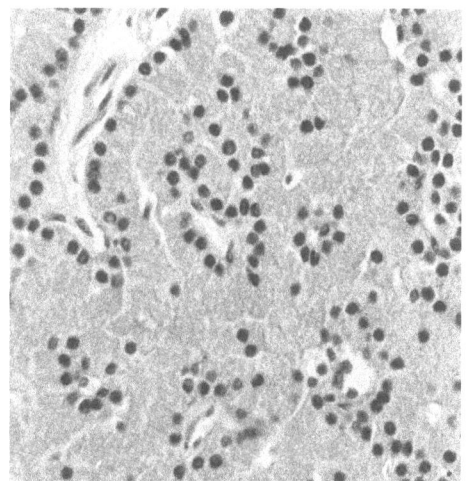

Abb. 49. Epithelkörperchenadenom. Große oxyphile Epithelien mit zartgrauem Cytoplasma und überwiegend randständigen chromatindichten Kernen (HE-Färbung). × 180

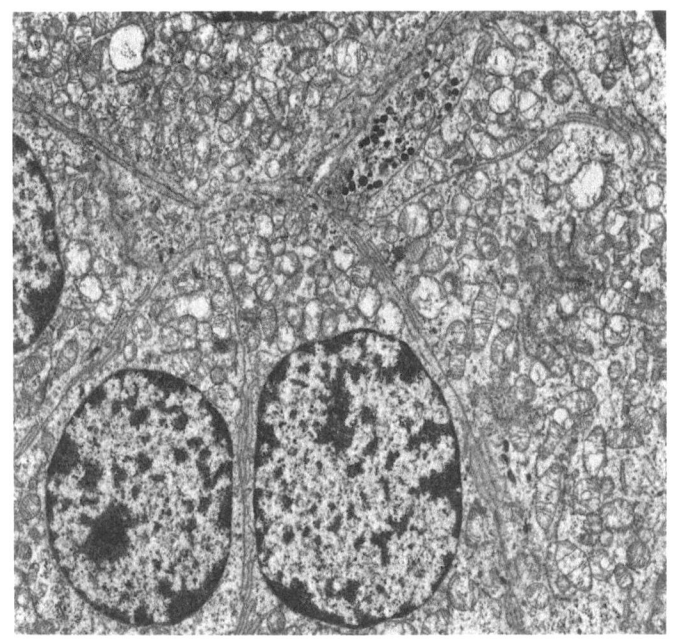

Abb. 50. Epithelkörperchenadenom vom
Hauptzelltyp. Mitochon-
drienreiche Epithelien
mit Zeichen erhöhter
Zellaktivität. Leichte
Kernpleomorphie.
× 6.400

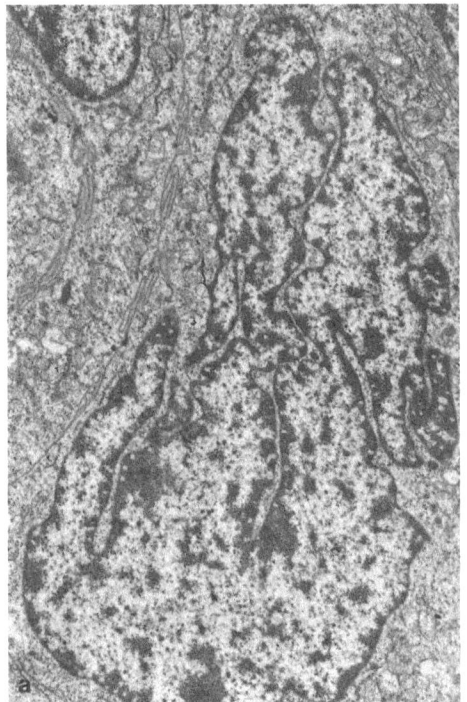 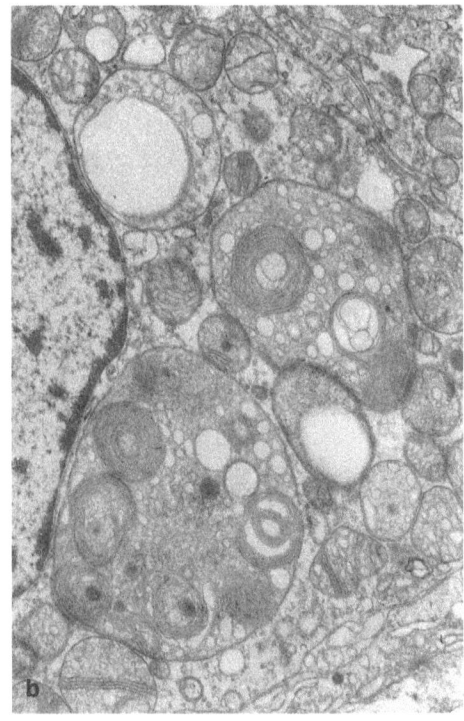

Abb. 51 a, b. Epithelkörperchenadenom
a Bizarr gestalteter Kern mit zahlreichen
Einfaltungen der Kernmembran. × 3.200
b Degenerative Veränderungen am Cytoplasma zentral gelegener Epithelien eines
Adenoms; mehrere Autophagosomen und
Mitochondrien mit dilatierten Cristae.
× 6.400

60

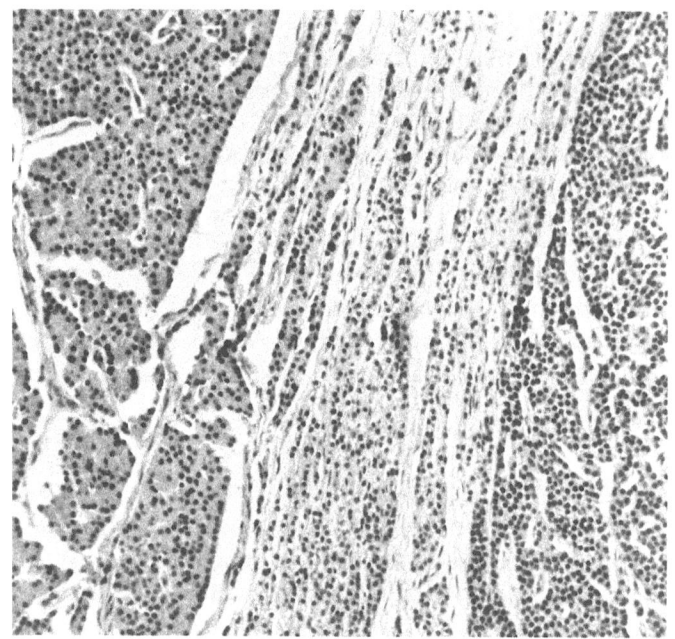

Abb. 52. Noduläre Hyperplasie. Am *linken* und *rechten Bildrand* Anteile größerer Knoten mit Epithelproliferaten, die teils onkocytär erscheinen, teils kleinen Hauptzellen entsprechen. In der Mitte bandartig angeordnete, druckatrophische Anteile des diffus hyperplastischen Epithelkörperchen (HE-Färbung). × 80

normaktiven Epithelkörperchen zu beobachten sind. Sie scheinen für Adenome charakteristische Zellstrukturen darzustellen, sind jedoch bei weitem nicht in allen Adenomen nachweisbar. Im eigenen Untersuchungsgut konnten diese Lamellensysteme nicht nachgewiesen werden. Letztlich zeigen also Epithelkörperchenadenome ultrastrukturell keine besonderen Differenzierungen, die ihre Abgrenzung von Hyperplasien gestatten.

Im Zentrum größerer Adenome lassen sich bisweilen schon lichtmikroskopisch regressive Veränderungen aufweisen (Abb. 45). Elektronenmikroskopisch finden sich in solchen Fällen in den zentral gelegenen Abschnitten des Tumors im Cytoplasma der Epithelien große Autophagosomen, die Anteile des Cytoplasmas enthalten (Abb. 51 b). Die Mitochondrien dieser Zellen zeigen hydropische Schwellungen der Cristae.

Licht- und elektronenmikroskopisch weisen die Epithelkörperchenadenome häufig eine größere Kernvariabilität auf, als sie hyperplastischen Epithelkörperchen zukommt [14]. Kernvolumina und Kerngestalt können in Einzelfällen außerordentlich variieren, sehr bizarre Kerngebilde sind bisweilen nachweisbar (Abb. 51 a).

Während elektronenmikroskopisch keine eindeutigen Kriterien existieren, die für Epithelkörperchenadenome in allen Fällen beweisend sind, kommt doch elektronenmikroskopischen Untersuchungen bei der Abgrenzung von Adenomen zu Hyperplasien eine gewisse Bedeutung zu. Wird in einem Epithelkörperchen ein größerer Knoten gefunden und weisen die übrigen Epithelkörperchen eine normale Größe auf, so ist aus lichtmikroskopischen Untersuchungen allein meist nicht entscheidbar, ob es sich, wie bei einem Adenom der Fall, um inaktive Epithelkörperchen handelt. Sind dagegen elektronenmikroskopisch in den übrigen Epithelkörperchen Kriterien der Aktivitätssteigerung nachweisbar, so ist zu schließen, daß es sich um eine diffuse Hyperplasie mit adenomartiger Proliferation von Epithelien in einem der erkrankten Organe handelt; es sollte dann besser von einem Adenom in oder bei diffuser Epithelkörperchenhyperplasie gesprochen werden. Nur beim Nachweis atrophischer oder inaktiver restlicher Epithelkörperchen ist die Annahme gerechtfertigt, daß es sich tatsächlich um ein einzelnes Adenom gehandelt hat.

4.8.4 Oxyphile Adenome

Eine Abgrenzung oxyphiler Adenome von den übrigen Adenomen erscheint gerechtfertigt, da diese häufig keine endokrine Aktivität zeigen [12]. Oxyphile Adenome bestehen ausschließlich aus mitochondrienreichen Onkocyten (Abb. 49). Diese Adenome ohne endokrine Aktivität sind selten, elektronenmikroskopische Untersuchungen sind bislang nicht mitgeteilt worden. Die elektronenmikroskopische Analyse der Ultrastruktur von oxyphilen Adenomen mit Hyperparathyreoidismus zeigte dagegen, daß diese Tumoren nicht ausschließlich aus Onkocyten bestehen und daß die Hauptmasse der oxyphilen Zellen doch Zeichen der Aktivierung aufweist [369]. Es handelt sich also letztlich um Varianten mit extremer oxyphiler Differenzierung, die den gemischten Adenomen zuzuordnen sind. Adenome vom Typ der „wasserhellen Zellen" mit intracytoplasmatischen Vacuolen sind bislang nicht beschrieben worden.
Eine weitere Berechtigung, diese extremen oxyphilen Differenzierungsformen abzugrenzen, besteht darin, daß sie starke Kernpolymorphien aufweisen können, ohne daß daraus auf das Vorliegen eines Carcinoms geschlossen werden kann [16].

4.9 Parathyreoideacarcinom

Das Epithelkörperchencarcinom mit endokriner Überfunktion ist sehr selten; nur 2–3% der Parathyreoideatumoren sind Carcinome. Gewöhnlich sind sie größer als Adenome, in der Klinik imponieren sie mit exzessiver Hypercalciämie [54, 87, 116, 341, 411]. Für den Verlauf dieser Epithelkörperchenerkrankung sind zahlreiche chirurgische Eingriffe typisch, Chirurgie auf 10 und mehr Raten ist nicht selten. Ein jahrzehntelanges Rezidivieren spricht für langsames Gewebewachstum, die Metastasierung erfolgt fast ausschließlich über Lymphbahnen. Invasives Wachstum im Halsbereich im Spätstadium nach jahrelanger Rezidivierung und Reoperationen unter Miterfassung der Speiseröhre, Trachea, Nervus recurrens und der Halsmuskulatur, ist schließlich eine weitere Manifestation des Epithelkörperchencarcinoms. Holmes u. Mitarb. konnten 1968 erst über 50 publizierte Fälle be-

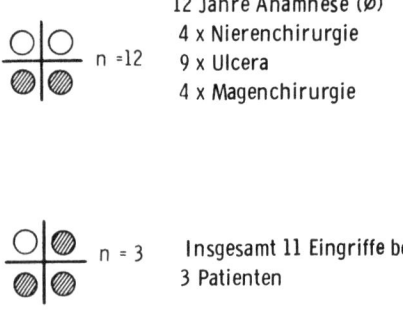

12 Jahre Anamnese (Ø)
4 x Nierenchirurgie
9 x Ulcera
4 x Magenchirurgie

Insgesamt 11 Eingriffe bei 3 Patienten

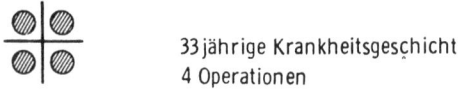

33 jährige Krankheitsgeschichte
4 Operationen

Abb. 53. Krankheitsverlauf von schwer diagnostizierbaren Hyperparathyreoidismusfällen mit multiplen Adenomen. (Aus Klempa u. Mitarb. 1978 [258 a])

richten [234]. Diese Zahl wird heute auf über 1000 geschätzt. Wir haben Erfahrungen bei 3 Patienten mit hormonüberaktiven Epithelkörperchencarcinomen, die wir bei einem Gesamtkrankengut von 91 primären Hyperparathyreoidismusfällen während 3 Jahrzehnten chirurgisch behandelt haben. Zwei weitere, der Klinik nicht bekannt gewordene Fälle, deren Registrierung nur pathologisch-anatomisch erfolgen konnte, runden die eigenen Kenntnisse des Krankheitsbildes ab. Diese Tatsache ist dafür kennzeichnend, daß Epithelkörperchencarcinome sich früher, wie auch Adenome, vielfach der Diagnostik entziehen konnten (Abb. 53).

4.9.1 Diagnostische Besonderheiten

Nur spärliche pathognomonische Hinweise gibt es unter den zahlreichen klinischen Zeichen des Hyperparathyreoidismus, welche den Verdacht auf ein Epithelkörperchencarcinom erhärten. Der durchschnittliche Serumcalciumspiegel bei Patienten mit einem Carcinom ist höher als bei Patienten mit Parathyreoideaadenomen. Dementsprechend hatten die 3 von uns operierten Patienten Werte über 6,5 mval und, wenn sich ein Rezidiv ankündigte, war auch die Hypercalciämie das Leitsymptom. Bei einem Patienten hatte die Excision von 6,8 g Tumormasse beim Letzteingriff nur eine passagere Senkung des Serumcalciumspiegels bewirkt, Normwerte wurden nie erreicht. Der Palpationsbefund war bei allen 3 Patienten positiv. Die befallenen Lymphknoten, mit Ausnahme des subclaviculären und unter der ersten Rippe gelegenen, wurden getastet. Die Erhöhung der Parathormonwerte sicherte in 2 Fällen die Diagnose des Rezidivs. Das Venogramm mit selektiver Blutentnahme

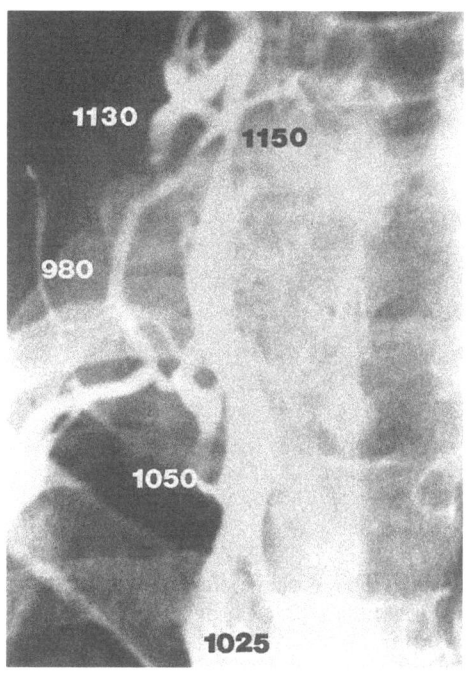

Abb. 54. Selektive Venographie mit Parathormonbestimmung aus den rechten Halsvenen beim Patienten H. Gleichmäßige Erhöhung der Parathormonwerte der befallenen und gegenseitigen Halsseite. (Aus Klempa u. Mitarb. 1978 [258 a])

und Bestimmung der lokalen Hormonkonzentration in den Halsvenen war ergebnislos für die Ortung der Tumoren, bzw. der Rezidive (Abb. 54). Dies ist offensichtlich ein generelles Problem invasiv wachsender endokriner Tumoren, da ihre venöse Drainage nicht mit der bei gutartigen Tumoren erwarteten Regelmäßigkeit erfolgt (s. Abb. 55 und 56).
Die Recurrensparese, die bei 2 Patienten jeweils einseitig bestand, führen wir weniger auf das infiltrative Wachstum des Tumors, als vielmehr auf die ausgiebige, radikale operative Exploration (Thyreoidektomie) zurück.
Ein wichtiger diagnostischer Hinweis beim unentschiedenen histologischen Befund nach vorausgegangener Ope-

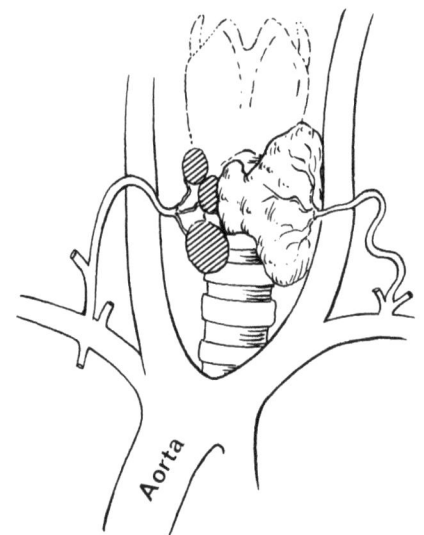

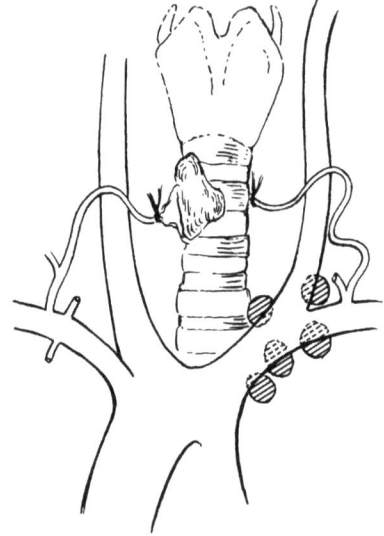

Abb. 55. Die Lokalisation der befallenen Lymphknoten (2. Rezidiv) beim Patienten H., die operativ entfernt wurden. (Aus Klempa u. Mitarb. 1978 [258 a])

Abb. 56. Lage der befallenen Lymphknoten, die bei der Exploration nicht gefunden wurden, beim Patienten K. (autoptisch gesichert). (Aus Klempa u. Mitarb. 1978 [258 a])

ration, ist das schnelle Wiederauftreten des Hyperparathyreoidismus. Multiple Adenome nach teilweise erfolgreichen Operationen zeigen in der Klinik eine persistierende Hypercalciämie und Parathormonerhöhung; im Falle eines echten Rezidivs macht sich der Hyperparathyreoidismus erst nach längerer Symptomfreiheit bemerkbar.

Die differentialdiagnostische Problematik wird durch Fälle veranschaulicht, bei denen durch Excision gesunder Epithelkörperchen und Vortäuschen von Pseudorezidiven der Carcinomverdacht erweckt wird (Abb. 57).

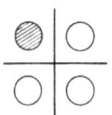

Solitäradenome $n = 35$
Entfernung gesunder
    Epithelkörperchen $n = 2$
Reoperation nach 2 bzw. 3 Jahren
Resultat = Nephrolithiasis 2 ×
    Nierenoperation 1 ×

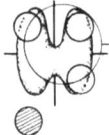

Solitäradenome $n = 35$
Simultane Strumachirurgie $n = 20$
Reintervention $n = 3$
Hypoparathyreoidismus $n = 3$

Abb. 57. Rezidiv- und Carcinomverdacht wegen Excision von gesunden Epithelkörperchen. (Aus Klempa u. Mitarb. 1978 [258 a])

4.9.2 Histopathologie

Auch hinsichtlich seiner Struktur beansprucht das Nebenschilddrüsencarcinom eine Sonderstellung. Zwischen der biologischen Wertigkeit des Tumors (allen klinischen und makroskopisch-morphologischen Merkmalen)

einerseits und dem mikroskopischen Aspekt besteht häufig eine ausgeprägte Diskrepanz, genauso wie beim benignen Pendant, dem Nebenschilddrüsenadenom, bei dem umgekehrt klinische Gutartigkeit und bestimmte, sonst als Malignitätskriterien gebrauchte histologische Merkmale einander gegenüberstehen [334, 382].

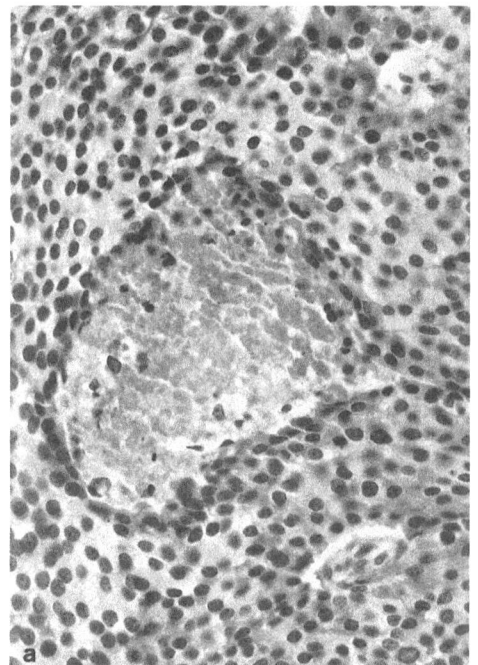

Abb. 58. **a** Parathyreoideacarcinom mit kleinherdiger Geschwulstnekrose, uniformes, zellreiches Geschwulstgewebe (HE-Färbung). × 160

b Parathyreoideacarcinom mit unregelmäßigen breiten Stromasepten, infiltrierend wachsendes zellreiches Geschwulstgewebe (Patient K.) (HE-Färbung). × 250

Bei der Differentialdiagnose zwischen Adenom und Carcinom kann einmal vom Gesamtaspekt, zum anderen von der Struktur des Geschwulstepithels ausgegangen werden [41, 116]. Das Gesamtbild des Adenoms ist regelmäßig, es enthält nur schmale Bindegewebssepten mit weitlumigen Blutgefäßen; beim Carcinom dagegen imponieren breitere faserreiche und relativ gefäßarme, unregelmäßig verteilte Septen (Abb. 58 a). Die Invasion der Kapsel ist ein weniger zuverlässiges Kriterium, da oftmals auch bei Adenomen kleinere Kapseleinbrüche und eine unscharfe Abgrenzung gegen die Umgebung beobachtet werden können (Abb. 58 b).

Ohne Schwierigkeit ist die Diagnose bei fortgeschrittenem Verlauf zu stellen, wenn das Epithelkörperchencarcinom großräumig das Nachbargewebe infiltriert [234].

Das eigentliche Geschwulstgewebe, das Tumorepithel zeigt beim Adenom oftmals eine hohe Mitoserate, eine deutliche Kernunruhe und oft weitere Zellatypien, während das Parathyreoideacarcinom gerade durch die relative Uniformität des Zellbildes sich von den Adenomen und von knotigen Hyperplasien im Rahmen eines sekundären Hyperparathyreoidismus abgrenzen läßt (vgl. Abb. 58 b). Wichtig scheint schließlich noch die Frage, der intraoperativen histologischen Diagnostik mit Hilfe von Gefrierschnitten. Hier erscheint eine gewisse Zurückhaltung angebracht, die diagnostische Sicherung eines Parathyreoideacarcinoms im Schnellschnitt wird allenfalls in Ausnahmefällen möglich sein [236].

4.9.3 Verfahrenswahl aufgrund operativer Befunde

Beim Epithelkörperchencarcinom veranlaßt das langsame lokale invasive Wachstum, schon beim Ersteingriff eine großzügige en-bloc-Resektion des Tumors durchzuführen. Die adäquate chirurgische Therapie beinhaltet die Entfernung makroskopisch gesund erscheinender Strukturen, wie die ipsilaterale Thyreoidektomie unter Mitnahme des Isthmus. Neben der Skelettierung der Trachea sollten die dem Tumor nächstgelegenen Muskel- und Gefäßelemente ebenso reseziert werden wie der N. recurrens, falls unmittelbare Tumornähe festgestellt worden ist [382, 411, 433]. Die Häufigkeit der regionalen lymphogenen Metastasierung erfordert es, alle Lymphknoten und Lymphbahnen des tracheoooesophagealen Abschnitts zu excidieren, mit den Risiken einer Neck dissection [41, 234, 382]. Fernmetastasen sind erst nach jahrzehntelangem lokalem Rezidivieren beschrieben worden. Ihre Excision im Falle einer hormonellen Aktivität gehört auch zur Palliativprozedur des chirurgischen Operationsspektrums, weil die metabolischen Veränderungen eher zu einem schnellen Tod führen, als die üblichen Folgen eines andersartigen malignen Tumorbefalls [160, 382].
Die Erfolge der Bestrahlung beim Versagen der chirurgischen Therapie sind keineswegs eindeutig [234]. Die Oestrogentherapie wurde als Ultima ratio im therapeutischen Bemühen mit zweifelhaftem Ergebnis erst bei wenigen Fällen eingesetzt [193].
Beim primären Hyperparathyreoidismus ist das Carcinom als morphologisches Substrat des Krankheitsbildes sehr selten [54, 87, 234]. Es zeigt in der Histologie mit bestimmter Regelmäßigkeit Strukturen, die bei Berücksichtigung aller Kriterien heute kaum

noch histologische Fehlbeurteilungen zulassen [234, 334, 382]. Die Analyse der in der internationalen Literatur registrierten und der eigenen Fälle empfiehlt ein radikales chirurgisches Vorgehen beim Ersteingriff, da die Excision von cervicalen Rezidiven (auch von Metastasen) lediglich ein Palliativeingriff bleiben kann [234, 257, 382]. In mehr oder minder häufigen Folgen dient sie zur Eliminierung des Hypercalciämiesyndroms. Eine Zweitoperation kann nur in Ausnahmefällen kurativ ausfallen. Aus den klinischen Manifestationen bei den eigenen Patienten, ergänzt um 70 weitere Carcinomfälle aus der internationalen Literatur, wird ersichtlich, daß trotz langsamen Wachstums die symptomfreien Intervalle nach wiederholten Explorationen immer kürzer werden. Wenn Rezidive innerhalb von 2 Jahren auftreten, sinkt die Überlebenschance beträchtlich. In großen Sammelstatistiken wird die Fünfjahresüberlebensrate mit 50% angegeben. Dabei lebt $\frac{1}{3}$ der Patienten mit einem verbliebenen hormonüberaktiven Tumorrest. Obwohl das seltene Vorkommen des Epithelkörperchencarcinoms nur wenige Chirurgen beschäftigt, kann es durch zahlreiche Operationen zum Langzeitproblem werden. Die epidemiologische Bedeutung steht damit zum Einzelfall im Widerspruch. Die korrekte chirurgische Erstbehandlung (auch ein frühes Reoperieren nach Bekanntwerden der endgültigen Histologie) bietet die besten Chancen, diese seltene endokrine Abnormität einmal weniger feststellen zu müssen.

4.9.4 Ultrastrukturelle Aspekte

Epithelkörperchencarcinome sind selten, und elektronenmikroskopische Untersuchungen liegen nur wenige vor [13, 168]. Auch die Epithelien der Car-

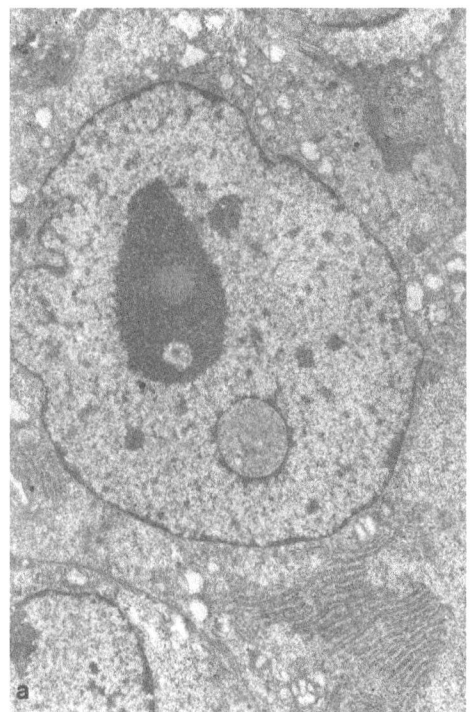 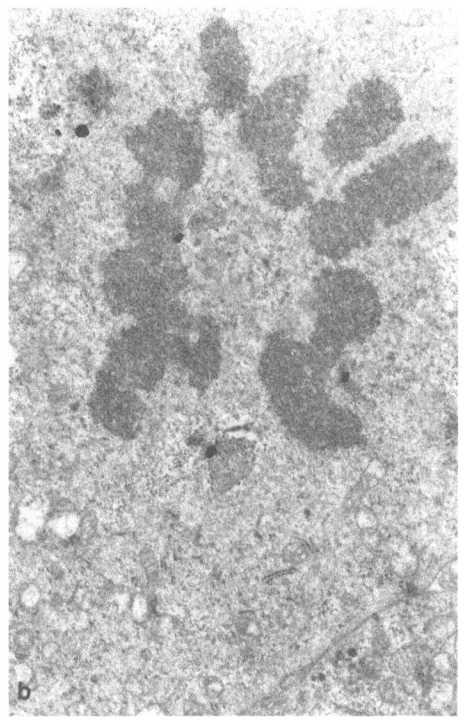

Abb. 59 a, b. Epithelkörperchencarcinom
a Unregelmäßiger Kern mit großem, ovalem Nucleolus mit unregelmäßig verteiltem Chromatin, daneben Anschnitt eines Cytoplasmaeinschlusses. × 3.200
b Mitose. × 4.800

cinome zeigen elektronenmikroskopisch alle geschilderten Kriterien einer erhöhten Zellaktivität in unterschiedlichem Ausmaß. Der Zellorganellengehalt von Carcinomen ist hoch, die äußere Zellmembran zeigt zahlreiche Auffaltungen, Lipoidkomplexe fehlen, der Glykogengehalt erscheint erhöht. Ultrastrukturell ist anhand der Cytoplasmadifferenzierung der Zellen eine Abgrenzung gegenüber Hyperplasien und Adenomen nicht möglich.
Die Kerne von Epithelkörperchencarcinomen weisen z. T. erhebliche, z. T. nur geringe Form- und Größenvariationen auf (vgl. Abb. 59 a), wie sie bisweilen auch bei Adenomen beobachtet werden. Cytoplasmaeinschlüsse in Kernen sind gelegentlich, Mitosen häufiger nachweisbar (vgl. Abb. 59 b). Aber diese Zellveränderungen sind uncharakteristisch und nicht dazu geeignet, Carcinome sicher von Adenomen abzugrenzen. Am auffälligsten erscheinen im eigenen Untersuchungsmaterial und aufgrund der mitgeteilten Beobachtungen anderer Autoren, Veränderungen an den Nucleolen zu sein. Die Nucleolen von Epithelkörperchencarcinomen erweisen sich elektronenmikroskopisch als deutlich vergrößert und meist unregelmäßig geformt mit sehr unterschiedlich dichten Chromatinabschnitten (Abb. 60).
Ob diese Nucleolenveränderungen für Epithelkörperchencarcinome beweisend sind, muß sich erst in zukünftigen Studien erweisen.

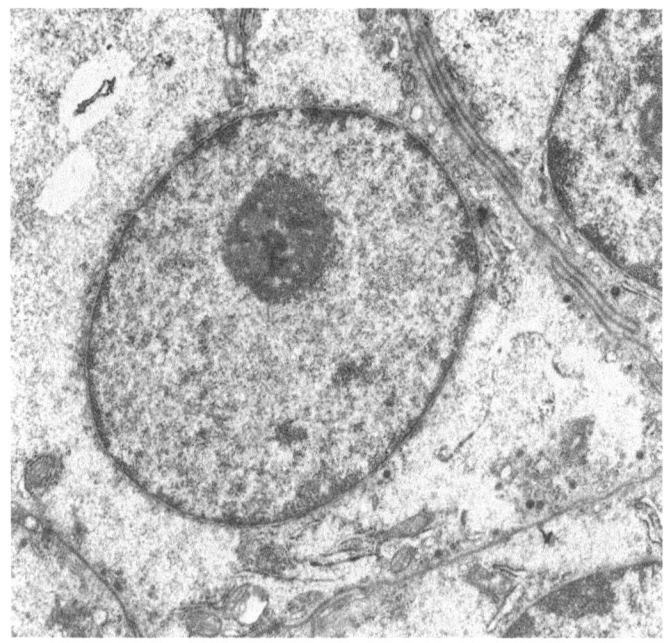

Abb. 60. Epithelkörperchencarcinom. Glykogenreiche Epithelien mit Zeichen funktioneller Aktivierung und regelmäßigen, runden Kernen mit deutlich vergrößerten Nucleolen. ×9.600

4.10 Klinischer Verlauf nach Parathyreoidektomie

Die postoperative Betreuung des parathyreoidektomierten Patienten ist in den ersten Tagen und Wochen nach dem Eingriff besonders wichtig. Zwei gleichartige Aspekte stehen hierbei im Vordergrund:

1. das postoperative Verhalten des Restgewebes der Epithelkörperchen und dessen PTH-Sekretionskapazität,
2. das Auftreten von Symptomen im postoperativen Verlauf, die erkennen lassen, ob im Körper noch abnormes Epithelkörperchengewebe zurückgeblieben ist.

Der Erfolg der Resektion wie auch die Restfunktion der Epithelkörperchen können durch regelmäßige Messungen der Serumkonzentrationen von Calcium, Phosphat und Parathormon überprüft werden. Der Calciumspiegel fällt in der Regel nach erfolgreicher Operation prompt ab. Auch bei der Berücksichtigung von individuellen Schwankungen ist das postoperative Fortbestehen der Hypercalciämie daher ein sicheres Zeichen für den operativen Mißerfolg. Wenn alle differentialdiagnostischen Möglichkeiten zur Abklärung einer nicht parathormonbedingten Hypercalciämie ausgeschöpft sind, dann steht die invasive Lokalisationstechnik (s. S. 38) und danach die entsprechende Reexploration der überfunktionierenden Epithelkörperchenanteile an. Bei zahlreichen Patienten, bei denen man Epithelkörperchenrestparenchym belassen hat, tritt dennoch eine signifikante Hypocalciämie auf und kann zum Problem werden. Die Ursache liegt in einer mit dem Eingriff zusammenhängenden Alteration der Epithelkörperchen oder in einer präexistenten, operationsunabhängigen mangelhaften Funktion der im Körper verbliebenen Epithelkörperchen. Dieser postoperative Hypo- bzw. Aparathyreoidismus kann passager oder irreversibel sein. Eine kurzfristige Unterfunktion kann durch ischämische Schädigung im Rahmen des Operationstraumas bedingt sein, sie kann aber auch durch die Suppression der übrigen normalen Epithelkörperchen im Verlauf des vorausgegangenen Hyperparathyreoidismus entstanden sein. Simultane Messungen des Calciums und des Parathormons führen hierbei diagnostisch weiter.

Eine Hypocalciämie nach Parathyreoidektomie entsteht auch durch Remineralisation des Skeletts, also durch die Abheilungsvorgänge der Osteomalacie. Sie wird dann beobachtet, wenn präoperativ sehr hohe alkalische Phosphatasewerte als Zeichen der Osteodystrophie bestehen. Der Calciumabfall kann dabei bis 1,75 mmol/l und mehr betragen.

Weitere Aspekte der postoperativen Hypocalciämie sind das Zusammentreffen von primärem Hyperparathyreoidismus und weiteren Stoffwechselstörungen wie Niereninsuffizienz, Vitamin-D-Mangel bzw. Störungen der Vitamin-D-Resorption aus dem Darm und Magnesiummangel. Die Ursache dieser Hypocalciämie ist einerseits ein relativ niedriger Parathormonspiegel und andererseits die Tatsache, daß das Hormon weder am Skelett noch bei der Calciumresorption im Darm seine volle Wirksamkeit entfalten kann. Die Therapie in diesen Fällen muß aus der Verabreichung von Vitamin D bestehen, noch wirksamer erwiesen sich dessen Metaboliten ($1,25\text{-}(OH)_2\text{-}D_3$, $24,25\text{-}(OH)_2\text{-}D_3$). Hypermagnesiämie führt in der postoperativen Phase zur Aufhebung der Hypocalciämie. Die Ursache der Hypermagnesiämie ist nicht völlig geklärt, bekannt ist die sehr exzessive Filtration von Magnesium bei Osteolyse des Skeletts.

Die Parathormonbestimmung nach Parathyreoidektomie schließlich ist neben Messungen von Calcium, Phosphat und Magnesium in der Diagnostik der Hypercalciämie unerläßlich. Da diese Bestimmung etwas langwierig ist, kann zwischenzeitlich ein erhöhter Phosphatwert die Ursache der Hypocalciämie aufzeigen. Er weist darauf hin, daß das Hormon bei der Regulation der Phosphatclearance fehlt, daß mithin ein postoperativer Parathormonmangel besteht.

Postoperative Therapie

Für die postoperative Substitution bei Hypocalciämie hat sich folgendes Vorgehen bewährt:

Bei geringer Hypocalciämie und entsprechend milden klinischen Tetaniesymptomen werden 0,5–2 mg Calcium/kg KG/h als Dauerapplikation parenteral verabreicht, womit die Symptome verschwinden. Diese intravenöse Therapie wird auf die ersten 4 postoperativen Tage begrenzt. Die orale Calciumzufuhr wird am häufigsten angewandt und stellt eine wirkungsvolle Therapie in der Postparathyreoidektomiephase dar. Dabei kommt es darauf an, die benötigte Substanz in so hohen Dosen zu geben, daß damit auch die Remineralisationsvorgänge abgedeckt werden. Tägliche Calciummengen in der Größenordnung von mehreren Gramm sind für die Deckung des Gesamtbedarfs erforderlich. Sie werden in Form von Calciumsalzen in verschiedenen Lösungen zugeführt. Die unmittelbare Phase der gesteigerten Calciumabsorption im Darm [8] nach operativer Beseitigung des Hyperparathyreoidismus sollte ausgenützt werden.

Die Vitamin-D-Therapie soll mit hohen Initialdosen (300 000–400 000 E/Tag) begonnen werden. Bezüglich weiterer Einzelheiten bei der Therapie der postoperativen Hypocalciämie sei auf die gesonderte Darstellung der Situation nach totaler Parathyreoidektomie (s. Kap. 7.3.1) verwiesen.

5 Eigene Erfahrungen
mit dem primären Hyperparathyreoidismus

Seit 1945 hat sich die Anzahl der in jeweils 5 Jahren operierten Patienten auf das 5fache erhöht. Dies hängt eindeutig mit einer verbesserten Diagnostik zusammen. Zufällig bei Obduktionen erfaßte Vollbilder des primären Hyperparathyreoidismus sind sehr selten geworden. Man kann unterstellen, daß nicht die Häufigkeit des primären Hyperparathyreoidismus, sondern die Häufigkeit seiner Früherfassung zugenommen hat [64].

Die Aufschlüsselung der Vorgeschichte (Tabelle 6) ergibt, daß die klassischen Zeichen eines Hypercalciämiesyndroms mit Müdigkeit, Inappetenz, Gewichtverlust, Obstipation, Meteorismus, Erbrechen, Poliurie, Apathie und Depressionen häufig fehlten. Die Symptomatik der Patienten zeigt eine außerordentliche Variabilität, die meisten Symptome sind unspezifisch.

Das Intervall von den ersten Anzeichen bis zur definitiven Diagnosestellung betrug in unserem Krankengut im Durchschnitt 5,5 Jahre. Die kürzeste Dauer betrug 3 Monate, die längste 22 Jahre.

Das Schema in Abb. 61 veranschaulicht die Lokalisation und die Anzahl der aufgefundenen pathologisch vergrößerten Epithelkörperchen. 61 von ihnen, fast ausschließlich Adenome, lagen in der Nähe der oberen und unteren Schilddrüsenpole, also an typischer Stelle. Wie die Gesamtverteilung in diesem Schema erkennen läßt, ist also auch nach unserer Erfahrung [46, 76, 423] die Behauptung von Noris [319] nicht zutreffend, wonach 80% der Tumoren sich aus dem rechten unteren Epithelkörperchen entwickeln sollen. Diese Annahme scheint durch das methodische Vorgehen bei der Parathyreoidektomie beeinflußt worden zu sein. Im Normalfall wird nämlich der rechte untere Schilddrüsenpol zunächst exploriert. Wurde dann an dieser Stelle ein Tumor gefunden, so begnügte man sich mit diesem „Fund", und der Eingriff war zu Ende. Offensichtlich hat diese Vorgehensweise die Operationstaktik wesentlich beeinflußt.

65 Patienten (71%) waren an Solitäradenomen erkrankt. Bei 26 Patienten

Tabelle 6. Hervorragende Symptome bei 91 Patienten mit primärem Hyperparathyreoidismus. (Die Gesamtzahl ist höher als 91, da viele Patienten mehrere Symptome simultan hatten)

Symptom	Anzahl der Patienten
Nephrolithiasis	49
Calciurie	11
Hypertonus	12
Knochenschmerzen	26
Rheumatismus	18
Duodenal- bzw. Magenulcus	21
Abdomineller Schmerz	15
Durst	14
Polyurie	22
Müdigkeit	3
Psychose	4
Koma	4

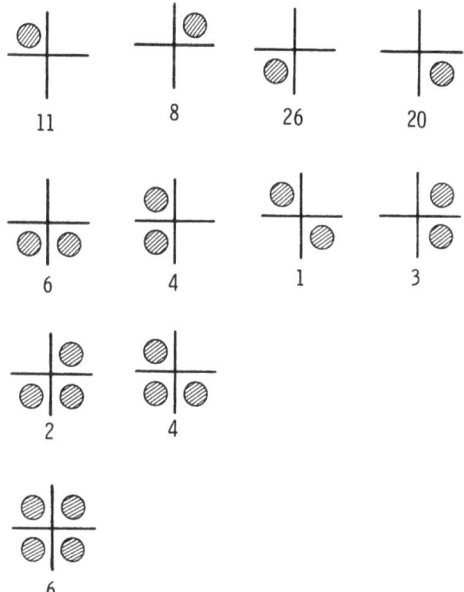

Abb. 61. Lokalisation und Anzahl der Epithelkörperchentumoren bei 91 Patienten mit primärem Hyperparathyreoidismus

(29%) fand sich mehr als ein Adenom. Auch in unserer Langzeitstudie läßt sich im Verlauf der letzten 3 Jahrzehnte die zunehmende Verbesserung der Methodik – unter anderem anhand negativer Erfahrungen – ablesen. So wurden bei 65 wegen Solitäradenomen operierten Patienten 2mal gesunde Epithelkörperchen entfernt und die erkrankten belassen. Die Reintervention erfolgte 2 bzw. 3 Jahre nach dem Ersteingriff und brachte dann die Heilung. Die Schilddrüsenresektion als Notbehelf führte in 3 Fällen zu einem passageren Hypoparathyreoidismus. Der noch nicht entwickelten systematischen Exploration entspricht in unserem Krankengut, daß pluriglanduläre Adenome früher nicht selten erst in mehreren Eingriffen entfernt werden konnten. Entsprechendes gilt für die Fälle von vergrößerten Epithelkörperchen bei primärer Hauptzellhyperplasie [282, 367, 368, 433].

Fälle mit wiederholten Eingriffen wurden früher in unserem Krankengut als Rezidive bezeichnet, wobei es sich hier wie andernorts [60, 63, 76, 103] um Pseudorezidive bei Mehrdrüsenbefall gehandelt haben dürfte. Mit der Möglichkeit der postoperativen Überwachung des Parathormonspiegels sind früher diskutierte Kriterien für sog. „echte Rezidive" überflüssig geworden. Auch unsere Erfahrungen mit der histologischen Diagnostik geben einen Entwicklungsprozeß wieder. Die intraoperative Schnellschnittuntersuchung vermochte keine definitive Aussage über den Funktionszustand von nicht adenomatösen Epithelkörperchen zu erbringen. Heute erschöpft sich dieses Verfahren im wesentlichen in der Feststellung, ob Epithelkörperchengewebe erfaßt oder nicht erfaßt werden konnte. Die Routinediagnostik am eingebetteten Material ergab früher keine Differenzierung zwischen Hyperplasie und Adenom. So lautete zwischen 1950 und 1970 mit 3 Ausnahmen die Diagnose stets „Adenom". In zahlreichen Fällen zeigten retrospektive histologische Untersuchungen derartiger „Adenome" sogar normale Epithelkörperchen. Oft fanden sich unter den „Adenomen" Fälle mit nodulärer Dysplasie und Hauptzellenhyperplasie. Bei einem Adenompatienten stellte sich später ein metastasierendes Epithelkörperchencarcinom heraus.

Mit angestiegener Operationsfrequenz ist in der Pathologie ein Erfahrungspotential entstanden, das in einer differenzierten Bewertung des Untersuchungsguts an resezierten Epithelkörperchen zum Ausdruck kommt. Für besonders gelagerte Fälle hat die Untersuchung der Ultrastruktur ihre besondere Bedeutung.

Hinsichtlich der Operationserfolge haben wir uns folgendermaßen orientiert. Ein Eingriff gilt als erfolgreich,

wenn sich die zuvor ermittelten pathologischen Labordaten unmittelbar
nach der Operation normalisieren. Bevor die Bestimmung des Parathormons
möglich war, ist die Normalisierung
des Serumcalciums als relevant be-
trachtet worden. Bei 10 von 80 auf
diese Art untersuchten Patienten war
damals der operative Erfolg nicht be-
friedigend. Die Gesamtrate von 10,5%
„Versagern" entspricht den ebenfalls
nicht besseren Ergebnissen anderer
Autoren [76, 226]. In den letzten 5 Jahren (31 Fälle) brachten systematische
Explorationen und gegebenenfalls der
Einsatz einer invasiven Diagnostik in
jedem Einzelfall das Auffinden der
pathologisch veränderten Epithelkörperchen; Versager sind in diesem Zeitraum nicht beobachtet worden. Die
postoperative Betreuung hat nunmehr
andere Schwerpunkte.

5.1 Operationstechnische Einzelheiten

Bei 65 Patienten wurden Solitärtumo-
ren gefunden, ihre Position veranschaulicht Abb. 62. Zahlenmäßig waren die unteren Epithelkörperchen am
häufigsten [46] aufgeführt. Mit Einschränkung kann man, trotz der Vielzahl der Operateure [10], sagen, daß
die Positionen korrekt angegeben wurden, obwohl früher die systematische
Exploration der Halsregion nicht in
jedem Fall durchgeführt wurde. Man
muß sich mit dem Hinweis des Operateurs begnügen, daß die abnorm vergrößerten Epithelkörperchen in der
Nähe des unteren Schilddrüsenpols
gefunden wurden. Eine getrennte Aufschlüsselung der Zahlen aus der ersten
Phase der Epithelkörperchenchirurgie
im Rahmen dieser Studie war nicht
opportun, da die Zahlen nicht als re-
präsentativ erschienen.
Über die Anzahl der intraoperativ dar-
gestellten makroskopisch normal er-

scheinenden Epithelkörperchen sind in
den Operationsberichten früherer Explorationen nur sporadische Angaben
gemacht worden. Ihre operative Freilegung in der späteren Phase hingegen
hat gezeigt, daß sie größtenteils dort
zu finden sind, wo sie topographisch-
anatomisch zu erwarten sind und wo
ihre Lage durch Obduktionsergebnisse
am häufigsten bestätigt wird. Die oberen Epithelkörperchen fanden wir
114mal unter der Hinterfläche der
oberen Schilddrüsenpole im Niveau
des Krikoids.
Die unteren Epithelkörperchen lagen
125mal in der Nähe der distalen
Schilddrüsenpole. Ihre Gefäßversor-
gung erfolgte mehr oder weniger kon-
stant aus den Vasa thyreoidea inferiora.
Auch für die abnorm vergrößerten
Epithelkörperchen galt am häufigsten
die typische Lokalisation. Tumoren,
die sich aus den oberen Epithelkörperchen entwickelten, fanden sich in
21 Fällen 2–4 cm caudal vom oberen
Pol an der Schilddrüsenrückfläche (s.
Abb. 4). Eine Beziehung zu oberen
Schilddrüsengefäßen haben wir nicht
feststellen können. Ihre Gefäßversor-
gung erhielten sie von Ästen der A.
thyreoidea inferior in deren netzartige
Endverzweigungen verstrickt sie häufig vorzufinden waren (s. Abb. 5).
Epithelkörperchentumoren, die als
„untere" bezeichnet waren, wurden
zahlenmäßig am häufigsten angegeben
(28mal rechts, 20mal links). Ob sie sich
teilweise aus den oberen Epithelkörperchen entwickelt hatten, war aus den
früheren Krankenakten nicht ersichtlich, da die Exploration hier mit der
Tumorexstirpation endete. Es ist also
nur teilweise und seit 1970 belegbar,
ob caudale Epithelkörperchentumoren
sich tatsächlich ausschließlich aus den
in dieser Position befindlichen Epithelkörperchen entwickelten.
Abbildung 63 zeigt die Lokalisation
und Anzahl von Epithelkörperchen-

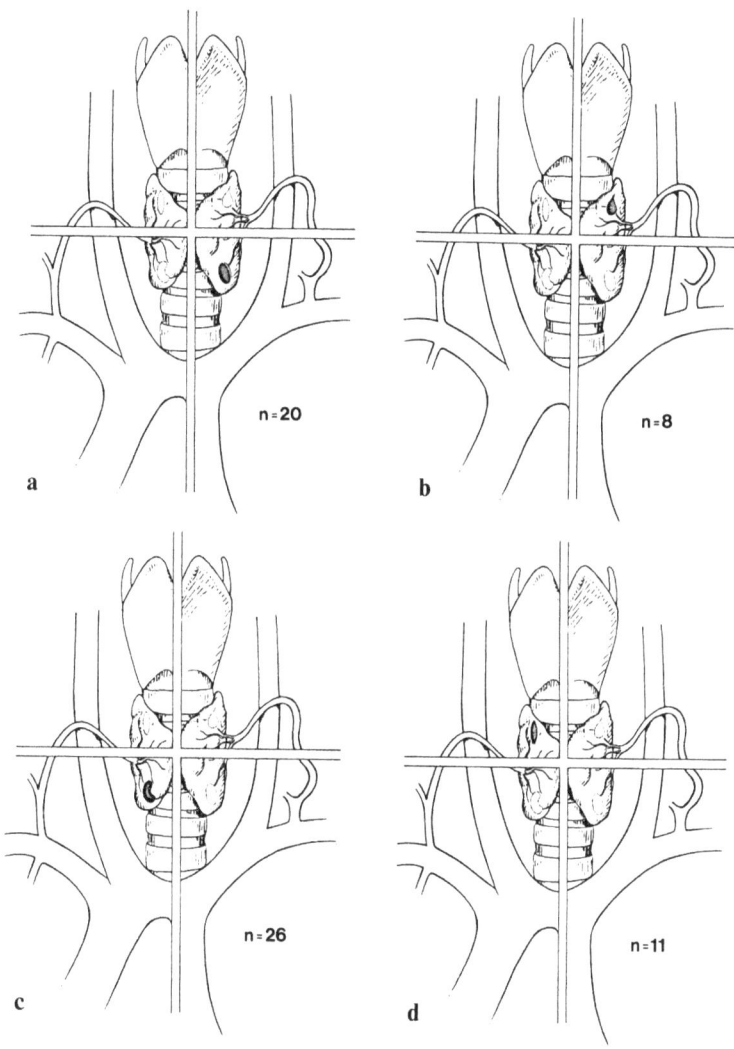

Abb. 62 a–d. Lokalisation und Anzahl der Einzeltumoren beim primären Hyperparathyreoidismus

tumoren beim Zweidrüsenbefall. Hinsichtlich der Diagnose und Klinik des Hyperparathyreoidismus fanden wir in dieser Patientengruppe 4 Fälle, die nicht eindeutig einzuordnen waren. D. h. ob hier ein primärer Hyperparathyreoidismus vorlag, konnte erst nach einer Beckenkammbiopsie geklärt werden. Diese Patienten hatten eine präterminale Niereninsuffizienz mit einer Kreatininclearance von 145–172 ml/min (bezogen auf 1,73 m² Körper-oberfläche), kombiniert mit einer langen Nierensteinanamnese. Bei der Exploration erst ergab sich die auf dem Schema in Abb. 61 dargestellte Situation, daß nämlich neben den Epithelkörperchentumoren noch weitere 2 bzw. 3, resp. kein normales Epithelkörperchen vorzufinden war.

Patienten, bei denen 3 und 4 abnorme Epithelkörperchen (Abb. 64) zu finden waren, stellen eine besondere Fallgruppe dar. Sie fielen meist durch

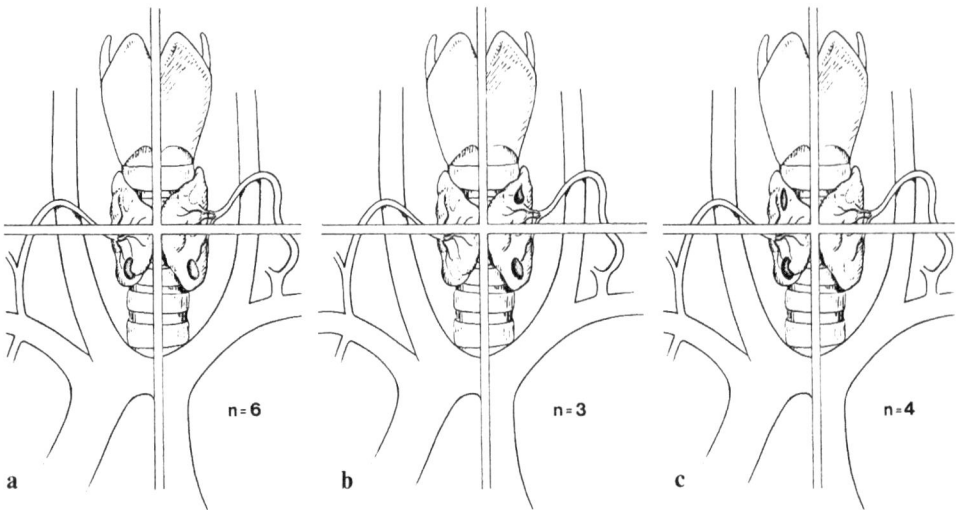

Abb. 63 a–c. Primärer Hyperparathyreoidismus mit Befall von 2 Epithelkörperchen des Organs. Die Lokalisation in den Abbildungen zeigt, daß hierbei alle Variationen vorkommen können

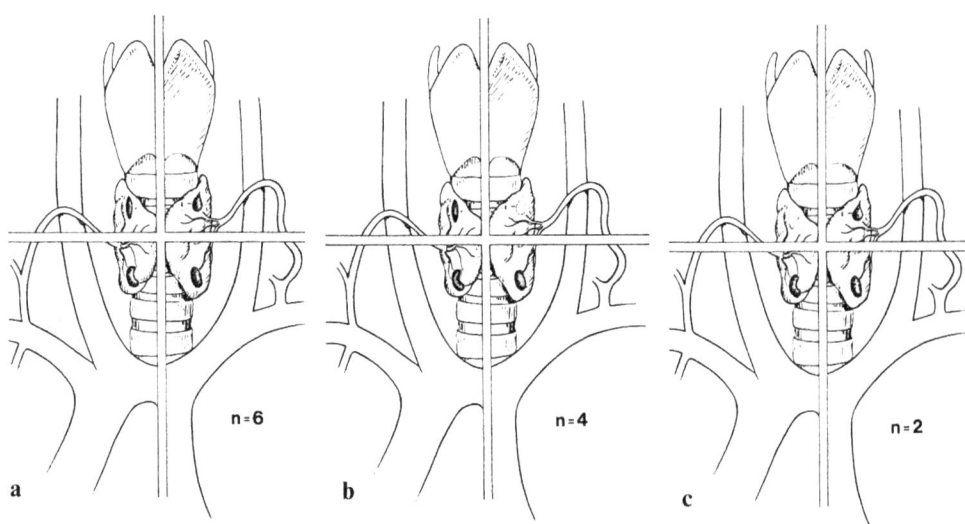

Abb. 64 a–c. Der Hyperparathyreoidismus beim Vieldrüsenbefall ist häufig mit der multiplen endokrinen Adenomatose verbunden. Bei den abnorm vergrößerten Drüsen dominierte die „primäre" Erkrankungsform

andere endokrine Abnormitäten im Sinne einer multiplen endokrinen Adenomatose auf. Da sich bei ihnen in der Regel der Hyperparathyreoidismus als erste endokrine Erkrankung manifestiert hatte, wurden sie als Fälle mit mehreren Adenomen behandelt. Bereits 1974 wurde aus diesen Fällen über eine Gruppe von 5 Verwandten als erster familiärer Hyperparathyreoidismus ohne andere endokrine Dysfunktion in Deutschland berichtet [158]. Inzwischen ist die korrekte endokrine Situation geklärt; bei den älteren Mitgliedern der Familie sind Insulinome, Gastrinome, Bronchuscarcinoide und Hypophysenadenome entfernt bzw. in einem Fall autoptisch gesichert worden.

Obwohl auch die primäre Hyperplasie der Epithelkörperchen einen Mehrdrüsenbefall darstellen kann – wir hatten in unserem Kollektiv einen Patienten mit dieser Variante des Hyperparathyreoidismus –, treten die meisten Fälle mit 4 abnormen Epithelkörperchen im Rahmen der multiplen endokrinen Adenomatose in Erscheinung [100, 102, 420]. Es ist wichtig, in solchen Situationen an das komplexere Krankheitsgeschehen zu denken und, falls nicht schon von vorneherein, d. h. vor der Halsexploration geschehen, weitere Untersuchungen zur Diagnosesicherung durchzuführen. Da sowohl ein Insulinom als auch das Gastrinom als Begleittumoren ihrerseits ernste klinische und diagnostische Probleme darstellen können, ist es nicht überraschend, daß ihre Entfernung beim klinisch gesicherten Hyperparathyreoidismus nicht ohne weiteres erfolgen kann. Bei der Exstirpation von Tumoren beim Mehrdrüsenbefall war es nur in 3 Fällen möglich, alle abnormen Epithelkörperchen in einem Eingriff zu entfernen. In der Mehrzahl der Fälle waren bis zu 3 Explorationen notwendig, um den Hyperparathyreo-

idismus zu eliminieren. Durch die stumpfe Thymusdissektion bei der transcervicalen Thymektomie haben wir bei der primären Form der Epithelkörperchenkrankheit in 15 Fällen abnorme Drüsen entfernt. Die Zugehörigkeit dieser Tumoren wurde je nach Lokalisation der anderen Epithelkörperchen festgestellt, d. h. je nachdem, ob das obere oder untere der jeweiligen Halsseite in „Normalposition" vorlag.

5.2 Schilddrüsencarcinom und Hyperparathyreoidismus

In 3 Fällen wurde ein simultanes Auftreten von Hyperparathyreoidismus und folliculärem Schilddrüsencarcinom erfaßt. Das Vorkommen von Schilddrüsencarcinomen und Epithelkörperchenüberfunktion ist bekannt, beobachtet wird es jedoch nur selten [42, 62]. Das medulläre Schilddrüsencarcinom, mit dem wir bei 7 Patienten eigene Erfahrungen haben, war niemals mit einem Hyperparathyreoidismus vergesellschaftet. Focale folliculäre Schilddrüsencarcinome wurden in 2 Fällen vor der Operation an den Epithelkörperchen entfernt. Durch Beschaffung der auswärtigen histologischen und der anderen klinischen Daten (Operationssituation) war ihre korrekte Erfassung und Zuordnung möglich. Ätiopathogenetische Gemeinsamkeiten konnten wir hier nicht feststellen.

Da in der Literatur in jüngster Zeit die Halsbestrahlung als möglicher Auslöser eines Hyperparathyreoidismus genannt wird [97], haben wir auch diesbezüglich bei unseren Patienten recherchiert. Ein eindeutiges Ergebnis war nicht zu erzielen, d. h. die Bestrahlung kam als Auslöser des Hyperparathyreoidismus auch in seltenen Fällen nicht in Frage.

5.3 Komplikationen nach Parathyreoidektomie

Die Komplikationen nach der Parathyreoidektomie stehen in keinem Verhältnis zu jenen, die durch den Hyperparathyreoidismus entstehen können, im allgemeinen sind sie selten und wiegen nicht schwer.

Todesfälle, die auf den Eingriff zurückzuführen wären, haben wir nicht zu verzeichnen. Einen Patienten, der unmittelbar nach Nierensteinoperation zu uns kam und bei dem die Indikation zur Parathyreoidektomie innerhalb von wenigen Stunden nach Aufnahme gestellt wurde, verloren wir in der hypercalciämischen Krise. Selbst beim Epithelkörperchencarcinom haben wir keine ausgedehnte Schädigung der Halsorgane gesetzt, obwohl in einem Fall die 5. und 6. Luftröhrenspange wegen des invasiven Tumorwachstums reseziert werden mußte. Diese Operation konnte durch Direktnaht der Luftröhre ohne Tracheotomie zu Ende geführt werden. Die partielle Resektion der Speiseröhrenwand im cervicalen Bereich wurde in 2 Fällen mit Direktnaht versorgt und heilte primär.

Eine Nachblutung nach der Parathyreoidektomie, die zur Revision der Halsregion gezwungen hat, haben wir in 2 Fällen erlebt. Sie war einmal durch eine arterielle Blutung aus der A. thyreoidea superior und einmal durch eine venöse Blutung aus der V. jugularis externa verursacht.

Schädigungen des N. recurrens traten entweder passager auf oder, wenn der Nerv bewußt excidiert wurde, auf Dauer. Beim Epithelkörperchencarcinom war der Nerv jeweils unilateral, in 2 Fällen im Tumorrezidivbereich, gelegen und wurde mitexcidiert.

Beim benignen Pendant, bei den Epithelkörperchenadenomen ist uns kein Fall von Recurrensdurchtrennung bekannt geworden. Durch routinemäßige Kontrollen der Stimmbandfunktion (vor und nach der Operation) ist zwar nicht selten (in 8 Fällen) die Diagnose einer beidseitigen Recurrensparese gestellt worden. Eine Dauerschädigung hatten wir hingegen in keinem Fall zu verzeichnen. Der Grund für die Diskrepanz zwischen vorübergehender Stimmbandlähmung und Spiegelbefund ist die mechanische Irritation (Dehnung und Zug am Nerv) und nicht ihre Dissektion, die auch ähnliche Spiegelungsbefunde zeigen kann. Einmal wurde eine Tracheotomie beim Zusammentreffen von postoperativer Tetanie und Stridor durchgeführt. Nach 8 Wochen konnte diese Patienten bei normaler Stimmbandfunktion dekanüliert werden. Die passagere Stimmbandläsion kann auch unilateral auftreten, wir haben sie in 7 Fällen beobachtet. Die spontane Remission wurde durch Kontrollen verfolgt.

Schluckstörungen und Heiserkeit haben wir in 16% der Fälle registriert. Sie waren auf die ersten postoperativen Wochen beschränkt. Die Schluckstörungen verschwanden bereits nach der Wundheilung. Die Heiserkeit stand mit der Irritation des Recurrens in Zusammenhang.

Eine Sekundärheilung der Halswunde war selten; ausgedehnte, kosmetisch beeinträchtigende Halsnarben wurden nicht beobachtet.

6 Sekundärer Hyperparathyreoidismus

Definition. Wir verstehen heute den sekundären Hyperparathyreoidismus als einen Zustand dauernd erhöhter Parathormonsekretion, bedingt durch einen bekannten extraparathyreoidalen Stimulus. „Sekundär" kommt es erst zu einer diffusen, dann zu einer nodulären Hyperplasie sämtlicher Epithelkörperchen. Eine Folge des protrahiert erhöhten Parathormonspiegels sind Veränderungen am Skelettsystem, die meist in einer Kombination von Osteomalacie und Osteodystrophie bestehen und die in ihrer Gesamtheit als „renale" Osteodystrophie bezeichnet werden. Derartige Skelettveränderungen sind allerdings auch bei enteraler Genese eines sekundären Hyperparathyreoidismus möglich [186].

Es sei mit Nachdruck betont, daß beim sekundären Hyperparathyreoidismus die Ausgangslage von einer Regulationsstörung, nicht von einer morphologischen Alteration der Epithelkörperchen bestimmt wird. Die reparativen Überlegungen müssen sich dementsprechend an Korrekturmöglichkeiten der Fehlregulation orientieren und sind damit zunächst und weitaus überwiegend konservativ ausgerichtet. Die operative Korrektur hat heute stark an Bedeutung eingebüßt, sie nimmt in unserer Darstellung die Rolle einer Ultima ratio bei irreversibler Epithelkörperchenhyperplasie ein, zu der es eigentlich gar nicht mehr kommen dürfte.

6.1 Pathogenese

Man kann beim sekundären Hyperparathyreoidismus unterstellen, daß das Epithelkörperchengewebe bereits in den frühen Stadien einer chronischen Nierenerkrankung stimuliert wird. Allerdings ist diese Stimulation zunächst „okkult", denn bei geringem Anstieg des Phosphatspiegels und leichtem Abfall des Serumcalciums, genügt bereits eine nicht signifikante Steigerung der Parathormonsekretion zur Korrektur dieser Balancestörung [350, 351]. Dieser Zustand einer leichten kontinuierlichen Stimulierung (Abb. 65) geht lange Zeit dem Vollbild einer terminalen Niereninsuffizienz voraus [105, 271, 280]. Zumindest während der Entwicklung der chronischen globalen Niereninsuffizienz liegt kein Hyperparathyreoidismus im Sinne einer endokrinen Abnormität vor, sondern eine Adaptation dieses Hormonsystems an einen pathologisch veränderten Hormonzustand anderer Organe, d. h. im wesentlichen der Niere. Mit zunehmender Beanspruchung der adaptativen Kapazität des Systems durch zunehmenden Filtrationsausfall der Niere kommt es erst zur klinischen Manifestation des Hyperparathyreoidismus und zuletzt auch zur Dekompensation am Skelettsystem. Die Epithelkörperchen zeigen im Verlauf dieser Entwicklung zunächst wenig Veränderung, später eine diffuse Hyperplasie sowie schließlich adenomartige Wucherungen, wobei letztere

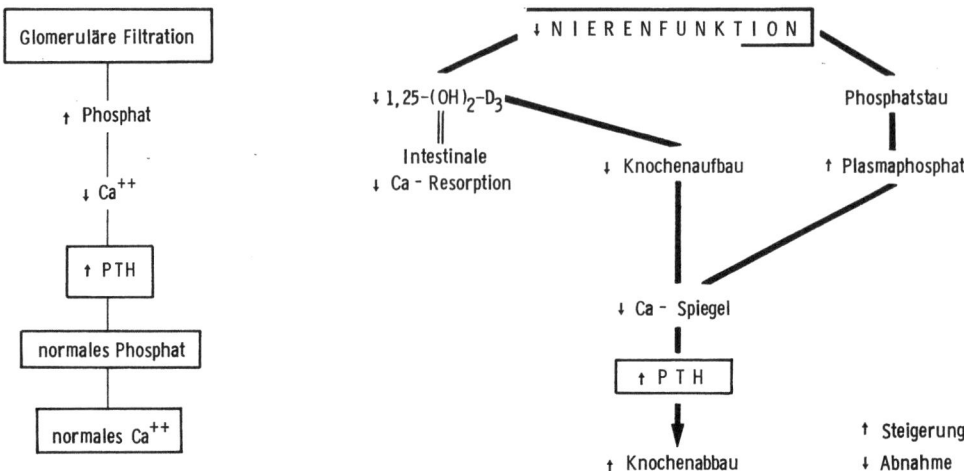

Abb. 65. Schematische Darstellung der Regulierung des Serumphosphat- und Calciumspiegels durch eine noch nicht signifikante Parathormonerhöhung in der Anfangsphase einer Niereninsuffizienz

Abb. 66. Wechselbeziehung von Faktoren, die das komplexe Geschehen des sekundären Hyperparathyreoidismus bestimmen

bei bestimmten, jedoch nicht näher bekannten Bedingungen mit einer autonomen Sekretion von Parathormon vergesellschaftet sein können.

Im Schema der Abb. 66 sind die drei Faktoren, die das komplexe Geschehen des sekundären Hyperparathyreoidismus bestimmen und ihre Wechselbeziehungen veranschaulicht.

Das erste Glied der Kausalkette ist der Phosphatstau [281, 283]. Schon geringe Einschränkungen der glomerulären Filtrationsrate führen zu einer zunächst kaum erfaßbaren Zunahme des Serumphosphatspiegels [281, 399].

Dieser Phosphatstau steht mit der Parathormonsekretion in indirekter Beziehung. Im Rahmen einer komplexen Regulation führt jeder Anstieg des Phosphats im Serum zu einem Absinken der Konzentration des ionisierten Calciums und zwar über den zweiten Faktor einer vermehrten Parathormonausschüttung. Mit zusätzlicher Einschränkung der tubulären Nierenfunktion wird der Phosphatstau verstärkt,

er ist bei einer Verminderung der Nierenfiltration um 25% bereits nicht mehr durch erhöhte Parathormonsekretion kompensierbar [105, 106].

Das Absinken des ionisierten Serumcalciums wird seinerseits noch verstärkt, wenn mit zunehmender Niereninsuffizienz die Vitamin-D-Synthese eingeschränkt wird, also ein dritter Faktor ins Spiel kommt.

Die Existenz von aktivem Vitamin D, also $1,25\text{-}(OH)_2\text{-}D_3$, ist von der Existenz eines in dieser Hinsicht noch funktionierenden tubulären Apparats der Niere abhängig. Dies scheint in der Anfangsphase einer Urämie noch der Fall zu sein [289, 299]. Schreitet die Nierenerkrankung so weit fort, daß die aktive Form des Vitamins (s. S. 20) nicht mehr synthetisiert werden kann [71, 109], so kommt es – entsprechend der Funktionen dieses Vitamins – erstens zur Resorptionsstörung von Calcium und damit zu einer weiteren Induktion der Parathormonsekretion und zweitens zum Ausfall der protek-

Tabelle 7. Faktoren die zur renalen Osteopathie führen können

Sekundärer Hyperparathyreoidismus	Mineralisations- störung des Skeletts	Weitere Faktoren
↑ Phosphatstau ↓ Vitamin-D-Stoffwechsel ↑ PTH-Kumulation (längerer Abbau) PTH-Insuffizienz am Skelett ↓ Calcitonin (Sekretionshemmung)	↓ Kollagensynthese Wachstumsstörung Magnesium- und Pyrophosphat- überflutung des Knochens	Acidose Heparin Phosphatmangel Dialyse (techn. Probleme) Fluorablagerung im Skelett ·

Tabelle 8. Synopsis der klinischen Symptomatik des sekundären Hyperparathyreoidismus bei Niereninsuffizienz

Klinische Symptome	Radiologische Befunde	Laborchemie
Knochenschmerzen Myopathie Juckreiz Periarthritis – Arthritis Neuritis Gastrale Symptome Gastrointestinale Symptome Wesensveränderungen Impotenz Anämie	Frakturen Demineralisation Resorption Minderwuchs Weichteilverkalkung Gefäßverkalkung	Hypercalciämie Alkalische Phosphatase ↑ PTH-Erhöhung (C-terminal) (N-terminal) cAMP ↑

tiven Funktion des Vitamin D_3 gegen die Parathormoneinwirkung am Skelettsystem. Mithin wird verständlich, daß der „sekundäre" Hyperparathyreoidismus zur renalen Osteopathie – d. h. zu einer Demineralisation und zu einem übersteigerten Abbau der Knochenstruktur führen muß (Tabelle 7) [175, 324]. Damit ist das Vollbild des sekundären Hyperparathyreoidismus erreicht.

6.2 Klinische Manifestation

Wir unterscheiden hier einerseits das Leitsymptom „Knochenschmerz" und andererseits eine Vielfalt klinisch mehr oder weniger spezifischer Symptome (Tabelle 8), auf die wir früher bereits ausführlich eingegangen sind (s. S. 70). In der nachstehenden Darstellung beschränken wir uns auf die beim sekundären Hyperparathyreoidismus zu erwartenden Symptome von seiten des Skelettsystems und der Skelettmuskulatur.

Der voll ausgeprägte sekundäre Hyperparathyreoidismus führt zu deutlichen Skelettsymptomen. Der Knochenschmerz tritt vielfach schleichend auf und ist nicht immer als solcher faßbar. Obwohl meist das axiale Skelett (Rücken, Hüfte und Rippen) befallen ist, werden die Schmerzen zuerst im Kniegelenk, an der Schulter und an der Ferse lokalisiert. Sie werden bei Lageveränderungen des Körpers stärker. Die Schmerzintensität korreliert meist nicht mit Art und Ausmaß der

morphologisch gesicherten Knochenveränderungen, auf die noch näher
eingegangen wird. Klimatische Einflüsse und Temperaturschwankungen
scheinen die Knochenschmerzen zu
beeinflussen, vielfach lassen sie nachts
nach. Die Schmerzintensität muß auch
nicht unbedingt mit dem Ausmaß der
radiologisch erfaßbaren Knochenveränderung korrelieren. So kennen wir
Patienten mit nur eben erkennbaren
Knochenveränderungen und erheblichen Knochenschmerzen. Andererseits
gibt es nicht selten sehr symptomarme
Fälle, die sich radiologisch bereits als
diffuse Osteodystrophie manifestieren
[109, 296, 386].

Allerdings sind Schmerzen in den Ex-
tremitäten beim sekundären Hyperparathyreoidismus nicht immer Ausdruck einer Osteopathie. Häufig liegt
ihnen auch eine Myopathie zugrunde.
Sie kann so schwer sein, daß der Gang
der Patienten verändert ist. Diese
Myopathie wird nicht von den für
Myolyse spezifischen laborchemischen
Veränderungen begleitet. Die Serum-
fermente sind normal, die elektromyo-
graphischen Veränderungen unspezifisch. Die allgemeine klinische Symptomatik der dialysebehandelten Urämie kann diese schleichend beginnende Begleiterkrankung zunächst
noch überdecken. Sie ist jedoch beim
voll ausgebildeten Hyperparathyreoidismus stets vorhanden. Die Genese
dieser Myopathie scheint komplexer
Natur zu sein. Sie ist von erhöhter
Konzentration des Parathormons bzw.
von Schwankungen der Serumkonzentrationen an Calcium und Phosphat
zumindest nicht immer abhängig und
verschwindet mit der Vitamin-D_3-
Substitutionstherapie [73, 96, 227].

Elektronenoptische Untersuchungen
der quergestreiften Muskulatur von
Urämikern zeigen degenerative Zeichen einer Desorganisation der Myo-
fibrillen und eine erhöhte Durchlässig-

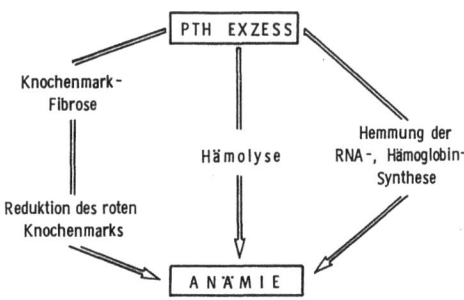

Abb. 67. Diskutierter Pathomechanismus
der Anämie beim sekundären Hyperparathyreoidismus. (Nach Massry u. Goldstein
1978 [295])

keit der Fettbandsubstanz. Diese Veränderungen sind bei 1,25-$(OH)_2$-D_3-
Zufuhr reversibel [275]. Auch die Mus-
kelkontraktion und -relaxation kann
im Tierexperiment durch Vitamin-D-
Mangel verändert sein [362], ebenso
sind unter Vitamin-D-Mangel im Tierexperiment der Myopathie vergleichbare funktionelle Störungen beobachtet worden [123].

Es gibt also klinische und experimen-
telle Beweise für eine Verbindung zwischen der Synthese des 1,25-$(OH)_2$-D_3
und dieser Muskelerkrankung. Warum
aber die Myopathie beim sekundären
Hyperparathyreoidismus keineswegs
obligat ist, obwohl hier niedrige Plas-
maspiegel an 1,25-$(OH)_2$-D_3 regelmäßig zu erwarten sind [72, 221], bleibt
vorerst unklar. Im Schema der Abb. 67
ist die Rolle des Parathormons bei der
Anämie des sekundären Hyperparathyreoidismus dargestellt [295].

6.3 Diagnostik

Bei der chronischen Niereninsuffizienz
ist früher oder später mit dem Auftreten eines sekundären Hyperparathyreoidismus zu rechnen. Hierin unterscheidet sich dessen diagnostische

Abb. 68. a Osteomalacische Knochenstruktur des 2. und 3. Fingers der linken Hand. Schwund der Corticalis, beim floriden Hyperparathyreoidismus
b Grobsträhniger osteoporotischer Knochenumbau. Rückbildung der Osteomalacie 6 Monate nach Parathyreoidektomie

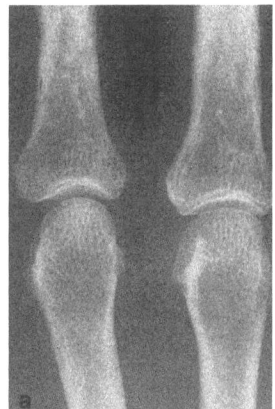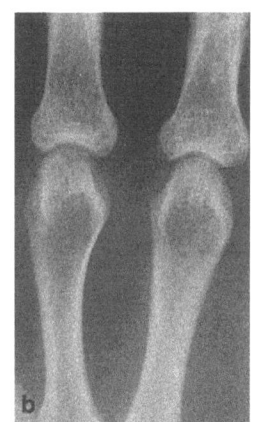

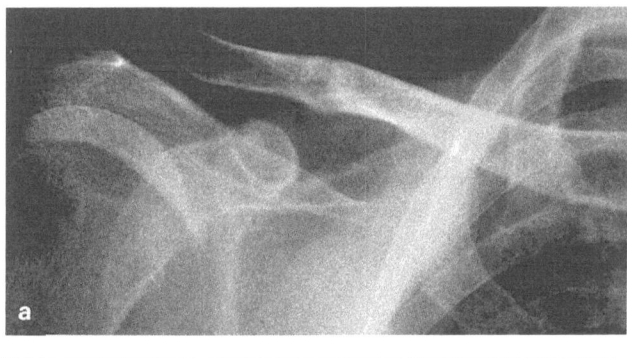

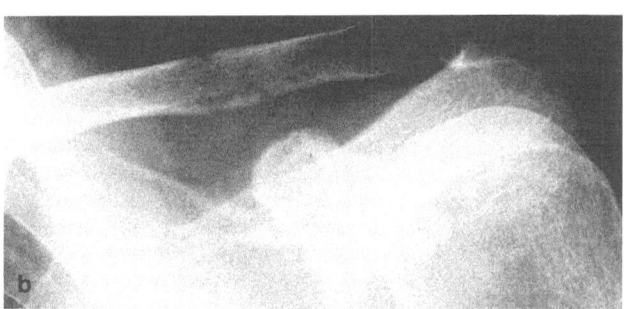

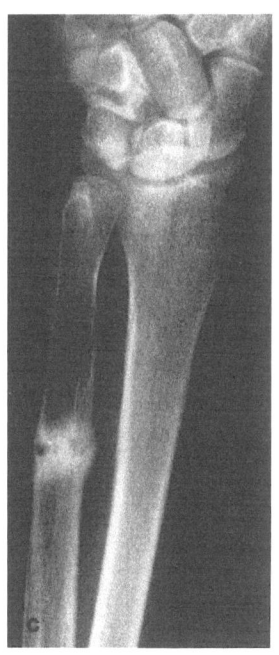

Abb. 69 a–c. Drei verschiedene Stadien an unterschiedlichen Körperstellen aufgetretener Knochendestruktionen bei einer 47jährigen Patientin mit terminaler Niereninsuffizienz und sekundärem Hyperparathyreoidismus

a Die Looser-Umbauzone der rechten Clavicula
b Frische pathologische Fraktur der linken Clavicula durch „braunen Tumor"
c Pseudarthrose der linken Ulna

Ausgangssituation grundsätzlich von der des primären, oftmals nur als Zufallsbefund früh erfaßbaren Hyperparathyreoidismus. Dennoch wird manchmal auch der sekundäre Hyperparathyreoidismus erst nach bereits längerem Bestehen diagnostiziert. Die allgemeine Symptomàtik der dialysebehandelten Urämie kann wie bei der Myopathie die Symptomatik der rena-

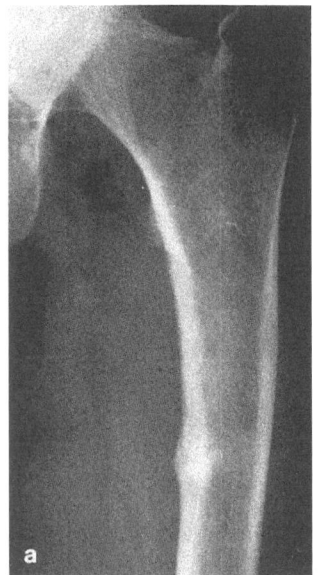
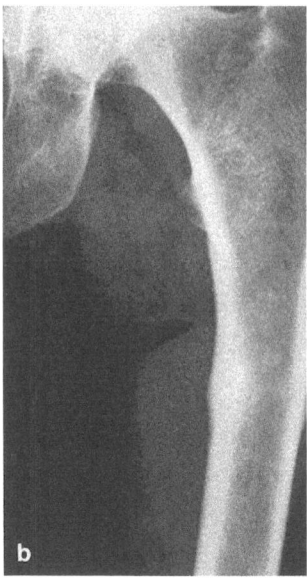

Abb. 70. a Looser-Umbau-zone am proximalen Oberschenkelknochen
b Zustand nach subtotaler Parathyreoidektomie: Reparatorischer Knochenumbau mit Konsolidierung der Corticalis

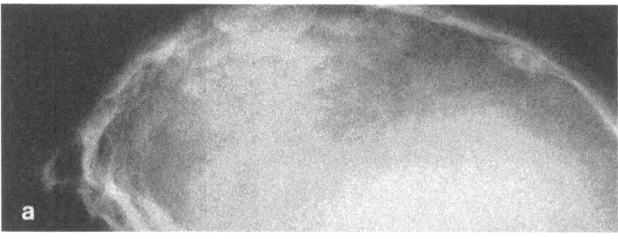
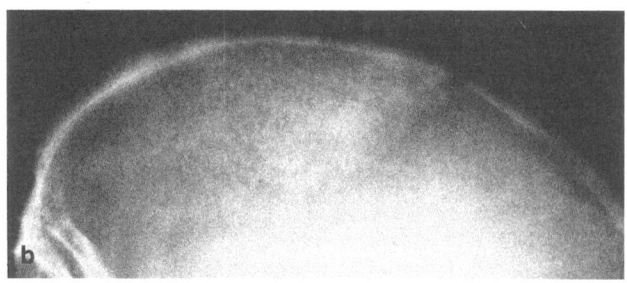

Abb. 71. a Intracranielle Kalksalzablagerung im Sinus sagittalis superior
b Schädelaufnahme 5 Jahre vor der Gefäßverkalkung (61jährige Patientin mit präterminaler Niereninsuffizienz)

len Osteopathie überdecken. Aus diesem Grund scheint es angezeigt, unabhängig vom Vorhandensein von Knochenschmerzen den Parathormonspiegel und das Skelettsystem des urämischen Patienten laufend zu überwachen.

Am Anfang der Beurteilung pathologisch-morphologischer Veränderungen des Knochens muß die visuelle Rönt-genanalyse stehen. Sie wird verbessert durch direkte Vergrößerungsaufnahmen, wo bereits diskrete Veränderungen erfaßbar werden. Die Mikroradioskopie ist im Prinzip nichts anderes als eine Art Lupenbetrachtung von Skelettaufnahmen, die auf einem speziellen Film mit Weichteilaufnahmetechnik (Mammographiegerät) angefertigt werden. Die Methoden zur

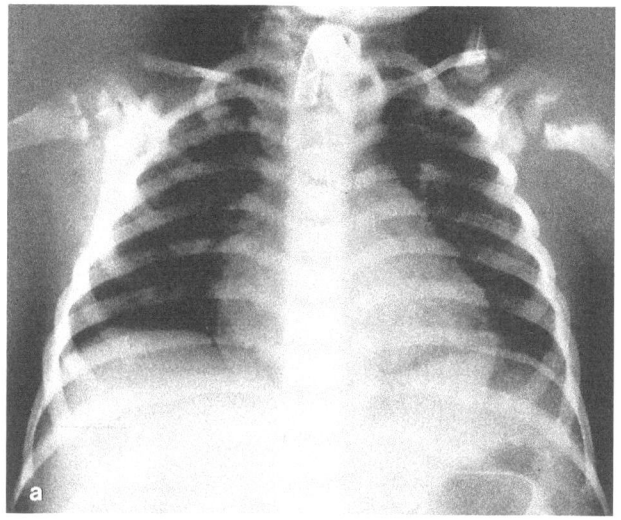

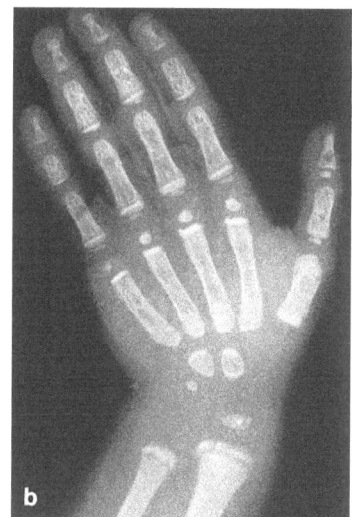

Abb. 72 a–c. Dreijähriges Mädchen mit congenitaler Nierenhypoplasie und dem klinischen Vollbild des sekundären Hyperparathyreoidismus
a Becherförmige Auftreibung der ventralen Rippenenden und Umformung der Humerusepiphysenenden
b Ausgeprägte „radiologische Osteoporose" mit Sklerosierung der Metaphysenenden und Epiphysenkerne der linken Hand
c Pathologische Oberschenkelfraktur links bei rarefizierter grobsträhniger Spongiosastruktur

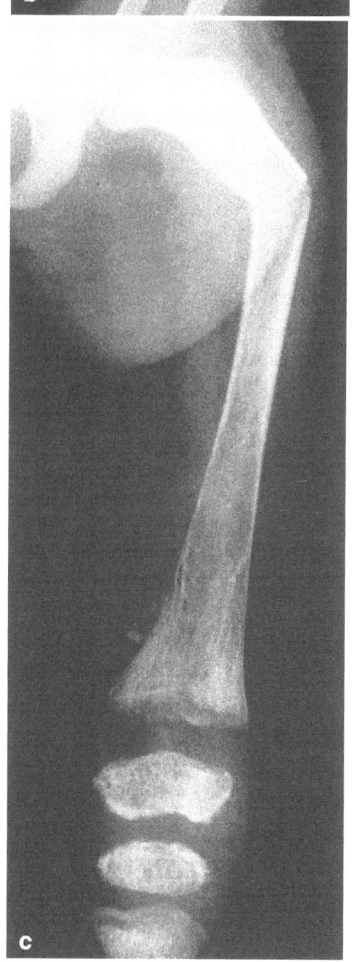

quantitativen Analyse des Knochens oder die Röntgenmorphometrie können in indizierten Fällen weiterhelfen. Die Densitometrie gibt Auskunft über den quantitativen Mineralgehalt in einem spongiösen oder kompakten Knochenabschnitt. Erste, im Röntgenbild zu beobachtende pathologische Skelettbefunde sind Striae der Corticalis, der Phalangen (Abb. 68) und Metacarpalia, bei denen es sich mutmaßlich um vergrößerte Havers-Kanäle handelt [308]. Patienten mit bereits vorliegender Osteomalacie zeigen im Röntgenbild gewöhnlich nur eine Demineralisation und Osteolyse des Knochens, seltener sind Pseudofrakturen oder Looser-Umbauzonen (s.

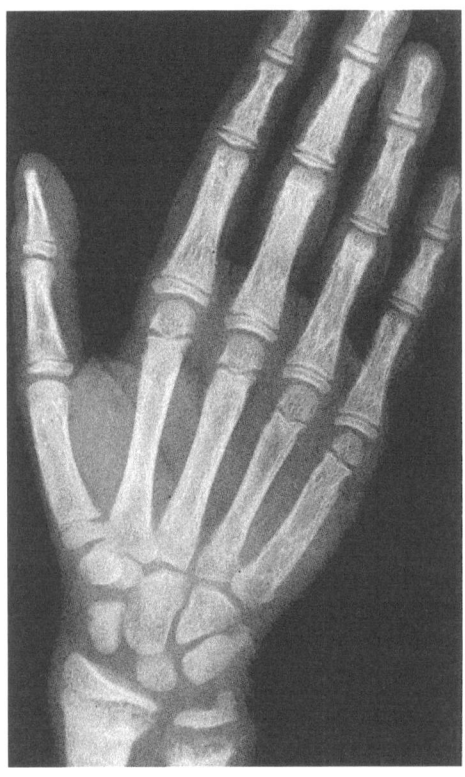

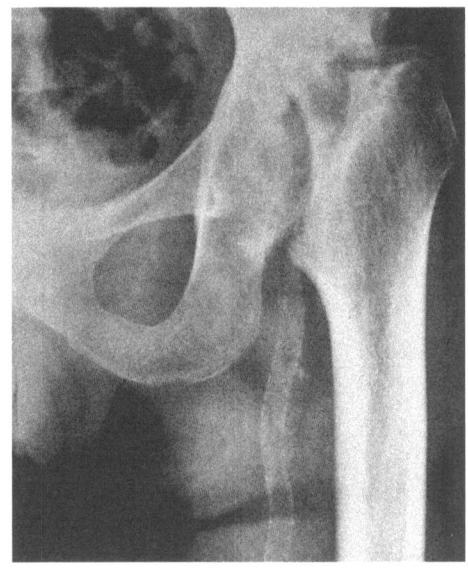

Abb. 74. Hüftkopfnekrose, sekundäre Gelenkpfannenzerstörung, ausgedehnte Verkalkung der Arteria femoralis bei einem 51jährigen Patienten mit sekundärem Hyperparathyreoidismus bei terminaler Niereninsuffizienz

Abb. 73. Osteomalacischer Knochenumbau bei einem 11jährigen Mädchen nach Anticonvulsivatherapie. Eine becherförmige Auftreibung der distalen Radius und der Ulnaepiphysen. Corticalisschwund [215, 216, 248]

Abb. 69 u. 70). Diese schweren Grade der Knochendestruktion entsprechen den Veränderungen beim primären Hyperparathyreoidismus. Die Reaktionsweise des Skeletts läßt sich einschätzen, vergleichbare Bedingungen führen regelmäßig zu kennzeichnenden und analogen Veränderungen (Abb. 71–73). Sie haben auch in der Knochenhistologie charakteristische Merkmale, die durch gleichzeitiges Auftreten von Osteomalacie und Osteodystrophie gekennzeichnet sind (Abb. 74 u. 75) [3, 4, 66, 152, 161, 181, 241, 245]. Zur besseren Erfassung von Frühveränderungen bei Verdacht auf

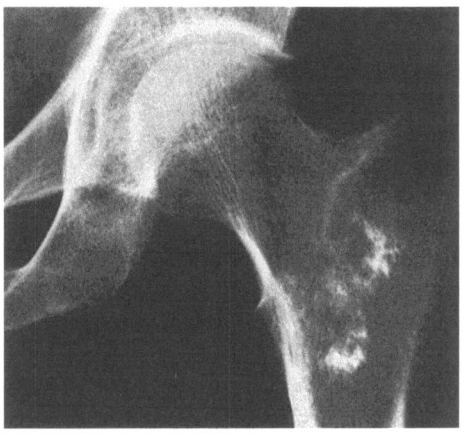

Abb. 75. Knocheninfarkt mit cystischer Zerstörung des Knochens im proximalem Femur (35jähriger Patient mit sekundärem Hyperparathyreoidismus)

renale Osteopathie sollte der Befund mittels Histomorphometrie auch quantifiziert werden [134, 159, 287, 354, 437].

Eine zuverlässige histologische Beurteilung ist nur am unentkalkten Knochen möglich, zusätzlich vermag die Tetracyclinmarkierung die Diagnose zu sichern [162, 182]. Hinsichtlich der Beurteilung der Schweregrade ist die von Delling u. Mitarb. angegebene Einteilung [135] angezeigt.

6.4 Konservative Therapie

Seit der oralen Verfügbarkeit der Vitamin-D-Metaboliten hat sich für die Therapie des sekundären Hyperparathyreoidismus die Stituation grundlegend verändert [36, 47, 66, 71, 139, 251, 290].

Im Prinzip ist nach wie vor zu berücksichtigen, wie weit die Regulationstörung fortgeschritten ist. In der symptomarmen Frühphase müssen der Phosphatspiegel durch enterale Verabreichung von Aluminiumhydroxid reduziert und der Calciumspiegel durch erhöhte Konzentration in der Dialyselösung stabilisiert werden. Ist der Parathormonspiegel bereits erhöht, so kann durch weitere Erhöhung des Dialysecalciums eine Supprimierung der Hormonsekretion versucht werden [417, 419].

Liegt aber das Vollbild des sekundären Hyperparathyreoidismus vor, kann man also eine Blockierung der Synthese von 1,25-$(OH)_2$-D_3 unterstellen [228], so ist mit der oralen Substitution von 1,25-$(OH)_2$-D_3 die Möglichkeit einer kausalen Therapie gegeben [105, 141]. Für eine erfolgreiche Therapie mit Vitamin-D-Metaboliten ist dabei wichtig, daß sie nicht alternativ sondern additiv zu den oben angegebenen weiteren Maßnahmen durchgeführt werden muß.

Die Indikation hat sich an folgenden Gesichtspunkten zu orientieren:

1. nachweisbare Osteomalacie,
2. nicht korrigierbarer erniedrigter Calciumspiegel,
3. massive Parathormonerhöhung mit persistierender Hypercalciämie,
4. schwere Myopathie.

Bei urämischen Patienten im Kindes- und Adolescentenalter sollte die Vitamin-D-Metabolitentherapie zur Prophylaxe des renalen „Zwergwuchses" grundsätzlich Anwendung finden [35, 94, 95].

Welcher der Metaboliten des Vitamin D_3 bei der terminalen Niereninsuffizienz am wirksamsten eingesetzt werden kann, wurde bisher nicht eindeutig geklärt. Am häufigsten wird die günstige Wirkung des 1,25-$(OH)_2$-D_3 beschrieben [101, 141]. Bei einer Tagesdosis von maximal 1 μg verschwinden die Symptome hier innerhalb von 1–2 Monaten [73, 101]. Die Überwachung der Patienten während dieser Therapie ist besonders wichtig und erfordert erhöhte Aufmerksamkeit, da die Remineralisationsvorgänge mit erheblichen Änderungen des Calcium- und Phosphatstoffwechsels einhergehen und durch entsprechende Therapie auszugleichen sind.

6.5 Strukturelle Besonderheiten

Lichtmikroskopisch existieren keine Kriterien zur Abgrenzung des primären vom sekundären Hyperparathyreoidismus, die Epithelkörperchen zeigen in beiden Fällen gleichartige morphologische Veränderungen [414].

Auch elektronenmikroskopisch lassen sich keine Unterschiede zwischen diesen Hyperplasieformen erkennen. Alle Zeichen hoher Zellaktivität der Epithelkörperchen werden sowohl beim primären, als auch beim sekundären

Hyperparathyreoidismus gefunden. Die Golgi-Felder der Epithelien sind vergrößert, und wechselnd zahlreiche Sekretgranula sind nachweisbar.

Die äußeren Zellmembranen sind aufgefaltet und mit den Nachbarzellen verzahnt, das rauhe endoplasmatische Reticulum ist vergrößert mit parallel oder konzentrisch ausgerichteten Membransystemen, Lipidkomplexe fehlen nahezu vollständig. Zellen mit hohem Glykogengehalt sind ebenso nachweisbar wie ungewöhnlich mitochondrienreiche Zellen (= oxyphile Übergangszellen). Die regelmäßigen, runden bis leicht ovalen Zellkerne zeigen ein lockeres Chromatingerüst. Sekundär hyperplastische Epithelkörperchen weisen gleiche Zell- und Kernvolumina auf wie beim primären Hyperparathyreoidismus.

Die Hyperplasie „wasserheller Zellen" mit intracytoplasmatischen Vacuolen ist bislang bei sekundär hyperplastischen Epithelkörperchen nicht beobachtet worden. Nach Untersuchungen von Black u. Mitarb. [57] scheint die Zellverteilung in sekundär hyperplastischen Epithelkörperchen gleichförmiger zu sein als beim primären Hyperparathyreoidismus.

Wie schon lichtmikroskopisch nachweisbar, existieren auch beim sekundären Hyperparathyreoidismus fließende Übergänge von der diffusen zur nodulären Hyperplasie und schließlich zum Adenom [414]. Auch trabeculäre, folliculäre und tubuläre Differenzierungen sind innerhalb sekundär hyperplastischer Epithelkörperchen nachweisbar.

Elektronenmikroskopisch lassen sich die lichtmikroskopisch abgrenzbaren Stadien langanhaltender Epithelkörperchenstimulation nicht unterscheiden. Wie bei den primären Hyperplasieformen und beim Adenom zeigen alle Zellen die Zeichen hoher Aktivität. Die nach lange andauernder Er-

krankung auftretenden Adenome in sekundär hyperplastischen Epithelkörperchen (= „tertiärer Hyperparathyreoidismus") lassen, wie die primären Adenome auch, ultrastrukturell keine sichere Abgrenzung zu hyperplastischen Epithelkörperchen erkennen.

6.6 Operative Therapie

Bei dem konservativ inkurablen sekundären azotämischen Hyperparathyreoidismus sind bisher zwei chirurgische Verfahren in größerem Umfang erprobt worden [172, 243, 363]. Die häufigste Form der chirurgischen Therapie war die subtotale, die weniger häufige die totale Parathyreoidektomie [253, 258].

Die Verlängerung der Lebenserwartung bei der chronischen Niereninsuffizienz durch Perfektionierung der Hämodialysebehandlung und durch erfolgreiche Nierentransplantation, führt zur Häufung des sekundären Hyperparathyreoidismus. Trotz umsichtiger Therapie mit Vitamin D und seinen Metaboliten, gelingt es nicht immer, auf konservativem Weg das Krankheitsbild in den Griff zu bekommen [72, 105, 107, 108, 285]. Die parathormonsezernierende Epithelkörperchenfläche ist dabei offensichtlich so groß, daß keine medikamentöse Supprimierung gelingen kann [295, 305, 320, 321, 337, 401].

6.6.1 Subtotale Parathyreoidektomie

Die Indikation zur subtotalen Parathyreoidektomie bei chronischen Hämodialysepatienten wurde früher gestellt, wenn die langdauernde Stimulation der Parathyreoidea durch die Hypocalciämie zu einer qualitativen Änderung der Sekretionscharakteristik von Parathormon geführt hat [153, 172, 188, 258, 364]. Eine mehrmonatige Therapie mit Vitamin D_3 und dessen Metaboliten bewirkt mit ihren positiven Calciumbilanzen einerseits und durch die mineralisationsfördernde Wirkung auf das Osteoid andererseits vielfach das Schwinden der klinischen Zeichen der Ostitis fibrosa [72, 73, 337]. Entscheidend ist jedoch, ob bei dieser Behandlung die Anhebung des ionisierten Serumcalciums die Parathyreoidea erfolgreich supprimieren kann. Wenn Therapieversuche frustran verlaufen, Knochenschmerzen nicht beherrscht werden, wenn metastatische Verkalkungen auftreten, wird die Behandlung mit Vitamin D_3 eingestellt und eine subtotale Parathyreoidektomie durchgeführt [243, 285, 305, 337].

Das bisherige therapeutische Konzept, die hyperplastische Parathyreoideamasse zu verkleinern und den verbliebenen Rest erneut mit Vitamin D_3 zu supprimieren, führte dazu, daß neben vollkommener Entfernung von drei Epithelkörperchen ein Rest von ¼ bis ¹/₁₀ des vierten hyperplastischen Epithelkörperchen in situ belassen wurde [172, 197, 253, 363]. Vorsorglich wurde der Parathyreoidearest mit einem Silberclip markiert. Er sollte im Falle einer notwendig werdenden Rezidivoperation das Wiederauffinden erleichtern.

Die Operation bei der subtotalen Parathyreoidektomie erfolgt im wesentlichen wie beim primären Hyperparathyreoidismus (s. S. 43). Auch hierbei ist eine ausgedehnte Exploration der gesamten Halsregion, wie sie bei der Epithelkörperchenchirurgie grundsätzlich ansteht, erforderlich. Die operationstechnischen Einzelheiten sollen an dieser Stelle nicht wiederholt werden.

Obwohl verschiedene Autoren die Supprimierbarkeit der Parathormonse-kretion durch Erhöhung des Serumcalciums für erwiesen halten – selbst beim primären Hyperparathyreoidismus als Folge eines Adenoms wurde die Parathormonliberation bei der Hypercalciämie supprimiert [322, 349] – fehlt beim sekundären azotämischen Hyperparathyreoidismus diese Supprimierbarkeit nicht selten [196, 200, 259, 265, 305]. Auch nach Verkleinerung der Epithelkörperchenmasse kehrt der autonome Sekretionscharakter wieder, und es resultiert das klinische Vollbild des Rezidivhyperparathyreoidismus [179, 258, 259, 264]. Es ist ohnehin fraglich, ob eine volle Involution hyperplastischer Epithelkörperchen durch Vitamin-D-Therapie, hohe Dialysatcalciumkonzentration oder gar Nierentransplantation zu erzielen ist.

Verschiedentlich sind bei Obduktionen hyperplastische Parathyreoideae nach jahrelang zurückliegenden Nierentransplantationen gefunden worden [196, 198]. Eine Zweitoperation ist unumgänglich und der Einsatz des aufwendigen Spektrums der Allgemein- und der Lokalisationsdiagnostik sind angezeigt.

Da die Angiographie der Halsarterien mit nicht geringen Risiken wie auch die Zweitexploration mit erheblichen Belastungen des chronischen Hämodialysepatienten verbunden ist, wurde die Indikation zur subtotalen Parathyreoidektomie bei der operativen Therapie des sekundären azotämischen Hyperparathyreoidismus zunächst eingeschränkt [65, 258]. An ihre Stelle trat die totale Parathyreoidektomie mit Autotransplantation von Epithelkörperchengewebe in die fistelfreie Unterarmmuskulatur [17, 261, 372, 377, 428, 429].

6.6.2 Autotransplantation der Nebenschilddrüse

6.6.2.1 Indikation

Eine erhaltene körpereigene Regulation des Parathormonstoffwechsels hat gegenüber der Substitutionstherapie nach wie vor wesentliche Vorteile. Diese können nur genutzt werden, wenn bei einer chirurgischen Intervention wegen Epithelkörperchenhyperplasie Teile des Organs im Organismus belassen werden. Vor allem bezüglich der Möglichkeit einer Therapie mit synthetischen Hormonen besteht also bei der vollständigen Entfernung des Parathyreoideaparenchyms grundsätzlich eine andere Ausgangsposition als beispielsweise bei der totalen Thyreoidektomie.

Die zuvor dargestellte subtotale Parathyreoidektomie ist mit zwei Risiken belastet:

1. Falls es, wie zu erwarten, zu einem Rezidiv des Hyperparathyreoidismus durch Hyperplasie des Parenchymrests kommt, müssen bei dem Patienten die Halsorgane erneut exploriert werden.
2. Der belassene Parenchymrest kann absterben, da er bei der primären Exploration nicht selten zu sehr devascularisiert sein kann. Man nimmt mit diesem Verfahren also in einem erheblichen Prozentsatz einen Aparathyreoidismus mit schwerwiegenden Substitutionsproblemen des Calciumstoffwechsels in Kauf [178, 256].

Derzeit ist die totale Parathyreoidektomie mit Autotransplantation der Parathyreoidea in die Muskulatur des Unterarms die optimale chirurgische Therapie des sekundären Hyperparathyreoidismus für chronisch Nierenkranke, bei denen die konservative Therapie versagt [256, 428].

Die Indikationsstellung zu diesem Eingriff hat sich gegenüber der Indikation zur subtotalen Parathyreoidektomie nicht gewandelt und ist in Tabelle 11 zusammengefaßt.

6.6.2.2 Operationstechnik

Die Standardisierung einer Operationsmethode zur Exploration aller Epithelkörperchen wurde auf S. 44 beschrieben. Wurden mindestens vier Epithelkörperchen vorgefunden, erfolgt ihre Exstirpation (s. auch S. 48). Ein Vordruckschema wurde zur Dokumentation der Schnellschnitte entwickelt (Abb. 76), wodurch auch die spätere Identifizierung der verschiedenen Parathyreoideae gesichert ist. Obwohl die Gefrierschnittuntersuchung zunächst nur eine Organdiagnose zuläßt, und darüber hinaus allenfalls eine orientierende Morphologie liefern kann, ist es nach einiger Übung möglich, schon durch diese Maßnahme geeignetes Parathyreoideagewebe für die Transplantation zu selektieren. Die endgültige Histologie durch das Einbettungsverfahren und elektronenoptische Un-

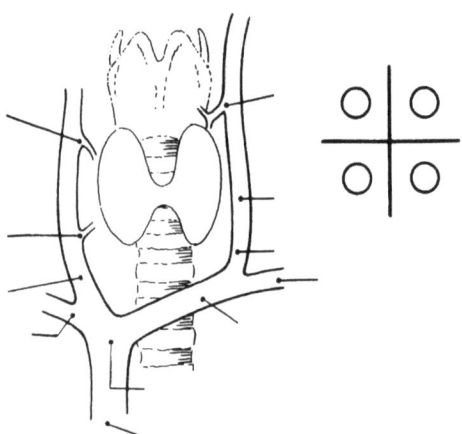

Abb. 76. Schnellschnittbogen für Entnahmelokalisation der Epithelkörperchen. (Aus Klempa u. Mitarb. 1978 [259])

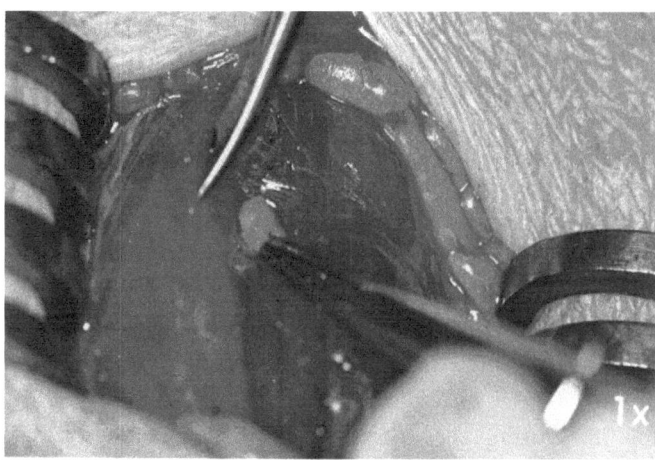

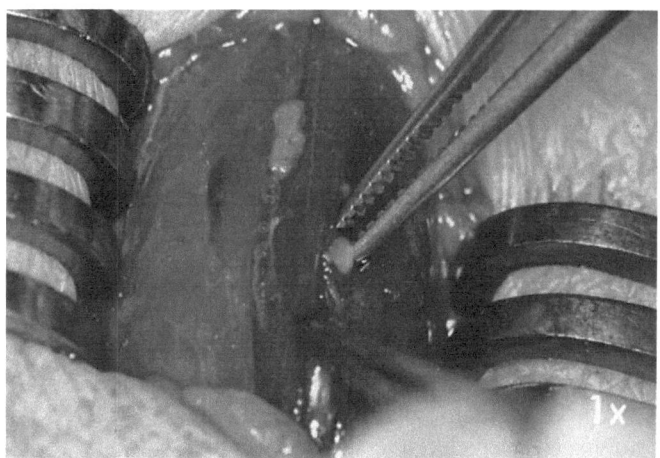

Abb. 77. Implantation von 1 mm² großen Epithelkörperchenteilen in die Muskulatur des Vorderarms

tersuchungen schließlich dienen als Dokumentation und Basismorphologie für den weiteren Verlauf beim auto-transplantierten Patienten. Sie werden zum Vergleich bei einer eventuellen Excision des Transplantats aus dem Unterarm herangezogen.

Nach Entfernung der Epithelkörperchen wird von allen gefundenen Drüsen die Hälfte zu Transplantationszwecken in vier Behältern mit eisgekühlter Ringer-Lösung aufbewahrt. Nach den Befunden der Gefrierschnittuntersuchung, im Einklang mit dem makroskopischen Organbefund (Epithelkörperchen ohne Degenerationszeichen), werden 15–20 Stücke (ca.

1 mm² groß) vom Parathyreoideagewebe zurechtgeschnitten.

Von einer etwa 4 cm langen Hautincision aus wird die Muskulatur auf der Beugeseite des Armes freigelegt. Bei Hämodialysepatienten soll stets die fistelfreie Seite gewählt werden. Dadurch entsteht ein Transplantationsfeld von ca. 6 cm². Die Parathyreoideapartikelchen werden in die vorpräparierte, quergestreifte Muskulatur des Unterarms mit mikrochirurgischem Instrumentarium implantiert (Abb. 77). Die tiefste Einbettung erfolgt etwa in 1 cm Tiefe; während der weiteren Operation gleicht das Implantationsfeld einer Spickung der Muskulatur in

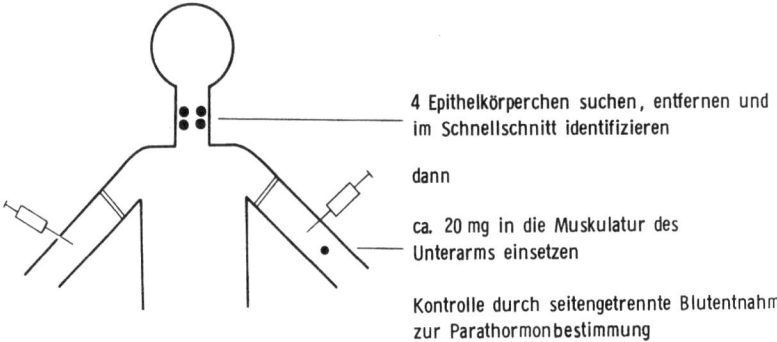

4 Epithelkörperchen suchen, entfernen und
im Schnellschnitt identifizieren

dann

ca. 20 mg in die Muskulatur des
Unterarms einsetzen

Kontrolle durch seitengetrennte Blutentnahme
zur Parathormonbestimmung

Abb. 78. Chirurgisches Vorgehen und Untersuchungstechnik bei totaler Parathyreoidektomie und Autotransplantation

dichtester Reihenfolge, doch in angemessener Distanz der Partikelchen zueinander. Die dünne Fascie über dem Transplantationsfeld wird mit 4×0 Vicrylnähten, die Haut mit Prolene verschlossen.

Eine blutarme Präparation und blutungsfreie Implantation sind wichtig für das Anheilen der Transplantate. Hämatombildungen durch Heparinisierung während der Hämodialyse sind zu vermeiden; solche Maßnahmen sind nach Möglichkeit erst 48 Stunden nach der Transplantation anzusetzen. Das Schema in Abb. 78 faßt die Autotransplantation und die Untersuchungen zur Funktionskontrolle der Autotransplantate zusammen.

Die wichtigste postoperative Kontrolle der Autotransplantate ist die radioimmunologische Messung der Parathormonkonzentration im Serum der Patienten. Dazu sind folgende zwei Maßnahmen erforderlich:

1. Messung der spontanen Seitendifferenzen im venösen Parathormonspiegel zwischen transplantattragendem und kontralateralem Arm,
2. Stimulation der Transplantate zur vermehrten Parathormonliberation mit hämodialyseinduzierter Hypocalciämie.

Die radioimmunologische Messung des Parathormons erfolgt durch Erfassung des aminoterminalen immunreaktiven Parathormons [146, 233, 434]. Die Parathormonspiegelmessungen sollen vor der Operation und in 2–6monatigen Abständen danach, erfolgen.

6.6.3 Entnahme des Beckenkammzylinders

Die Entnahme des Beckenkammzylinders wird mit Hilfe eines Luftdrucktrepanationsbohrers in Lokalanaesthesie aus der Crista iliaca durchgeführt. Die Patienten werden 1 Stunde vor dem Eingriff prämediziert (Sedierung mit Chlorpromacin, Verabreichung von Analgetica).

Die Biopsie kann grundsätzlich in vertikaler und in horizontaler Richtung am Beckenkamm durchgeführt werden. Wir selbst bevorzugen die horizontale Biopsie. Sie erfolgt 1–2 cm über der Spina iliaca anterior superior, die über dem Knochen liegenden Weichteile werden bis auf das Periost beiseitegeschoben. Nach Entfernung des Periosts wird mit Hilfe des Luftdruckbohrers in Verlaufrichtung der Beckenschaufel ein Knochenzylinder von 2–4 cm Länge und 0,5 cm Durchmesser herausgefräst und anschließend mit einer Extraktionszange entfernt.

Das Biopsiepräparat wird sofort in reinem Alkohol fixiert und zur Kunststoffeinbettung vorbereitet. Zur Vermeidung von Hämatombildungen wird das Operationsgebiet für 24 Stunden mit einer Saugdrainage versehen.

Die Tetracyclinmarkierung vor der Beckenkammbiopsie wird unterschiedlich gehandhabt. Unser Patientenkollektiv wurde nach folgendem Schema vorbehandelt: 14 Tage vor der Biopsie erhielten die Patienten an 2 aufeinanderfolgenden Tagen 200 mg Tetracyclin per os, nach weiteren 7 Tagen erneut die gleiche Dosis für weitere 2 Tage, wonach die Biopsie nach Verstreichen von 5 Tagen durchgeführt wurde.

7 Eigene Erfahrungen mit der chirurgischen Therapie des sekundären Hyperparathyreoidismus

Unsere Erfahrung umfaßt 59 terminal niereninsuffiziente Patienten, die parathyreoidektomiert wurden, die überwiegende Zahl (54) aus dem Hämodialyseprogramm der Frankfurter Nephrologie mit etwa 400 Patienten. Die Beobachtungszeit erstreckt sich von 1970–1980 (Tabelle 9).

Während dieses Jahrzehnts sind drei Operationsverfahren durchgeführt worden: Die totale Parathyreoidektomie [3], die subtotale Parathyreoidektomie [15] und in den letzten 5 Jahren fast ausschließlich die totale Parathyreoidektomie mit Autotransplantation von Epithelkörperchengewebe in die quergestreifte Muskulatur des fistelfreien Unterarms.

Der Wandel in der Verfahrensweise war dadurch bedingt, daß wir in der letztgenannten Operationsmethode große Vorteile für den azotämischen niereninsuffizienten Patienten sahen.

Das Verfahren hatte zunächst lediglich das Risiko, daß das Transplantat versagt. Die leichte Überprüfbarkeit der Funktion des Autotransplantats mittels Parathormonbestimmung aus der venösen Drainage des Transplantationsfelds mit oder ohne Calciumprovokation erlaubt eine genaue Kontrolle der Patienten. Im Falle eines Lokalrezidivs ist die Lokalisation des Autotransplantates dazu geeignet, lediglich in örtlicher Betäubung oder Leitungsanaesthesie die Verkleinerung des Rezidivs vornehmen zu können.

7.1 Präoperative Diagnostik

Die präoperative Diagnostik hat sich im wesentlichen auf die Röntgenuntersuchungen des Skeletts, auf die histologischen Untersuchungen der Beckenkammspongiosa im unentkalkten Schnitt und auf laborchemische Untersuchungen, insbesondere auf radioimmunologische Bestimmungen der Serumparathormonspiegel beschränkt.

Tabelle 10 resümiert die klinischen Symptome, Tabelle 11 faßt das Ergebnis der präoperativen Diagnostik zusammen.

Radiologische Hinweise auf eine Ostitis fibrosa waren subperiostale Resorptionszonen auf der Radialseite der Mittelphalanx, am Humerus, am medialen Tibiakopf sowie die Akroosteolyse der Endphalangen, grobporige Atrophie des Schädeldachs, Looser-Resorptionen, Pseudarthrose, „Dauer-

Tabelle 9. Operative Therapie des sekundären Hyperparathyreoidismus mit drei unterschiedlichen Verfahren bei 59 Patienten

---

59 Fälle von Parathyreoidektomie (PTX)
    8× Totale PTX
    12× Subtotale PTX
    41× Totale PTX mit Epithelkörperchen TX

Behandlungszeitraum: Mindestens 12, maximal 123 Monate

Beobachtungszeitraum: 1970 – 1980

Tabelle 10. Hervorragende Symptome in der Azotämie bei 51 Patienten mit Calcium- und Phosphatstoffwechselstörung

Knochenschmerzen	51
Myopathie (einschl. Muskelkrämpfe)	36
Frakturen (Pseudarthrosen, „Dauerfrakturen")	26
Skelettdeformitäten	16
Juckreiz	33
Arthritis – Periarthritis	19
Metastatische Verkalkungen (Calciphylaxis)	17
Neuritis, Neuropathie	31
Chondrocalcinose	10
Hypertonie	36
Gicht	4
Minderwuchs	2
Wesensveränderung	6
Impotenz?	
Anämie?	51
Pancytopenie?	

Tabelle 11. Klinische Parameter der Indikation zur Parathyreoidektomie

Persistierende Hypercalciämie (Serumwerte 2,75 – 3,25 mmol/l, negative Calciumbilanz in der Dialyse)
Nicht einstellbare Hyperphosphatämie
Parathormonerhöhung
  (N-terminal, C-terminal)
Knochenschmerzen
Frakturen (unter Ausschluß der Malacie)
Myopathie
Juckreiz
Fibroosteoclasie
Osteoidvolumen ↓
Metastatische Kalkniederschläge
EEG-Veränderungen
Anämie

frakturen", die auf S. 79 ausführlich beschrieben wurden.

In der Skeletthistologie der Beckenkammspongiosa war stets eine hochgradige Fibroosteoclasie als Zeichen der Parathormonwirkung zu sehen: Aktivierte Osteocyten, zahlreiche aktive Howship-Lacunen, Resorptionslacunen mit Osteoclasten als Zeichen der Knochenresorption, Endostfibrose, gelegentlich eine diffuse Markfibrose, sowie große Mengen von Faserknochen als Ausdruck des gesteigerten Knochenumbaus und Dissektion von Spongiosatrabekeln (Abb. 79).

Von den Laborbefunden waren Serumcalcium und alkalische Serumphosphatase meist erhöht oder im oberen Normbereich. Die radioimmunologische Bestimmung des Serumparathormonspiegels wurde erst seit 1974 als klinische Routinemethode angewandt. In den letzten 2 Jahren verfügten wir auch über einen Immunoassay, wobei N-terminale und C-terminale Fragmente getrennt gemessen werden konnten.

Eine invasive präoperative Lokalisationsdiagnostik haben wir nur beim Auftreten eines Rezidivs nach subtotaler Parathyreoidektomie durchgeführt.

7.2 Operationsindikation

Obwohl bei chronischen Nierenkranken bereits relativ früh erhöhte Serumparathormonspiegel nachweisbar sind, entscheidet über die Indikationsstellung vielfach neben den subjektiven Beschwerden, wie z. B. nicht therapierbaren Knochenschmerzen, der Schweregrad des radiologischen Skelettbefunds, die röntgenologisch manifesten metastatischen Verkalkungsherde [192, 255, 307, 309].

Auch wir haben uns an den strengen Kriterien der Indikationsstellung (s. S. 86) orientiert, die wir an dieser Stelle nicht ausführlich beschreiben wollen.

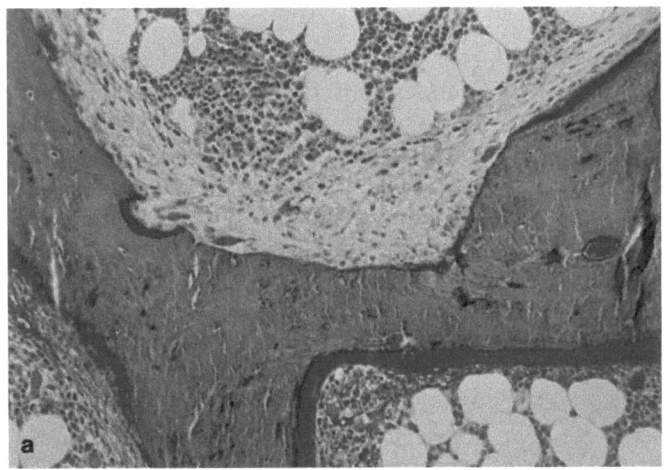

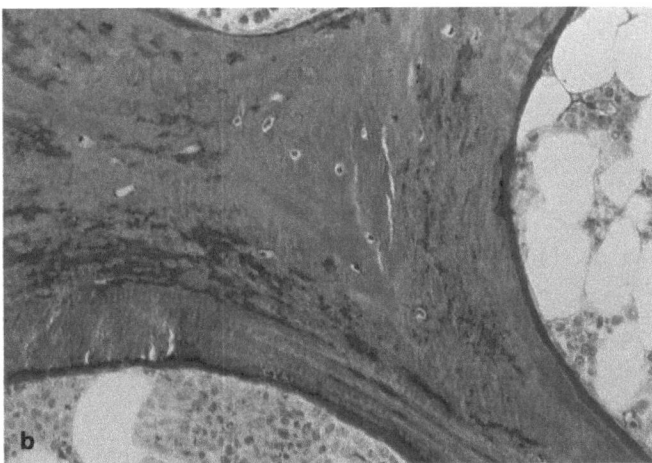

Abb. 79 a, b. Becken-kammbiopsie bei einem 49jährigen Patienten mit sekundärem Hyperpa-rathyreoidismus
a Vermehrter Knochen-umbau mit erheblich vermehrter Resorption, Osteoclasten und En-dostfibrose; geringe Markfibrose (Goldner-Färbung). ×140
b Nach Parathyreoidek-tomie: Rückbildung der resorptiven Umbauvor-gänge, mäßiggradige Osteoidose. Geringe Trabekelverbreitung (Stauchungsartefakte) (Goldner-Färbung). ×42

7.3 Ergebnisse der operativen Behandlung

7.3.1 Ergebnisse der totalen Parathyreoidektomie

Die insgesamt nur bei 8 Patienten durchgeführte totale Parathyreoidek-tomie konnte nicht befriedigen. Die Folgen dieser Operation, der Hypo- bzw. Aparathyreoidismus, erforderten eine kontinuierliche, oft schwierige Substitutionstherapie. Bei 6 Patienten lagen die postoperativ gemessenen Pa-rathormonspiegel unterhalb oder an der Grenze der Nachweisbarkeit im Radioimmunoassay. Lediglich 2 Pa-tienten wiesen Werte im Normbereich auf, so daß der Verdacht naheliegt, daß nicht alles Parathyreoideagewebe entfernt wurde. Im Unterschied zu den subtotalen kam es bei den totalen Pa-rathyreoidektomien bei einem Teil der Patienten postoperativ zu vermehrten Schwierigkeiten mit der Calciumsub-stitution. Demonstriert ist dieses Pro-blem am klinischen Verlauf eines Fal-les (Abb. 80). Das Serumcalcium fiel postoperativ stark ab. Bei Werten un-ter 3,5 mval/l neigte der Patient zu Tetanien, die zunächst mit oraler Cal-ciumtherapie nicht zu beherrschen wa-

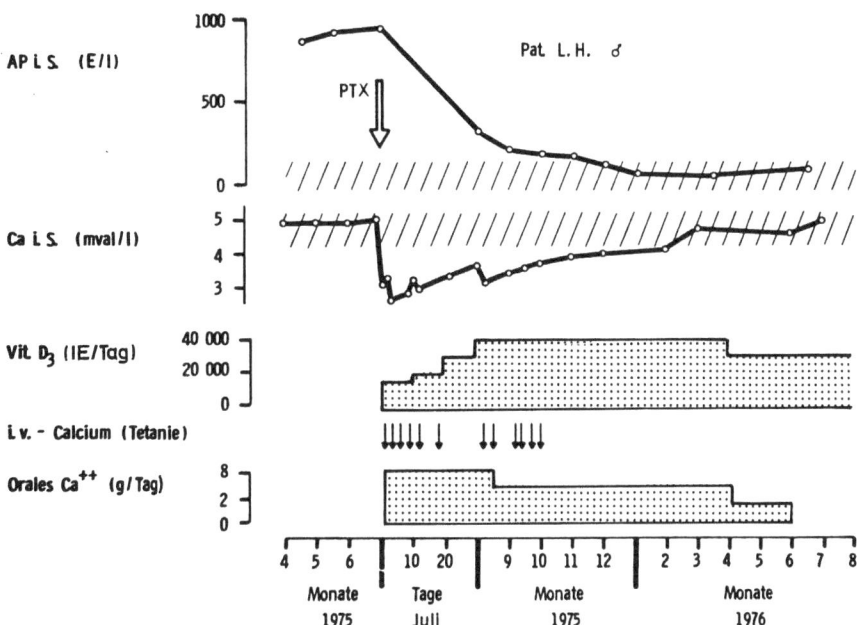

Abb. 80. Typischer postoperativer Verlauf nach totaler Parathyreoidektomie (PTX) mit schweren tetanischen Krisen

ren. Kompliziert wurde das Bild durch das Auftreten von Kalkseifenstühlen, die mutmaßlich die Resorption von Calcium und Vitamin D beeinträchtigten. Bis zur 12. Woche nach der Operation waren parenterale Calciumgaben nötig. Danach stabilisierte sich der Zustand und nach 8 Monaten konnte die Therapie reduziert werden. Innerhalb dieser Zeit war auch die vorher extrem erhöhte alkalische Phosphatase normalisiert. Bei einer 25jährigen Patientin, die einen nahezu identischen postoperativen Verlauf bot, trat 8 Monate später nach einer erfolgreichen Nierentransplantation erneut eine schwere Tetaniesymptomatik auf.

7.3.2 Ergebnisse der subtotalen Parathyreoidektomie

Bei subtotal operierten Patienten (12) zeigten die radioimmunologisch bestimmten Parathormonspiegel in mehrmonatigen Abständen zur Operation bei 10 Patienten normale oder erniedrigte Werte, während es bei 2 Patienten zu einem erneuten Anstieg auf das 5- bis 10fache über der Norm kam. Die postoperative Nachbehandlung, insbesondere die Calciumsubstitution, war bei diesen Patienten weitgehend problemlos. Bei 2 Patienten bestand 32 bzw. 61 Monate nach der Erstoperation wegen ausgeprägter Rezidive erneut die Indikation zur Operation. Einen Patienten verloren wir nach der subtotalen Parathyreoidektomie unter der versuchten Suppression der Parathormonsekretion an einer akuten Pankreatitis als Folge eines Rezidivs.
Röntgenologische Hinweise auf die erneut manifeste Ostitis fibrosa waren bei allen 3 Fällen vorhanden. Dieses Zeichen der Parathormonwirkung wurde auch in der Skeletthistologie der Beckenkammspongiosa als hoch-

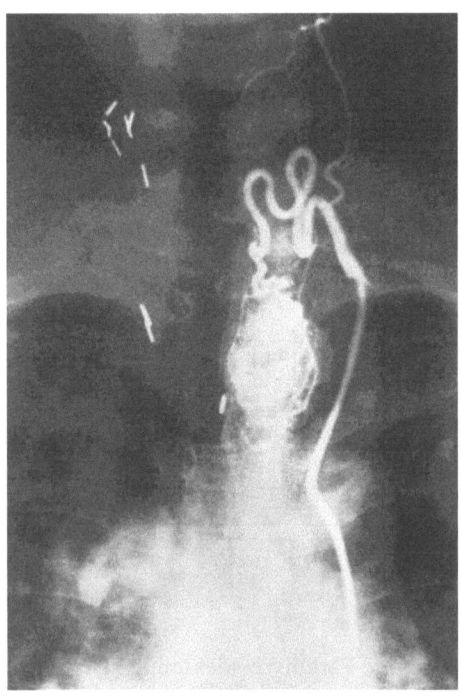

Abb. 81. Die angiographische Lokalisation eines Rezidivs nach ¾-Parathyreoidektomie (Patientin R. W.). (Aus Klempa u. Mitarb. 1978 [258])

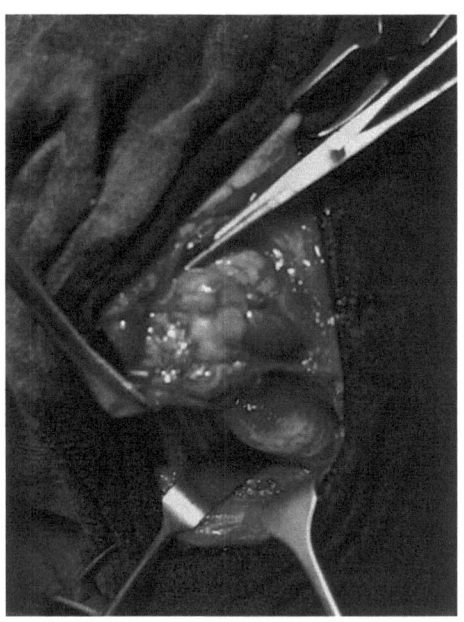

Abb. 82. Operationssitus bei der Patientin M.G. Das 5×3 cm große Rezidiv lag im vorderen Mediastinum. (Aus Klempa u. Mitarb. 1978 [258])

gradige Fibroosteoclasie bestätigt. Die Serumwerte von Calcium waren weniger zuverlässig, um das Ausmaß der fibroosteoclastischen Veränderungen des Skeletts vorauszusagen. Die hohen Serumparathormonwerte gaben den endgültigen Hinweis auf ein Rezidiv und die Veranlassung, weitere diagnostische Maßnahmen zur Lokalisation der Rezidive durchzuführen. Bereits die Angiographie erwies sich als fündig. Die Abb. 81 u. 82 zeigen die zurückgelassenen Epithelkörperchen, die sich innerhalb von 1 bzw. 2 Jahren bis zu Hühnereigröße entwickelt hatten. Die Angiographie wurde bei beiden Patienten zur Orientierung vor der selektiven Katheterisierung der Halsvenen zur Blutentnahme für die Parat-

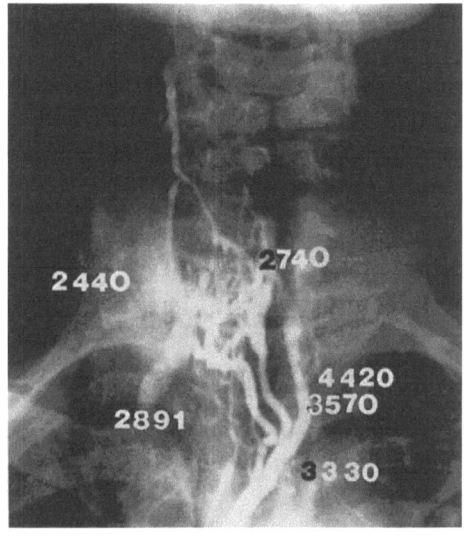

Abb. 83. Selektive venöse Parathormonbestimmung aus den Halsvenen. Maximale Hormonkonzentration links unten. (Für die Überlassung des Röntgenbilds danken wir Herrn Prof. Diethelm, Mainz.) (Aus Klempa 1977 [256])

hormonbestimmung durchgeführt (vgl. Abb. 83).

Obwohl die intraoperative Auffindbarkeit hyperplastischer Epithelkörperchen in der Regel keine größeren technischen Schwierigkeiten bereitet, empfiehlt sich in diesen Fällen dringlich die Methode der selektiven Parathormonbestimmung, um das Rezidiv zu finden, zumal wenn, wie bei einem unserer Patienten, kein Markierungsclip sichtbar ist. Im anderen Fall hatte der Voroperateur auch zur Blutstillung Silberclips verwandt, so daß die plazierte Markierung am Epithelkörperchenrest nicht erkennbar wurde.

Die Operation ergab in einem Fall ein stark vergrößertes viertes (Abb. 87) und im zweiten Fall neben dem vergrößerten vierten noch ein fünftes Epithelkörperchen.

7.3.3 Ergebnisse der totalen Parathyreoidektomie mit Autotransplantation von Epithelkörperchengewebe

Bei allen 41 operierten Patienten kam es zur reizlosen primären Abheilung der Implantationswunden. Durchschnittlich am 10. postoperativen Tag wurden die Fäden entfernt. Ein deutliches Abfallen der Serumcalciumwerte war bereits 12 Stunden nach der Operation feststellbar. Der Abfall war wesentlich abrupter als bei Patienten nach subtotaler Parathyreoidektomie.

Alle Patienten erhielten postoperativ 1,5–4 g Calcium und 0,25–2,5 mg Vitamin D_3 pro Tag, jeweils in oraler Applikationsform. Hypocalciämische Krisen wurden mit intravenöser Calciuminfusion behandelt.

In Abb. 84 ist der typische postoperative Verlauf bei einem Patienten veranschaulicht, der charakteristisch war

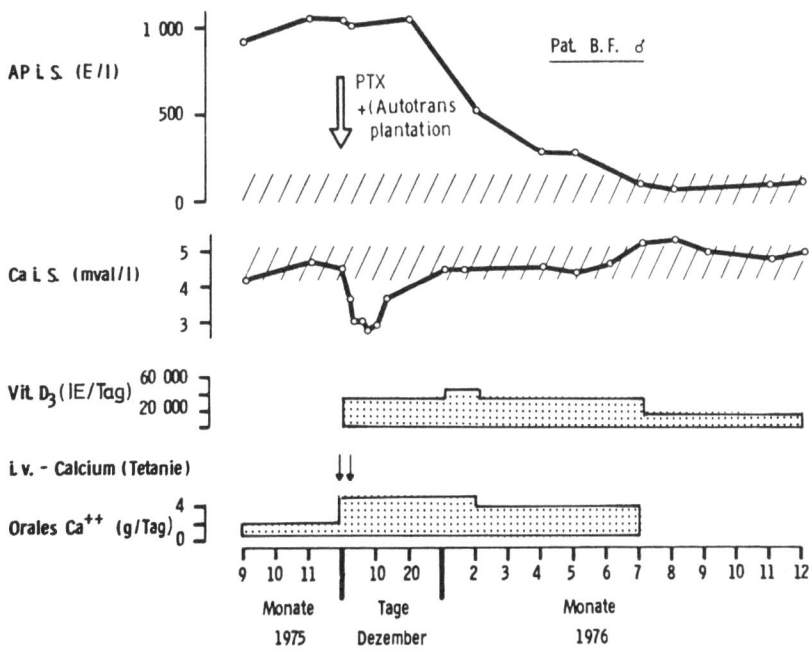

Abb. 84. Typischer postoperativer Verlauf nach totaler Parathyreoidektomie und Autotransplantation

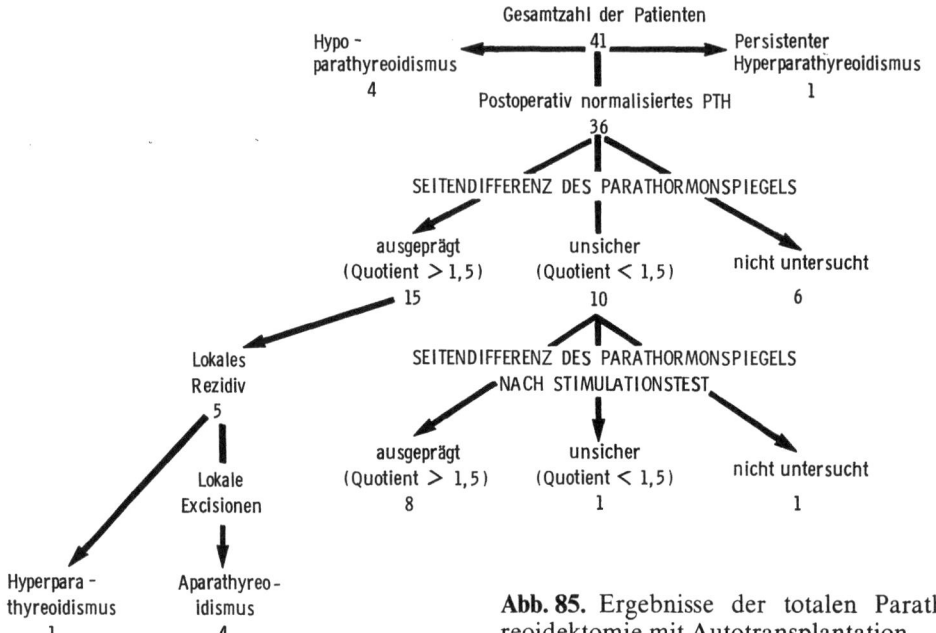

Gesamtzahl der Patienten
41

Hypo-
parathyreoidismus
4

Persistenter
Hyperparathyreoidismus
1

Postoperativ normalisiertes PTH
36

SEITENDIFFERENZ DES PARATHORMONSPIEGELS

ausgeprägt
(Quotient > 1,5)
15

unsicher
(Quotient < 1,5)
10

nicht untersucht
6

Lokales
Rezidiv
5

SEITENDIFFERENZ DES PARATHORMONSPIEGELS
NACH STIMULATIONSTEST

ausgeprägt
(Quotient > 1,5)
8

unsicher
(Quotient < 1,5)
1

nicht untersucht
1

Lokale
Excisionen

Hyperpara-
thyreoidismus
1

Aparathyreo-
idismus
4

Abb. 85. Ergebnisse der totalen Parathyreoidektomie mit Autotransplantation

für 32 von den 41 operierten Patienten. Aus dem Kurvenverlauf wird erkennbar, daß die hypocalciämische Phase sich auf die ersten 14 postoperativen Tage beschränkte und die orale Calciumtherapie nach 6 Monaten eingestellt werden konnte, bei gleichzeitiger Reduzierung der Vitamin-D_3-Dosis auf 0,2 mg pro Tag.

Die Überprüfung der endokrinen Funktion der Implantate erfolgte bei allen Patienten durch Venenblutentnahme zur Parathormonmessung aus dem transplantattragenden und dem transplantatfreien Arm. Die Abb. 85 zeigt den postoperativen Verlauf bei allen 41 operierten Patienten.

Bei 15 Patienten fand sich eine spontane Seitendifferenz der Parathormonwerte, wobei auf der transplantattragenden Seite ein mehr als 1½fach höherer Parathormonspiegel gemessen wurde (Abb. 84). Diese Werte wurden im normocalciämischen Zustand der Patienten ermittelt. Bei 4 Patienten, die unter Normalbedingungen keine spontane Seitendifferenz des Parathormonspiegels hatten, wurde erneut während der dialyseinduzierten Hypocalciämie untersucht. Die Abb. 86 zeigt das Untersuchungsergebnis vor und während der Hämodialyse. Die normocalciämischen Parathormonwerte steigen auf der transplantattragenden Armseite bei 3 Patienten von 500pg/ml auf 1000 pg/ml nach 2- bzw. 3stündiger Hämodialysebehandlung an, während das Serumcalcium im Mittel um 1 mval/l auf einen Mittelwert von 3,36 mval/l gesenkt wurde. Bei einem Patienten haben wir keinen Hormonanstieg messen können.

Durch häufige Venenblutentnahmen und Parathormonbestimmungen wurden Anhaltspunkte gewonnen, weshalb die Stimulation der Transplantate nicht immer gelingt. Bei einem Patienten (vgl. Tabelle 12) haben wir die Erschöpfbarkeit der Autotransplantate festgestellt. Wir fanden nach 30 min Hämodialyse mit calciumfreier Dialysatflüssigkeit eine vorübergehende

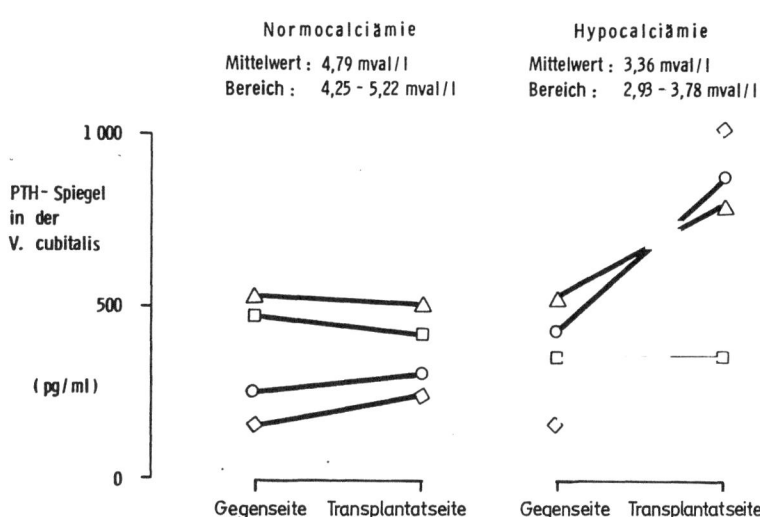

Abb. 86. Stimulation des Autotransplantats durch die hämodialyseinduzierte Hypocalciämie

Tabelle 12. Zeichen der Erschöpfbarkeit des Autotransplantats bei langanhaltender hypocalciämischer Stimulation

		Dauer der Dialyse mit Ca-freiem Dialysat (min)		
		0	30	60
Serumcalcium (mval/l)		4,72	4,38	4,11
Serum-PTH (pg/ml)	Transplantattragende Seite	193	3210	1000
	Gegenseite	150	1550	963

Seitendifferenz von Parathormonen, wobei auf der transplantattragenden Seite 3210 pg/ml, auf der Gegenseite 1550 pg/ml gemessen wurden. Nach 60 min fortwährender Hämodialyse schwand die Seitendifferenz. Auf der transplantierten Seite wurden noch 1000 pg/ml, auf der Gegenseite 963 pg/ml gemessen. Diese Tatsache deutet auf die Erschöpfbarkeit des Transplantats hin. Das bedeutet, daß die transplantierte Parathyreoideamasse nach stimulierter Hormonliberation und erreichtem erhöhtem Parathormonspiegel in der Blutbahn keine weitere Gipfelsekretion des Hormons mehr zu bewerkstelligen vermag. Ob dies auf dem Weg eines Regulationsmechanismus erfolgt, konnte bisher nicht geklärt werden. Schneider u. Mitarb. haben kürzlich über eine ähnliche Beobachtung Mitteilung gemacht [383].

Das Ergebnis der Parathormonuntersuchungen nach der Autotransplantation zeigt eine hohe Anheilquote der

Implantate. Die Funktionskontrolle der Transplantate ließ sich während der Hämodialyse mit calciumfreiem Dialysat überprüfen. Die wiederholten Messungen während der hämodialyse-induzierten Hypercalciämie zeigten die Erschöpfbarkeit der Hormonliberation der transplantierten Parathyreoideamasse.

7.4 Ergebnis der morphologischen Untersuchung

Durch die Dokumentation der Entnahmelokalisation auf dem Schnellschnittbogen blieb jedes der zur Transplantation herangezogenen Epithelkörperchen morphologisch überprüfbar. Die serienmäßige Aufarbeitung des bei der Exploration excidierten Gewebematerials ergab am häufigsten eine adenomatöse Hyperplasie mehrerer Epithelkörperchen. Tabelle 13 faßt das Ergebnis der morphologischen Untersuchung zusammen. Bei dieser Studie wurden auch die histologischen Befunde von Patienten mit sekundärem Hyperparathyreoidismus berücksichtigt, bei denen eine subtotale oder eine totale Parathyreoidektomie vorgenommen worden war. Der am häufigsten erhobene Befund war die „adenomatöse Hyperplasie von vier Epithelkörperchen". Abbildung 87 zeigt den typischen histologischen Befund einer knotigen bzw. adenomatösen Hyperplasie mit einem uniformen Zellbild, aufgehobener Organstruktur sowie mit schmalen gefäßführenden Stromasepten. Die Parenchymzellen zeigen überwiegend ein basophiles oder wasserhelles Cytoplasma und regelmäßige, zentral liegende dunkle Kerne.

Der zweithäufigste Befund, der erhoben wurde, war die ausgeprägte diffuse Hyperplasie, wobei als vorwiegender Zelltyp die wasserhellen Zellen, herdförmig auch onkocytäre Zellgruppen, anzutreffen waren, Als Mindestbefund wurde eine „geringfügige diffuse Hyperplasie der Epithelkörperchen" erhoben, eine Bewertung im Sinne einer normalen altersentsprechenden Struktur kam nicht vor. In 3 Fällen wurde histologisch die Diagnose „Adenom" gestellt.

Tabelle 13. Einteilung der Epithelkörperchen nach morphologischen Kriterien bei 34 Patienten mit sekundärem Hyperparathyreoidismus (knotige Hyperplasie mindestens eines Epithelkörperchens war bei allen 34 vorhanden).(Aus Klempa u. Mitarb. 1978 [259])

	Vorwiegende Parenchymzellart	Zahl der Epithelkörperchen	Zahl der Patienten
Normaler, altersentsprechender Befund			
Geringe diffuse Hyperplasie	Helle Hauptzellen	8	3
Schwere diffuse Hyperplasie	Wasserhelle Zellen, herdförmig onkocytäre Anteile	26	16
Adenomatöse Hyperplasie	Wasserhelle Zellen	102	34
Adenom	Wasserhelle Zellen	3	3

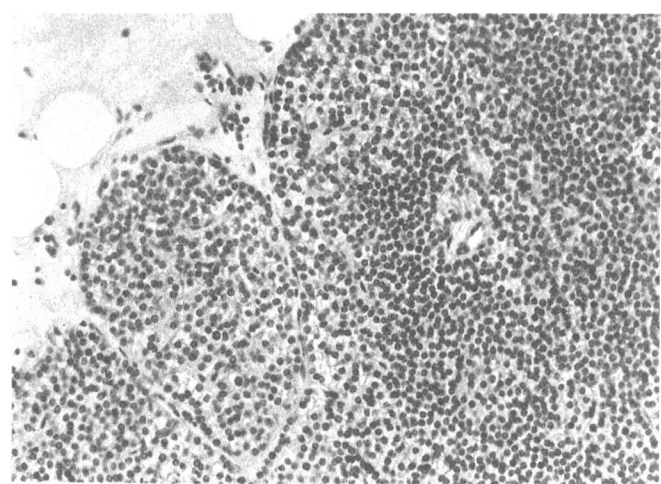

Abb. 87. Sekundärer Hyperparathyreoidismus mit adenomatöser Hyperplasie der Epithelkörperchen. Expansive Ausbreitung in die angrenzenden Halsweichteile (HE-Färbung). × 160. (Aus Klempa u. Mitarb. 1978 [259])

7.5 Rezidivhyperparathyreoidismus nach Autotransplantation

In 5 Fällen fanden wir 7–23 Monate nach der Auspflanzung eines Epithelkörperchens Rezidive aus dem Transplantat im Vorderarm. Tabelle 14 faßt die Krankheitsverläufe dieser Patienten vom Beginn der Hämodialysebehandlung an zusammen.

Die Entwicklung eines Rezidivs aus dem Implantat ist außergewöhnlich und als Spätkomplikation zu bezeichnen. Die präoperativen Verläufe und die konservative Therapie dieser Patienten bis zur Transplantation lassen keine Besonderheiten erkennen.

Tabelle 15 faßt den Krankheitsverlauf eines dieser Patienten zusammen, den wir jetzt, insbesondere im Hinblick auf die Entwicklung des Rezidivhyperparathyreoidismus, besonders betrachten möchten.

Nach einer 16monatigen Behandlungszeit mit Vitamin D_3 und Antacida bestanden immer noch die klinischen Zeichen des Hyperparathyreoidismus. Die Indikation zur totalen Parathyreoidektomie und zur Autotransplantation war damit gegeben. Nach der Operation erfolgte eine passagere Normalisierung des Calcium- und Parathormonstoffwechses (Abb. 88). Nach 5 Monaten fiel zuerst eine Vergrößerung des Implantats und danach dessen schnelles Wachstum auf, nach 4 weiteren Monaten erreichte das Rezidiv einen Durchmesser von ca. 3 cm (Abb. 89 a). Gleichzeitig stiegen die Calcium- und Parathormonwerte wieder an. Daraufhin wurde der 3,1 g schwere Tumor (Abb. 89 b, c) lokal excidiert. Zur Erhaltung einer Restfunktion wurden kleinste Implantatreste zurückbelassen. Dieses Gewebe zeigte eine unveränderte Wachstumstendenz und führte neuerlich zum Hyperparathyreoidismus, den auch die zweite, in Lokalanaesthesie durchgeführte Implantationsexcision nicht zu beseitigen vermochte. Deshalb ist schließlich das Implantat in Vollnarkose radikal entfernt worden. Seit dieser Zeit besteht bei diesem Patienten ein substitutionspflichtiger Hypoparathyreoidismus.

Tabelle 14. Resümee der wichtigsten Daten bei 5 Patienten mit lokalem Rezidiv nach totaler Parathyreoidektomie und Autotransplantation. (*Hkt:* Hämatokrit, *PN:* Pyelonephritis, *GN:* Glomerulonephritis)

Patient	1	2	3	4	5
Grundkrankheit	Chron. GN	Chron. PN	Interstitielle Nephritis Analgetica	Chron. PN	Chron. PN
Dialysedauer vor PTX	27 Monate	ϕ präterm. 6 – 9 mg% Kreatinin	80 Monate	71 Monate	79 Monate
Symptomatik:					
Max. PTH (pg/ml)	4812	3954	2681	2408	9550
Max. AP (E/l)	284	434		431	404
Ca vor PTX (mmol/l)	3,2	2,5	2,75	2,75	2,6
Sonstige	Myopathie	Spontan-frakturen, Juckreiz, Myopathie	Knochen-schmerz	Knochen-schmerz, Juckreiz	Juckreiz, Knochen-schmerz
Intervall zwischen PTX und Rezidiv	10 Monate	14 Monate	23 Monate	21 Monate	7 Monate
PTH (pg/ml) – Seitendifferenz nach PTX	874/150	344/105	266/167	750/338	1110/914
PTH (pg/ml) – Seitendifferenz vor Rezidiv-PTX	5036/1323	6060/1000	1000/500	1692/784	8000/4700
Gewicht des excidierten Lokalrezidivs	3,1 g	0,87 g	1,3 g	2,4 g	2,8 g

(Fortsetzung)

Tabelle 14 *(Fortsetzung)*

Patient	1	2	3	4	5
Grundkrankheit	Chron. GN	Chron. PN	Interstitielle Nephritis Analgetica	Chron. PN	Chron. PN
Histologie	Invasives Wachstum	Invasives Wachstum	Invasives Wachstum	Invasives Wachstum	Invasives Wachstum, gefäßreiches „Adenom"
Rezidivfrei seit letzter Tumor-excision	34 Monate	6 Monate	7 Monate	6 Monate	3 Monate
Beste Hkt:	33%	33%	42%	37%	40%
Hkt vor PTX	23%	31%	22%	31%	22%
Hkt, vor Rezidiv PTX	26%	33%	25%	31%	28%
Hkt im eupara-thyreoten Zustand	34% b	32%	33%	35%	35%
PTH (pg/ml) – Seitendifferenz seit letzter Tumorexcision	540/443	2400/1400	∅	1370/1090	∅

Tabelle 15. Tabellarische Auflistung der klinischen Befunde beim Rezidiv des Transplantats nach Autotransplantation

Datum		Ca (mval/l)	Phosphat	AP (E/l)	PTH (pg/ml)	
März	1974	4,7	7,0	130		
Nov.	1974	5,0	4,8	131		
Febr.	1975	5,0	5,8	103		
Juli	1975	5,4	6,2	118		
Dez.	1975	5,94	8,4	174		
Jan.	1976	5,1	7,9	196	1230	
April	1976	5,5	7,1	182		
Sept.	1976	4,8	6,4	253	4812	
Totale Parathyreoidektomie mit Autotransplantation						
Nov.	1976	4,0	3,3	311	2090	
					Tx-Seite	Gegenseite
Jan.	1977	5,4	6,7		1574	612
Febr.	1977	5,6	6,9		2674	1210

(Fortsetzung)

Tabelle 15 *(Fortsetzung)*

Datum		Ca (mval/l)	Phosphat	AP (E/l)		PTH (pg/ml)
Schnelles Wachstum des Transplantats						
Juni	1977	5,4	7,3	112	5056	1302
Teilexcision des Transplantats						
Juli	1977	5,6			2659	1109
2. Entfernung des Transplantats						
Sept.	1977	4,5			914	397
Okt.	1977	6,0			1100	800
Radikale Excision des Transplantatfeldes						
Dez.	1977	4,5			> 150	
Substitutionstherapie						

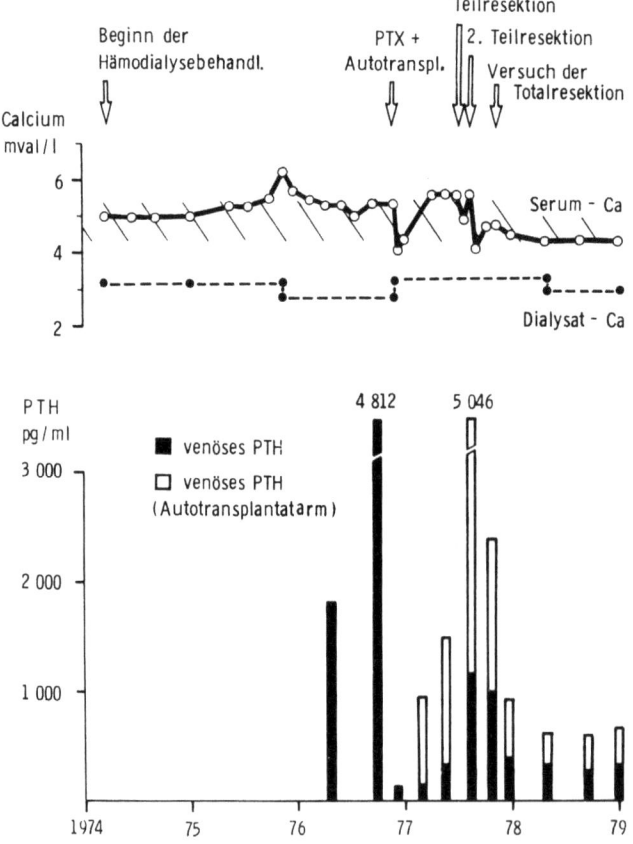

Abb. 88. Verlauf von Serumcalcium und Parathormon vor und nach Parathyreoidektomie und Autotransplantation

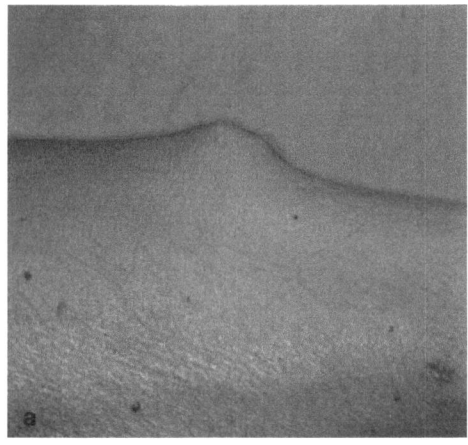

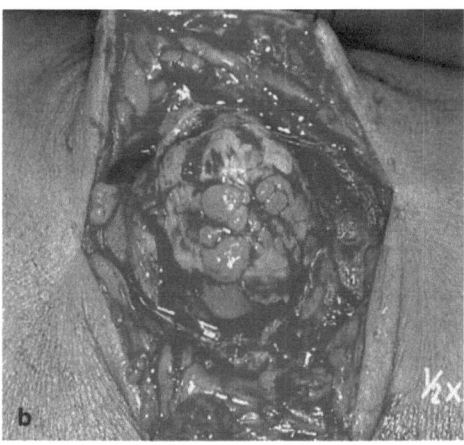

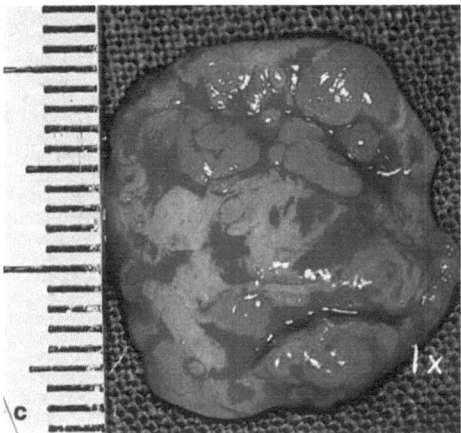

Abb. 89. a Schnelles Wachstum des Transplantats im rechten Unterarm (ϕ ca. 3 cm)
b Operationssitus im rechten Unterarm vor Excision des Implantats
c 3,1 g schwerer Tumorknoten nach Excision aus dem Unterarm. (Aus Klempa u. Mitarb. 1978 [259])

Abbildung 90 zeigt die Histologie der Epithelkörperchen (I–IV) des Patienten nach der Entnahme, vor Verpflanzung der Partikelchen. Die erste histologische Untersuchung ergab eine typische adenomatöse Hyperplasie von 4 Epithelkörperchen. Im Einklang mit allen bisherigen Erfahrungen stand eine potentielle oder manifeste Malignität nicht zur Diskussion. Das kleinste (12×4×4 mm große) unter den vier gefundenen Epithelkörperchen (II) wurde zur Transplantation verwandt.

Die Abb. 91 zeigt die Histologie der exstirpierten Parathyreoideaimplantate aus der Unterarmmuskulatur. Auffallend im Bereich des Implantats war das solide, relativ zelldichte Wachstum des Nebenschilddrüsengewebes, das stellenweise auch Riesenkerne, überwiegend jedoch gleichmäßig mittelgroße Epithelien mit normal großen, dunklen, runden Kernen und hellem Cytoplasma erkennen ließ. Dieses Gewebe schob sich in kleinen Komplexen den Blutgefäßen entlang in die Umgebung vor (Abb. 92).

Bei retrospektiver Betrachtung der exstirpierten ursprünglichen Epithelkörperchen fielen eine gewisse „regressive" Kernpolymorphie und in einem Epithelkörperchen die Invasion der fibrösen Kapsel durch kleinere Gewebskomplexe auf.

Den Fall eines weiteren Patienten möchten wir wegen einer morphologischen Besonderheit hervorheben. Vor der Parathyreoidektomie war der jetzt 51 Jahre alte Mann 79 Monate lang dialysiert worden, es bestand ein ausgeprägter sekundärer Hyperparathyreoidismus. Die histologische Diagnose bei der Operation war „adenomatöse Hyperplasie von vier Epithelkörperchen". 7 Monate nach der Autotransplantation kam es zu einem Rezidiv des Hyperparathyreoidismus, ein 2,8 g schwerer „Tumor" wurde entfernt.

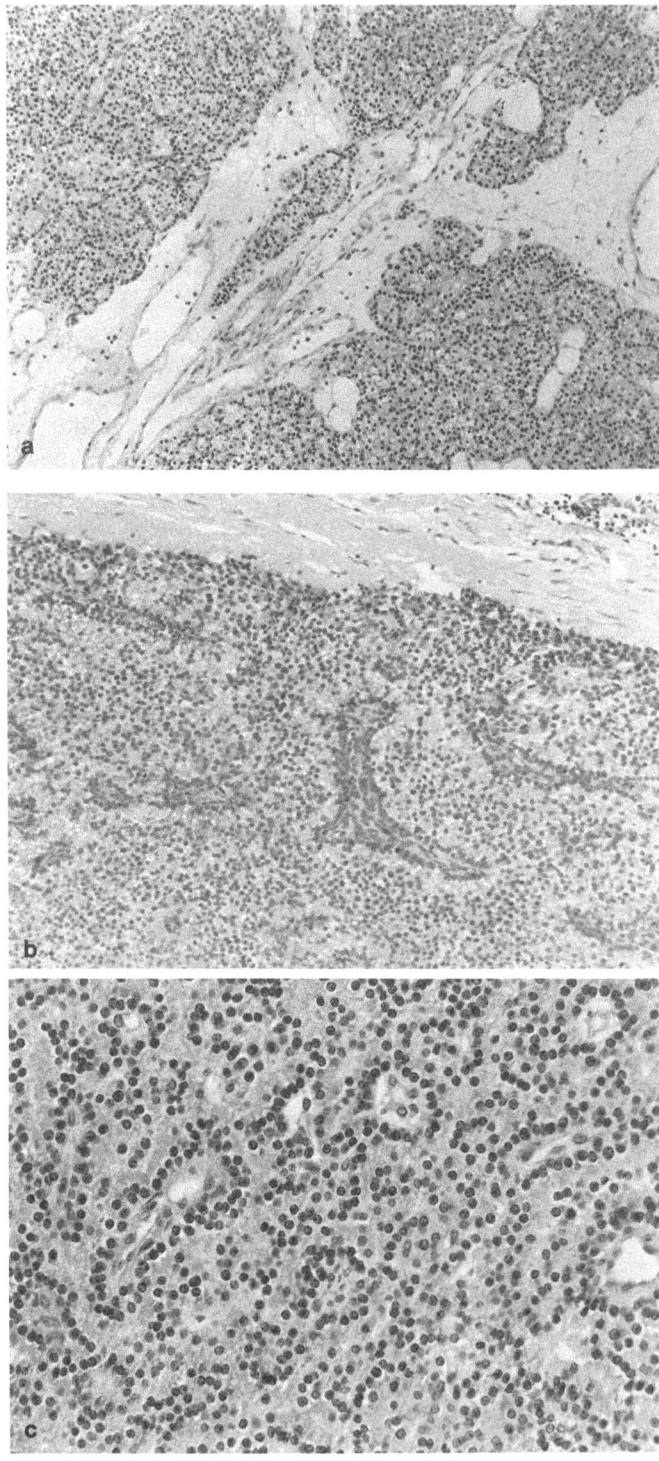

Abb. 90 a–c

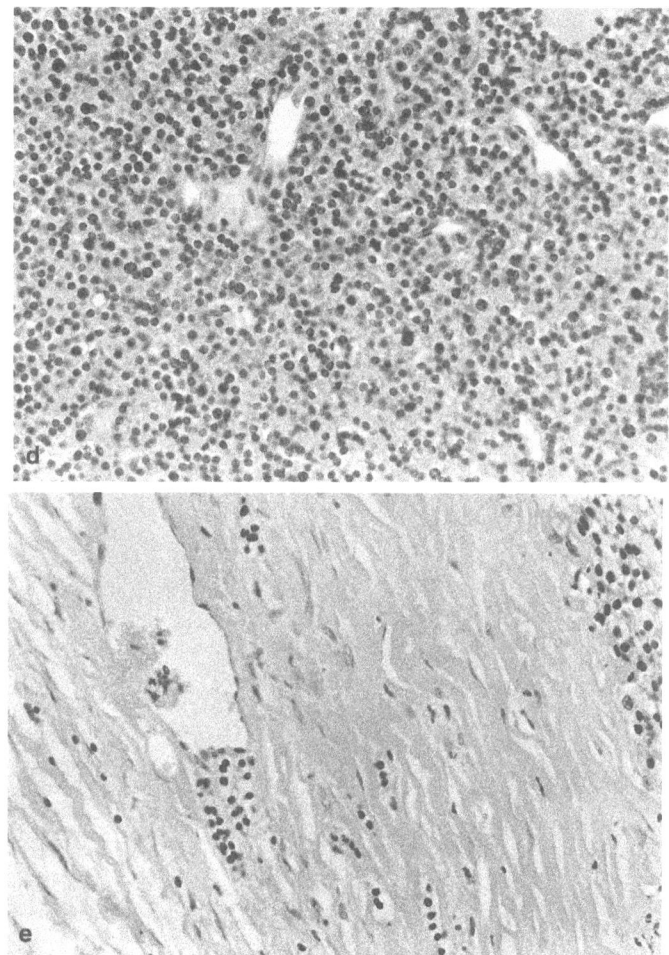

Abb. 90a–e. Sekundärer Hyperparathyreoidismus (Patient S.)

a Epithelkörperchen in Lokalisation I (*links oben*): Beginnende diffuse Hyperplasie, Zeichen der Aktivierung (nahezu ausschließlich wasserhelle Zellen), noch Reste von Fettgewebe innerhalb des Parathyreoideaparenchyms erkennbar, erhaltene Organstruktur (HE-Färbung). ×90

b Epithelkörperchen in Lokalisation II (*links unten*): Knotige Hyperplasie mit aufgehobener Organstruktur. Klare Abgrenzung gegen die Kapsel (HE-Färbung). ×115

c Epithelkörperchen in Lokalisation II (*links unten*): Knotige Hyperplasie, Infiltration der Kapsel durch kleine Epithelkomplexe in umschriebenen Kapselbereichen (HE-Färbung). ×200

d Epithelkörperchen in Lokalisation III (*rechts oben*): Knotige bzw. adenomatöse Hyperplasie, aufgehobene Organstruktur, zarte Septierung (HE-Färbung). ×200

e Epithelkörperchen in Lokalisation IV (*rechts unten*): Knotige Hyperplasie, aufgehobene Organstruktur, zarte Septierung, sogenannte regressive Polymorphie (HE-Färbung). ×200. (Aus Klempa u. Mitarb. 1978 [259])

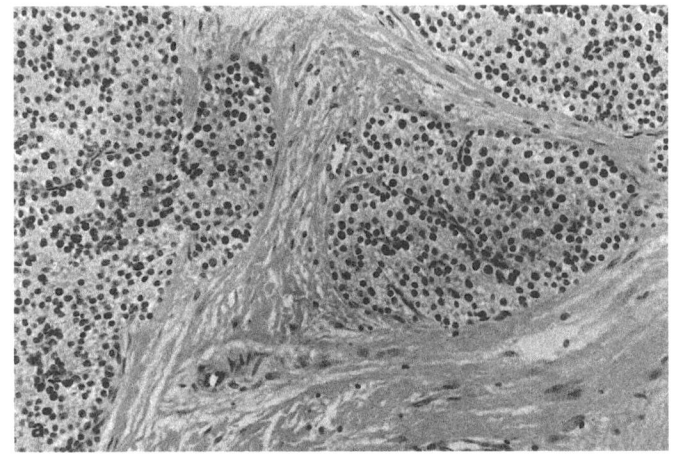

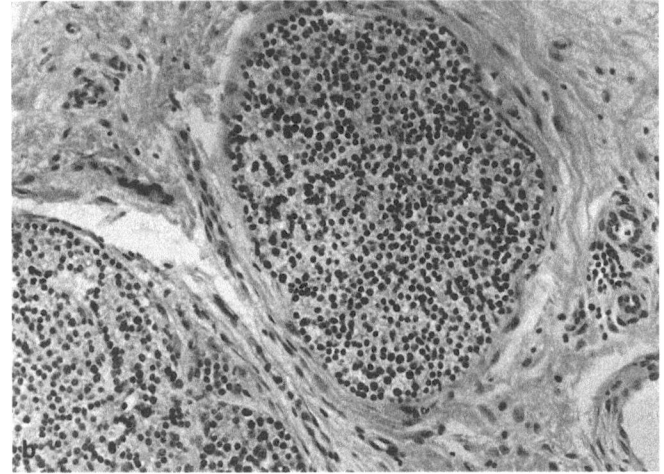

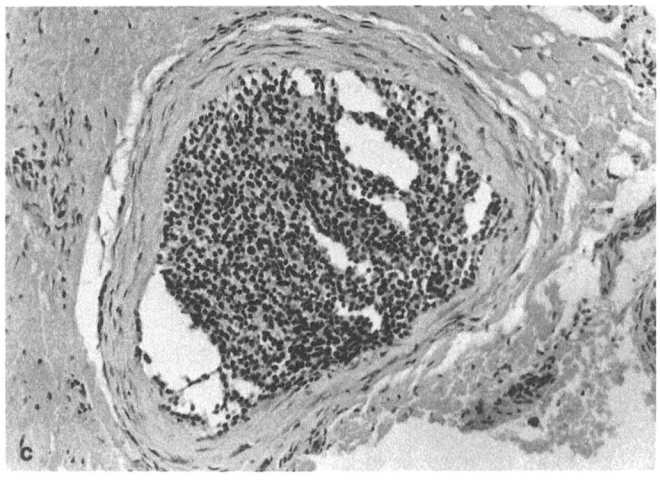

Abb. 91 a–c. Exstirpiertes Transplantat aus der Unterarmmuskulatur (Patient S.)
a Parathyreoideagewebe mit infiltrierendem Wachstum im Bereich des Stützgewebes. Mäßige Kernpolymorphie (HE-Färbung). ×147
b Parathyreoideagewebe mit zapfenartiger Infiltration der Weichteile, möglicherweise im Bereich erweiterter Lymphgefäße (HE-Färbung). ×132
c Parathyreoideagewebe im Lumen einer kleinen Unterarmvene, offenbar Geschwulstwachstum mit Einbruch in Blutgefäße (HE-Färbung). ×60. (Aus Klempa u. Mitarb. 1978 [259])

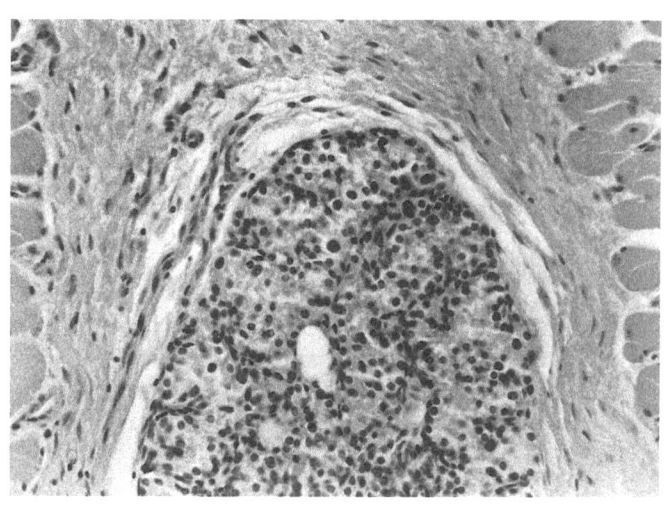

Abb. 92. Exstirpation eines „Lokalrezidivs" nach vorangegangener Transplantatentfernung (Patient S.). Parathyreoideagewebe in kleinen Tumorzapfen im Bereich der Unterarmmuskulatur. Leichte Kernunruhe, schmale Septierung (HE-Färbung). × 150. (Aus Klempa u. Mitarb. 1978 [259])

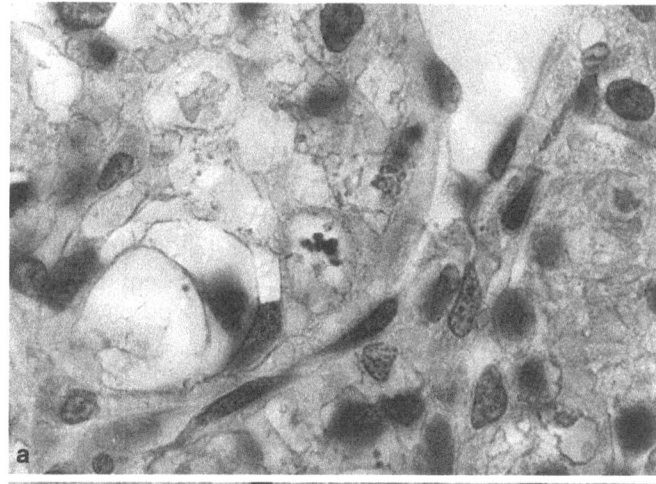

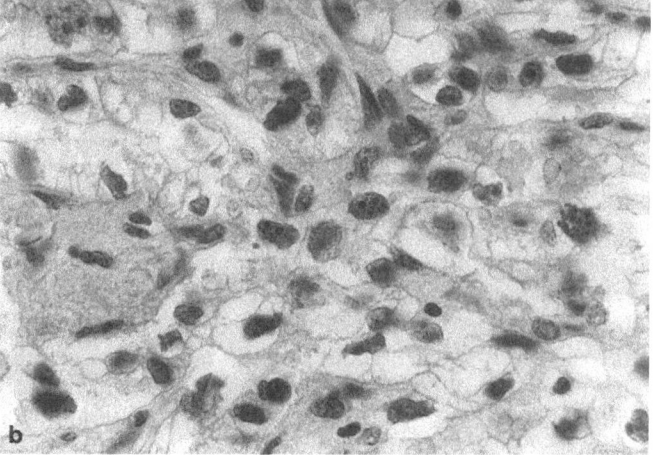

Abb. 93. a Ausschnitt des Autotransplantatadenoms bei starker Vergrößerung. Kerne der Epithelien entrundet, deutlich hervortretende Nucleoli, Cytoplasma teils grobschollig aufgehellt (Glykogen positiv), teils unregelmäßige kleine blaß-eosinrote (glykogennegative) Schollen einschließen. Zentral eine Mitose. (HE-Färbung). × 780
b Autotransplantatadenom (Ausschnitt), Struktur deutlich von der nodulären Autotransplantathyperplasie in allen anderen Fällen abgrenzbar. Unregelmäßige Trabekel bizarr verformter Epithelien, dazwischen weitlumige dünnwandige Kapillaren. × 380

Neben dem typischen, im ersten Fall ausführlich beschriebenen Transplantattumor (vgl. Abb. 91), fand sich eine bisher nicht bekannte Variante eines Epithelkörperchenadenoms (Abb. 93). Eingeschlossen in das adenomatös hyperplastische Gewebe zeigte sich ein kleiner, sehr stark vascularisierter Tumor aus sehr großen, unregelmäßig konfigurierten Parenchymzellen mit glykogenreichem voluminösem Cytoplasma (Nachweis durch Diastase-PAS-Reaktion) und hyperchromatischen, nur mäßig vergrößerten Kernen. Wir schlagen für diesen Tumor die Bezeichnung „glykogenreiches atypisches Parathyreoideaadenom nach Autotransplantation" vor.

Ultrastruktur der Autotransplantate

Untersuchungen über das Verhalten von Epithelkörperchenanteilen, die in die Fascienloge des Unterarmes implantiert wurden, liegen bislang nur von wenigen Fällen vor [428]. Unsere lichtmikroskopischen Studien zeigen erstmals eine ungewöhnliche Proliferationstendenz dieser Transplantate mit aggressiver Invasion der benachbarten Muskulatur, Befunde, die eine chirurgische Entfernung erforderlich machen. Elektronenmikroskopische Untersuchungen sind an derartigen Autotransplantaten der Parathyreoidea bislang nicht durchgeführt worden.
Wir hatten 5 Fälle, in denen das Autotransplantat infolge raschen Wachstums wieder entfernt werden mußte, bei 2 Todesfällen von Dialysepatienten wurden die Transplantate, die kein abnormes Wachstum zeigten, bei der Obduktion gewonnen. Elektronenmikroskopische Untersuchungen waren nur an den vital entfernten Transplantaten möglich.
Zur Autotransplantation wurden teils diffus, teils nodulär hyperplastische Epithelkörperchen verwendet. Die Ausgangspräparate zeigten keine wesentliche Zell- oder Kernpolymorphie, die beschriebenen Kriterien hoher Zellaktivität waren in allen Fällen gleichermaßen erfüllt. In den zur Transplantation verwendeten Epithelkörperchenanteilen waren weder abnorm glykogenreiche, noch ungewöhnlich mitochondrienreiche Anteile überproportional repräsentiert, „wasserhelle" Hyperplasien mit intracytoplasmatischen Vacuolen fanden sich nicht.
Im Vergleich zu diesen Ausgangspräparaten zeigten die operativ gewonnenen Explantate elektronenmikroskopisch ein wesentlich gleichförmigeres Zellbild. Das typische bunte Nebeneinander unterschiedlicher cellulärer Differenzierungsformen der hyperplastischen Epithelkörperchen ist nicht mehr nachweisbar. Die Zellen sind auffallend klein und lassen ein nur mäßig glykogenreiches Cytoplasma erkennen. Der Zellorganellengehalt ist groß und im Verhältnis zur Zellgröße dem der hyperplastischen Epithelkörperchen gleich.
Alle Zeichen hoher funktioneller Zellaktivität sind im gleichen Ausmaß wie in den hyperplastischen Epithelkörperchen nachweisbar.
Die Zellen zeigen aktivierte Golgi-Felder, parallel oder zirkulär ausgerichtete Membransysteme des rauhen endoplasmatischen Reticulums, wechselnd reichlich Sekretgranula und stark verzahnte Zellmembranen. Lipidkomplexe waren nicht nachweisbar. Nur außerordentlich selten konnten mitochondrienreiche oder glykogenreiche Differenzierungsformen nachgewiesen werden. Die Kerne lassen eine mäßige bis deutliche Pleomorphie erkennen und sind bisweilen entrundet. Vergrößerte, unregelmäßig geformte Nucleolen fanden sich in unserem Untersuchungsgut jedoch

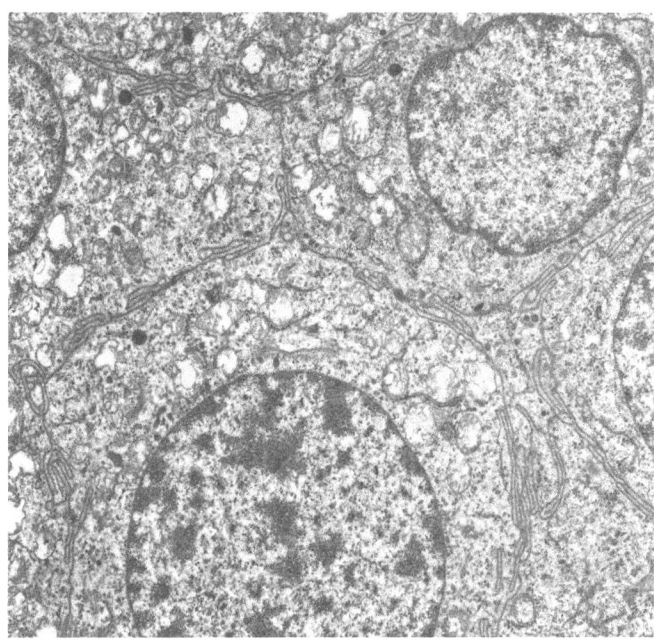

Abb. 94. Operativ entferntes Autotransplantat. Auffallend glykogenarme, zellorganellenreiche Hauptzellen mit großen Kernen, stark verzweigten Zellmembranen und Sekretgranula als Zeichen der funktionellen Aktivierung. × 4.700

nicht, vermehrte Mitosen waren nicht nachweisbar. Anhand morphometrischer Untersuchungen konnte ermittelt werden, daß die Transplantate Zellvolumina von 300–400 µm³ und Kernvolumina von 100–130 µm³ aufweisen. Das bedeutet, daß die Kern-Plasma-Relation dieser Epithelien gegenüber hyperplastischen Epithelkörperchen (s. S. 53) deutlich zugunsten der Kerne verschoben ist (Abb. 94). Diese ultrastrukturellen Befunde lassen jedoch keine Aussagen über die Dignität der proliferierenden Transplantate zu. So kann schon bei zweifelsfrei benignen Adenomen (s. S. 59) eine teilweise sehr erhebliche Kernpolymorphie beobachtet werden, ohne daß die Diagnose eines Epithelkörperchencarcinoms gegeben wäre (Abb. 95). Eine sichere Differenzierung zwischen Epithelkörperchencarcinomen und Adenomen, sowie zwischen nodulärer und diffuser Hyperplasie ist bislang elektronenmikroskopisch nicht möglich. Einziger ultrastruktureller Hinweis für die Malignität ist wohl der Nachweis großer unregelmäßiger Nucleolen. Da jedoch nur wenige elektronenmikroskopische Untersuchungen über Epithelkörperchencarcinome vorliegen [13, 168], ist noch unklar, ob vergrößerte Nucleolen regelmäßig bei Carcinomen und niemals bei Adenomen oder Hyperplasien beobachtet werden. Daher können auch Nucleolenveränderungen zur Zeit noch nicht als Beweis eines Epithelkörperchencarcinoms herangezogen werden.

Im Gegensatz zu den scheinbar eindeutigen lichtmikroskopischen Befunden an den proliferierenden Autotransplantaten vormals hyperplastischer Epithelkörperchen erscheint es aufgrund des elektronenmikroskopischen Bildes noch nicht gerechtfertigt,

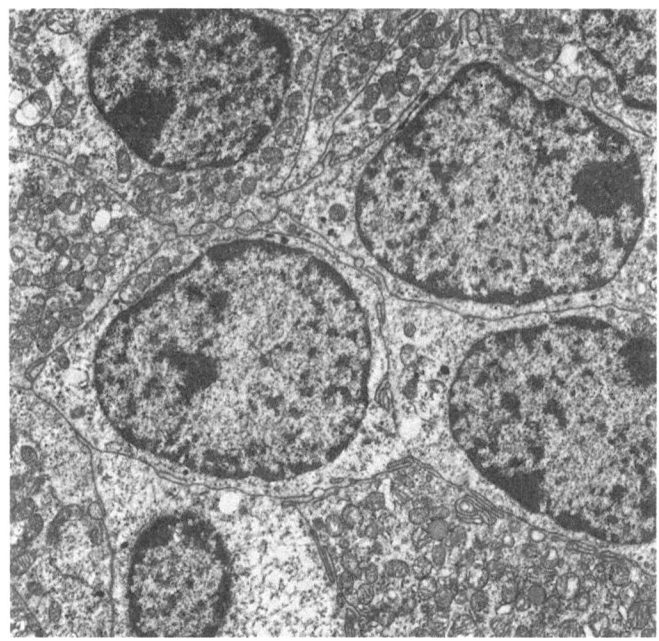

Abb. 95. Chirurgisch entferntes Autotransplantat. Glykogenarme Hauptzellen mit auffallend schmalem Cytoplasmasaum. Mäßige Pleomorphie der leicht entrundeten Zellkerne. *Oben rechts* ein gering betonter Nucleolus. Am *unteren Bildrand* Anschnitt einer nur ausnahmsweise nachweisbaren mitochondrienreichen Zelle. ×6.300

diesen die gleiche Dignität wie Carcinomen zuzuschreiben. Metastasen sind bislang nicht beobachtet worden, die auch nach dem heutigen Kenntnisstand der licht- und elektronenmikroskopisch erkennbaren Epithelkörperchenstruktur allein ein eindeutiges Malignitätskriterium sind.

8 Synopsis der morphologischen Aspekte von Epithelkörperchen

Wechselbeziehungen zwischen dem Adenom (im Sinne einer echten Neubildung) und der Hyperplasie der Parathyreoidea sind bereits früher diskutiert worden [55, 194, 259]. Demnach gibt es Übereinstimmungen zwischen beiden Epithelkörperchenkrankheiten (primärer und sekundärer Hyperparathyreoidismus) sowohl hinsichtlich der Ursache als auch in bezug auf funktionelle Gesichtspunkte. Lediglich Form und Art dieser Wechselbeziehung variieren. Die Überlappung beider Krankheitsformen läßt sich zwar morphologisch belegen, in einzelnen Fällen ist sie jedoch keineswegs eindeutig. Unter diesem Aspekt ist die Beobachtung des Parathormon- und Calciumstoffwechsels für die Diagnose zuverlässiger [23, 30, 63, 88, 117]. Während früher Krankheitsbilder des Hyperparathyreoidismus nach den erhobenen pathologisch-anatomischen Befunden klassifiziert wurden, werden heute klinische Merkmale als relevante Kriterien zur Differenzierung herangezogen [254, 352, 353, 357, 360, 367]. Die primäre Form hatte demnach die lokalisierte Neoplasie (Adenom, Carcinom) oder die generalisierte diffuse Hyperplasie der „wasserhellen Zellen" als morphologisches Substrat. Die „Hauptzellhyperplasie" wurde dagegen als charakteristisch für den sekundären Hyperparathyreoidismus angesehen. Heute kann die Entwicklung der biochemischen Abnormität und der Niereninsuffizienz sowie der ossären Symptome für die Differentialdiagnose entscheidende Hinweise liefern [59, 88, 102, 113, 194, 348, 355]. Primärer und sekundärer Hyperparathyreoidismus unterscheiden sich vor allem in Blick auf den Zeitpunkt des Auftretens von einer Niereninsuffizienz. Eine Beeinträchtigung der Nierenfunktion und letztlich reaktive Stimulierung der übrigen Parathyreoidea wird beim primären Hyperparathyreoidismus erst nach oft jahrzehntelangem Verlauf registriert [55, 158, 194, 207, 213, 259]. Dem sekundären Hyperparathyreoidismus in dem von uns chirurgisch behandelten Krankengut ging in allen Fällen ein primäres Nierenleiden von erheblicher Dauer voraus. Als Folge der chronischen globalen Niereninsuffizienz war die Hyperplasie der Epithelkörperchen obligat. Das Ausmaß der hormonellen Regulationsstörung und eine mangelnde konservative therapeutische Ansprechbarkeit des Hyperparathyreoidismus veranlaßte den chirurgischen Eingriff.

Offenbar liegt beim sekundären Hyperparathyreoidismus ein reproduzierbares, durch die terminale Niereninsuffizienz stimuliertes Wachstum der Epithelkörperchen vor [70, 90, 258]. Ein wichtiges Indiz hierfür ist die Häufung der Rezidive nach subtotaler Parathyreoidektomie [258]. Unter gleichen Aspekten ist der rekurrierende sekundäre Hyperparathyreoidismus nach Autotransplantation zu sehen, den wir bei 5 von 41 Fällen beobachtet haben.

Im Gegensatz zu den „Lokalrezidiven"

kam es dabei zu Fehlregeneraten mit Anklängen eines malignen Wachstums. Hierfür wären als Ursachen zwei Möglichkeiten denkbar: Einmal könnte bereits potentiell malignes Gewebe transplantiert worden sein, zum anderen könnte das Fortbestehen der durch Hämodialyse nur zweitweise kompensierten terminalen Niereninsuffizienz das Wachstum bis zur Autonomie stimuliert haben. Möglicherweise haben mehrere Faktoren zusammengewirkt, so wäre z. B. auch die im Stützgewebe lokalisierte Hypocalciämie der Dialysepatienten [22, 297, 303, 330, 349, 353, 359, 387] als lokaler Einflußfaktor denkbar. Unter dem ersten Aspekt haben wir das bei der Parathyreoidektomie gewonnene Gewebe überprüft. Kriterien eines malignen Wachstums waren dabei nicht nachweisbar. Das zufällige Vorliegen eines Epithelkörperchencarcinoms in dieser Situation kann angesichts der Seltenheit dieses Tumors vernachlässigt werden. Ob ein so hochdifferenziertes, allem Anschein nach primär nicht malignes Drüsengewebe des Epithelkörperchens allein durch die Auspflanzung in das andere Milieu im Bereich der Skelettmuskulatur zu einer veränderten Wachstumstendenz angeregt wird, erscheint möglich, läßt sich aber vorerst nicht abklären. Für die Besonderheit der Transplantatsituation spricht auch das Auftreten einer bisher nicht bekannten Variante eines Parathyreoideaadenoms bei einem unserer Patienten (s. Abb. 92). Unsere bis jetzt fünfjährigen Erfahrungen mit der Autoimplantation adenomatös hyperplastischer Epithelkörperchen bei renalem Hyperparathyreoidismus sind also zweifelhaft. Vor allem die atypischen Regenerate mit Anklängen eines malignen Wachstums lassen erkennen, daß die Transplantation vorerst von nicht überschaubaren Risiken begleitet ist. Die Lokalisation des Transplantats erlaubt zwar ein rasches Erkennen eines autonomen Wachstums, und läßt die Kontrolle der ersten Anzeichen eines Rezidivs des Hyperparathyreoidismus zu. Dennoch kann nicht garantiert werden, daß in jedem Fall ein Fehlregenerat rechtzeitig erkannt wird; d. h. die zwar morphologisch nicht beweisbare, aber durchaus vorstellbare Möglichkeit „eines Transplantatcarcinoms" stellt ein nicht vertretbares Risiko dar. Im Gegensatz zu unserer primären Konzeption sind fortlaufende Kontrollen der Patienten, also weniger deshalb erforderlich, weil mit dem Ausfall des implantierten Epithelkörperchens zu rechnen wäre, sondern weil nach 1–3 Jahren ein erneutes Ansteigen des Parathormonspiegels möglich sein kann. Unter diesen Umständen muß das Implantat grundsätzlich entfernt werden!

9 Tierexperimentelle Modelle für den primären und sekundären Hyperparathyreoidismus

Mit der Züchtung thymusaplastischer Nagetiere, durch deren T-Lymphocytendefizit die Abstoßung körperfremder Zellen ausbleibt, ist es möglich geworden, menschliches Gewebe auf der Nacktmaus (nu/nu) und Nacktratte (rnu/rnu) zum Wachstum zu bringen [129, 173, 376]. Seit 1968 kennen wir die haarlose Mutante der Maus und seit 1977 die der Ratte, bei denen ohne zusätzliche immunsuppressive Therapie die Gewebeübertragung gelingt [171]. Zahlreiche tierexperimentelle Studien zu Tumorübertragungen vom Menschen auf die Nacktmaus sind bisher bekannt geworden. Unter anderem konnten wir kürzlich erstmals über gelungene Xenotransplantationen von Epithelkörperchentumoren berichten [44, 263, 264].

Mit dem hier vorgestellten tierexperimentellen Modell möchten wir zeigen, daß humanes benignes und malignes Parathyreoideagewebe auf die Nacktmaus und Nacktratte erfolgreich übertragen werden kann. Ein brauchbares tierexperimentelles Modell für den Hyperparathyreoidismus fehlt bisher; unsere Versuchsanordnung soll daher zur Abklärung von bisher unbekannten pathophysiologischen Vorgängen zum Metabolismus des Parathormons, des 1,25-$(OH)_2$-D_3 und anderer Vitamin-D-Metaboliten dienen. Zahlreiche andere Aspekte können auf diese Weise untersucht werden, so z. B. die parathormonbedingten Stoffwechselstörungen (vgl. S. 18). Auch konservative therapeutische Möglichkeiten dieser endokrinen Abnormität können so in vivo experimentell erprobt werden. Besondere Aspekte des induzierten invasiven Gewebewachstums durch die Autotransplantation bzw. durch die Xenotransplantation könnten möglicherweise mit Hilfe der Elektronenoptik und Lichtmikroskopie bzw. Biochemie mit diesem Modell geklärt werden.

9.1 Methodik

Als Empfängertiere der humanen Epithelkörperchentumoren dienten 5–6 Wochen alte Nacktmäuse und Nacktratten eines Mischstamms mit einem Körpergewicht von 25 bzw. 120 g, die von uns gezüchtet wurden. Die Tiere wurden in einer Laminar-flow-Anlage (Altromin) bei konstanter Temperatur (28 ± 1°C) und Luftfeuchtigkeit ($65 \pm 5\%$) in Kunststoffkäfigen auf steriler Unterlage untergebracht. Ernährt wurden die Tiere mit Trockenfutter (Altromin 1324 und C 1006). Dem Trinkwasser, das den Tieren nach Belieben zur Verfügung stand, wurden 300 mg Oxytetracyclin und 300 mg Natriumsorbit beigemengt.

9.2 Xenotransplantation

Die zur Transplantation verwendeten Tumoranteile wurden bei einem 72jährigen Patienten mit Epithelkörperchencarcinom durch operative

Entfernung eines 5 g schweren Rezidivtumors gewonnen. Ein weiterer Epithelkörperchentumor wurde bei einem Patienten aus dem Unteram entfernt (Fehlregenerat), er wog 3,2 g. Nach Tumorentnahme und Bekanntwerden der Gefrierschnittuntersuchung wurden die Tumoranteile zur Xenotransplantation selektiert und in 1–2 mm² große Stücke zerteilt. Die auch makroskopisch vital erscheinenden Tumoranteile wurden in einem carbogenisierten Medium (TCM 199 Difco) bis zur Transplantation aufbewahrt. Innerhalb von 30 min waren die etwa 30–40 mg schweren Transplantate in die Brustdrüse der Empfängertiere implantiert. Die Tumoren wurden auf 8 Empfängertiere (4 Nacktmäuse und 4 Nacktratten) übertragen. 4 Nacktmäuse und ebensoviel Ratten ohne Transplantat dienten als Kontrolle. Weiterhin wurden weitere 8 Tiere, ebenfalls zur Kontrolle, mit Anteilen eines soliden Mammacarcinoms bestückt. Eine immunsuppressive Therapie nach der Xenotransplantation erhielten die Empfängertiere nicht. 3 bis 37 Wochen später wurden die Tiere getötet.

9.3 Untersuchungen zum Nachweis des Hyperparathyreoidismus nach Xenotransplantation

Nach der Tötung der Tiere wurden Blutproben von den Empfängertieren und Kontrollen für Serumcalcium- und Parathormonbestimmung entnommen. Der Gehalt an Calcium des Femurs wurde aus der Knochenasche mit einem Absorptionsspektrometer bestimmt. Die cAMP-Konzentration der Niere und der Tibia wurden ebenfalls bestimmt. Der Hyperparathyreoidismus der Empfängertiere wird durch die folgenden Daten bewiesen (Tabelle 16).

Tabelle 16. Resultate der Xenotransplantation bei thymusaplastischen Nacktmäusen

	Kontrolle	Mammacarcinom	Epithelkörperchencarcinom		Epithelkörperchenadenom	
			He	Kl	Jä	Pr
n	10	7	4	4	4	4
Transplantatwachstum	0	+	+	+	+	+
Osteoporose	0	0	+	+	+	+
%-Ca Knochenasche	45,4 (±1,9)	0,3 (±0)	34,9 (±4,5)	41,0 (±1,4)	42,6 (±1,5)	15 (±3)
PTH (ngeq/ml)	0,5 (±0,2)		4,5 (±2,1)	3,0 (±1,3)	3,0 (±1,4)	5,4 (±0,3)
Serum-Ca (mval/l)	3,7 (±0,2)		5,6 (±0,3)		5,2 (±0,4)	
cAMP-Niere (nmol/g)	1,8 (±0,1)				2,4 (±0,9)	
cAMP-Knochen (nmol/g)	2,2 (±0,9)				3,6 (±1,3)	

x̄ (±SE)

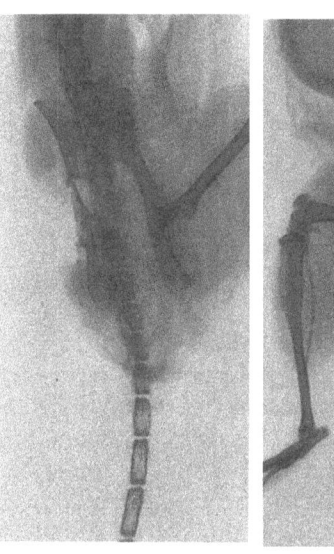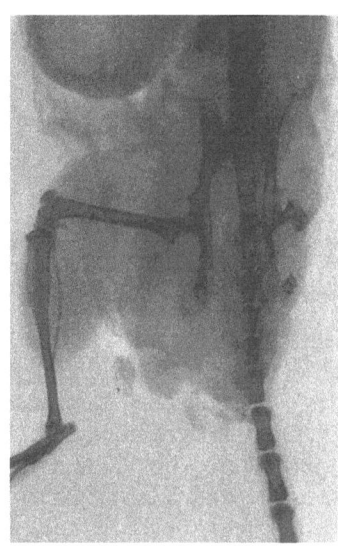

Abb. 96. Röntgenaufnahme (Mammographiegerät) von der Nacktmaus 100 Tage nach Xenotransplantation von humanem Epithelkörperchengewebe (*links*): Entkalkung des Skeletts (Osteoporose), insbesondere der Wirbelkörper. Die Kontrollmaus (*rechts*) weist einen normalen Skelettstatus auf

Die röntgenologischen Zeichen der Osteoporose bestanden bei allen Empfängertieren und nicht bei den Kontroll- und brustdrüsenkrebstragenden Tieren (Abb. 96). Der prozentuale Anteil des Calciums in der Knochenasche lag bei den Kontrolltieren bei 45%, bei den transplantattragenden Tieren zwischen 34 und 41%, also deutlich niedriger. Das radioimmunologisch gemessene Parathormon lag ebenfalls signifikant höher, mit einem Maximum von $15 \pm 2,2$ ngeq/ml bei den Empfängertieren des Fehlregenerats, während die Tiere mit Mammacarcinom und ohne Transplantat einen Durchschnittswert von $0,5 \pm 0,2$ ng eq/ml aufwiesen. Analog verhielt sich auch das Serumcalcium bei den transplantattragenden Tieren, wobei die maximale Konzentration von $5,6 \pm 0,3$ mval/l bei den Empfängertieren vom Epithelkörperchencarcinom registriert wurde. Der cAMP-Gehalt von Niere und Knochen war bei den parathy-reoideaadenomtragenden Tieren ebenfalls deutlich erhöht.

Als interessanter Nebenaspekt des Körperlängenwachstums fiel uns bei der Körperlängenmessung ein signifikanter Unterschied auf. Während Kontroll- und mammacarcinomtragende Tiere eine Körperlänge von Nasenspitze bis Steiß von $8,7 \pm 0,6$ cm und von der Nasenspitze bis zur Schwanzspitze $18,4 \pm 0,5$ cm aufwiesen, zeigten die epithelkörperchencarcinomtragenden Empfängertiere signifikant größere Körpermaße von $9,5 \pm 0,5$ cm bzw. $20,0 \pm 0,5$ cm. Eine Erklärung für dieses Phänomen könnte sein, daß Nager, deren Körperlängenwachstum zeitlebens nicht aufhört, durch die anabole Wirkung des Transplantathormons zu einem vermehrten Körperlängenwachstum angeregt werden.

Bei den wachstumshormonproduzierenden Transplantaten, die wir ebenfalls untersucht hatten, war dieses Phänomen nicht zu beobachten.

10 Resümee

Das Ziel der vorliegenden Monographie war es, für die operative Therapie des Hyperparathyreoidismus eine Grundlage herzustellen. Dabei war es unerläßlich, die vielfältigen Verquikkungen von Klinik, Physiologie und Pathologie bei diesem komplexen Krankheitsbild darzustellen.

Das Wort „Hypercalciämie" zieht sich wie ein roter Faden durch fast alle Kapitel, den komplexen pathophysiologischen Mechanismus des Hyperparathyreoidismus scheinbar simplifizierend. Wir beschrieben eingehend, daß dem nicht so ist. Es wäre aber durchaus im Sinne des Autors, wenn schon allein dem Auftreten des klinischen Symptoms „Hypercalciämie" eine entsprechende differentialdiagnostische Aufmerksamkeit, im Sinne der Möglichkeit eines Hyperparathyreoidismus, zugewendet würde.

Beim Hyperparathyreoidismus dreht sich heute alles um die vereinfachte Diagnostik in der Verdachtssituation (Parathormonbestimmung) und um die operative Therapie zur Heilung des beinahe immer gutartigen Leidens. Wer den Hyperparathyreoidismus verstehen will, muß wissen, in welcher Form er sich manifestiert, worin die Verdachtsmomente bestehen und welche klinischen Zeichen als sicher gelten. Weiterhin muß er wissen, warum und wann der Hyperparathyreoidismus sich typisch oder atypisch klinisch manifestiert. Schließlich wird er sich auch fragen, wie sich jedes einzelne Symptom zum Gesamtbild verhält

und wie der Hyperparathyreoidismus behandelt wird. Wir konnten uns im vorgegebenen Rahmen allerdings nicht mit allen Überlegungen auseinandersetzen, die im Zusammenhang mit dem Hyperparathyreoidismus angestellt worden sind. Bei der stetig wachsenden Zahl von Veröffentlichungen auf diesem Gebiet mußten Akzente gesetzt werden. So haben wir versucht, uns auf die Darstellung der für die chirurgischen Therapie wesentlichsten Momente des Hyperparathyreoidismus zu beschränken. Daß dies nicht leicht fiel, liegt nahe. Der Hyperparathyreoidismus ist eine Erkrankung, die den Chirurgen eingehend zu interessieren hat, denn er kann sie heilen.

Die historischen Aspekte in der Einleitung haben unter anderem auch den didaktischen Sinn zu zeigen, daß frühere Parathyreoidektomien scheitern mußten, weil die Chirurgen insbesondere mit der Pathophysiologie des Krankheitsbildes noch nicht vertraut waren. Auch die topographische Anatomie und der Feinbau der Epithelkörperchen sind für den Chirurgen gleichermaßen wichtig. Die anatomische Basis der chirurgischen Therapie in früheren Werken stammt aus dem Sektionssaal. Jeder Chirurg, der an der Leiche und in vivo Epithelkörperchen präpariert hat, macht die Erfahrung, daß sie sich fast in jeder Hinsicht (Lage, Größe, Farbe, Konsistenz) unterschiedlich präsentieren. Immerhin hat sich ihre Zahl im Zusammenhang mit der steigenden Operationsfrequenz „stabilisiert", d. h. man kann heute mit einiger Sicherheit von 4 Drüsen ausgehen.

Lichtmikroskopisch erkennen wir am normaktiven Epithelkörperchen drei unterschiedliche „Zelltypen". Elektronenmikroskopisch handelt es sich jedoch dabei stets um ein und denselben Zelltyp, der sich in verschiedenen Funktionszuständen darbietet. Diese „Hauptzelle" ist die Produktionsstätte des Parathormons, sie macht einen Funktionscyclus durch, was der Grund für die unterschiedlichen Erscheinungsformen ist. So kann sie sich in der „Ruhephase" als typische dunkle „Hauptzelle", in der Sekretionsphase als typische „wasserhelle" Zelle präsentieren und dazwischen Übergangsformen erkennen lassen.

Die wechselseitige Abhängigkeit von Struktur und Funktion legt es nahe, daß zum Verständnis des Hyperparathyreoidismus Grundkenntnisse über das Parathormon (Synthese, Abbau, Wirkung, Wechselwirkung mit anderen Hormonen) gehören. Der Wirkungsbereich dieses Hormons erstreckt sich über so breite Bereiche, daß die Normalphysiologie teilweise nur sehr global abgehandelt werden konnte. Auch das breite Spektrum des Calciumstoffwechsels konnte hier nicht komplett Berücksichtigung finden.

Bei der Wechselwirkung zwischen Parathormon und Vitamin D fällt der Niere eine Schlüsselrolle zu, beim Vitamin D, u. a. bei seinen wirksamen Metaboliten $1,25\text{-(OH)}_2\text{-D}_3$ und $24,25\text{-(OH)}_2\text{-D}_3$ in zweifacher Hinsicht – als Produktions- wie auch als Erfolgsorgan. Parathormon stimuliert in der Niere die Synthese der D_3-Metaboliten.

Insgesamt läßt sich hierzu hervorheben, daß wir auch beim Parathormon unsere Kenntnis des pathophysiologischen Wirkungsspektrums weitgehend durch die Abklärung der Über- und Unterfunktion gewonnen haben. In diesem Sinne hat auch die tierexperimentelle Reproduktion des Hyperparathyreoidismus sowohl zur Erweiterung des Grundlagenwissens als auch zum Verständnis klinischer Befunde beigetragen. Dies ist umso wichtiger, als es heute den klassischen Morbus Recklinghausen im Sinne der „Ostitis fibrosa cystica generalisata" praktisch bzw. klinisch nicht mehr gibt. Zum Verständnis des klinischen Bildes des „primären Hyperparathyreoidismus", wie er sich heute präsentiert, sind vor allem die früher wenig beobachteten Veränderungen im Vorfeld der Skelettbeteiligung bedeutsam.

Beim sekundären Hyperparathyreoidismus dagegen hat die verlängerte Lebenserwartung der Urämiepatienten zu einer deutlichen Akzentverschiebung auf die Skeleterkrankung geführt. Allerdings sind die Operationsindikationen hier durch Fortschritte der konservativen Therapie eingedämmt worden. Die Autotransplantation bei Urämiepatienten hat wertvolle Erkenntnisse, in einigen Fällen auch gute funktionelle Ergebnisse erbracht, insgesamt gesehen ist sie wegen der von uns beobachteten Risiken jedoch jetzt nicht mehr zu empfehlen. Die operative Therapie ist beim primären Hyperparathyreoidismus das Verfahren der Wahl, beim sekundären Hyperparathyreoidismus die Ultima ratio.

11 Literaturverzeichnis

1. Ackermann, L. V.: Tumors of the parathyroid: Review of 23 cases. Cancer 3, 415 (1950)
2. Ackermann, N. B., Winer, N.: Evaluation of methods for localizing parathyreoid tumors. Am. J. Surg. 122, 699 (1974)
3. Adams, P. H., Jowsey, J.: Bone and mineral metabolism in hyperthyroidism: An experimental study. Endocrinology 81, 735 (1967)
4. Adams, P. H., Jowsey, J., Kelly, P. J.: Effects of hyperthyroidism on bone and mineral metabolism in man. Q. J. Med. 36, 1 (1967)
5. Agus, L. S., Puschett, J. B., Senesky, D., Goldberg, M.: Mode of action of parathyroid hormone and 3,5-monophosphat on renal tubular phosphat reabsorption in the dog. J. Clin. Invest. 50, 617 (1971)
6. Agus, L. S., Gardner, L. B., Beck, L. M., Goldberg, M.: Effects of PTH on renal tubular reabsorption of calcium, sodium, and phosphate. Am. J. Physiol. 224, 1143 (1973)
7. Agus, L. S., Chiu, P. J. S., Goldberg, M.: Regulation of urinary calcium excretion in the rat. Am. J. Physiol. 232, 545 (1977)
8. Albright, F., Reifenstein, E. C., Jr.: The parathyroid glands and metabolic bone disease. Baltimore: Williams & Wilkins 1948
9. Albright, F., Drake, T. G., Salkowich, H. W.: Renal osteitis fibrosa cystica: Report of a case with discussion of metabolic aspects. Bull. John Hopkins Hosp. 60, 377 (1937)
10. Alfrey, A. C., Le Gendre, R. G., Kaehny, W. D.: The dialysis encephalopathy syndrome: Possible aluminium intoxication. N. Engl. J. Med. 294, 184 (1976)
11. Allen, E. M., Singer, F. R., Melamed, D.: Electroencephalographic abnormalities in hypercalcemia. Neurology (Minneap.) 20, 15 (1970)
12. Altenähr, E.: Zur Ultrastructur der Rattenepithelkörperchen bei Normo-, Hyper- und Hypocalcämie. Virchows Arch. [Pathol. Anat.] 351, 122 (1970)
13. Altenähr, E.: Ultrastructural pathology of parathyroid glands. Curr. Top. Pathol. 56, 1 (1972)
14. Altenähr, E., Dammann, H. G.: Über Beziehungen zwischen Zelltyp und Kernstruktur in Epithelkörperchentumoren. Karyologischer Beitrag zur Beurteilung der Malignität. Virchows Arch. [Pathol. Anat.] 352, 111 (1971)
15. Altenähr, E., Saeger, W.: Light and electron microscopy of parathyroid carcinoma, Report of three cases. Virchows Arch. [Pathol. Anat.] 360, 107 (1973)
16. Altenähr, E., Seifert, G.: Ultrastruktureller Vergleich menschlicher Epithelkörperchen bei sekundärem Hyperparathyreoidismus und primären Adenomen. Virchows Arch. [Pathol. Anat.] 353, 60 (1971)
17. Alveryd, A.: Parathyroid glands in thyroid surgery. I Anatomy of parathyroid glands. II Postoperative hypoparathyroidism: Identification and autotransplantation of parathyroid glands. Acta. Chir. Scand. [Suppl.] 389, 1 (1968)
18. Anderson, D. C., Steward, W. K., Piercy, D. M.: Calcifying panniculitis with fat and skin necrosis in a case of uremia with autonomous hyperparathyroidism. Lancet 1968 II, 223

19. Anderson, W. W., Mann, J. B., Kenyon, N., Farrel, J. J., Hills, A. G.: Subtotal parathyroidectomy in azotaemic renal osteodystrophy. N. Engl. J. Med. *268,* 575 (1963)

20. Ardaillov, R., Beaufils, M., Nivez, M. P.: Increased plasma calcitonin in early acute renal failure. Clin. Sci. Mol. Med. *49,* 301 (1975)

21. Arieff, A. I., Amstrong, D. K.: Parathyroid hormone and uremic neurotoxicity: An unproven association. Contrib. Nephrol. *20,* 56 (1980)

22. Arieff, A. I., Massry, S. G.: Calcium metabolism of brain in acute renal failure: Effects of uremia, hemodialysis and parathyroid hormone. J. Clin. Invest. *53,* 387 (1974)

23. Arnaud, C. D.: Hyperparathyroidism and renal failure. Kidney Int. *4,* 89 (1973)

24. Arnaud, C. D.: Parathyreoid hormone: Coming of age in clinical medicine. Am. J. Med. *55,* 577 (1973)

25. Arnaud, C. D., Tenenhous, A. M., Rasmussen, H.: Parathyroid hormone. Ann. Rev. Physiol. *29,* 349 (1967)

26. Arnaud, C. D., Goldsmith, R. S., Bordier, P. J., Sizemore, G. W.: Influence of immunoheterogenity of circulating parathyroid hormone on results of radioimmunoassays of serum in man. Am. J. Med. *56,* 785 (1974)

27. Askar, F. S., Naya, J. L., Smith, E. M.: Parathyroid scanning with 75 Se-selenomethionine and glucagon stimulation. J. Nucl. Med. *12,* 751 (1971)

28. Attie, J. N., Wise, L., Mir, R., Ackermann, L. V.: The rationale against routine subtotal parathyroidectomy for primary hyperparathyroidism. Am. J. Surg. *136,* 437 (1978)

29. Aub, J. C., Bauer, W., Heath, C.: Studies of calcium and phosphorus metabolism. III. Effects of thyroid hormone and thyroid disease. J. Clin. Invest. *7,* 97 (1929)

30. Aurbach, G. D.: Parathyroids. In: Cecil and Loeb textbook of medicine. Beeson, P. B., McDermott, W. (eds.), 14th ed., p. 108. Philadelphia: Saunders 1975

31. Aurbach, G. D., Heath, D. A.: Parathyroid hormone and calcitonin regulation of renal function. Kidney Int. *6,* 331 (1974)

32. Aurbach, G. D., Potts, J. T., Jr.: The parathyroids. In: Advances in metabolic disorders. Levine, R., Luft, R. (eds.), Vol. 1, New York: Academic Press 1964

33. Aurbach, G. D., Marcus, R., Winickaff, R. N.: Urinary excretion of 3′,5′-AMO in syndromes considered refractory to parathyreoid hormone. Metabolism *19,* 799 (1970)

34. Aviolo, L. V.: Intestinal absorption of calcium. Arch. Intern. Med. *129,* 345 (1972)

35. Aviolo, L. V., Teitelbaum, S. L.: The renal osteodystrophies. In: The kidney. Brenner, Rector (eds.), vol. 2, p. 1542. Philadelphia: Saunders 1976

36. Aviolo, L. V., Birge, S., Lee, S. W., Slatopolsky, E.: The metabolic fate of vitamin D_3–^3H in chronic renal failure. J. Clin. Invest. *47,* 2239 (1968)

37. Avram, M. M., Feinfeld, D. A., Huartuco, A. M.: Search for the uremic toxin. Decreased motor nerve conduction relocytic and elevated parathyroid hormone in uremia. N. Engl. J. Med. *298,* 1000 (1978)

38. Avram, M. M., Iancu, M., Morrow, P.: Uremic syndrome in man. New evidence for parathormone as a multisystem neurotoxin. Clin. Nephrol. *2,* 59 (1979)

39. Baker, L. R. I., Ackrill, P., Catell, W. R., Stamp, T. C. B., Watson, L.: Iatrogenic osteomalacia and myopathy due to phosphate depletion. Br. Med. J. 150 (1974) I

40. Bardley, E. L. III, McGarity, W. C.: Surgical evaluation of parathyroid arteriography. Am. J. Surg. *126,* 67 (1973)

41. Barnes, B. A., Cope, O.: Carcinoma of the parathyroid glands. J.A.M.A. *178,* 556 (1961)

42. Bartlell, R. C., Myall, R. W. T., Bean, L. R., Mandelsstamm, P. A.: A neuropolyendocrine syndrome: Mucosa neuromas pheochromocytoma and medullary carcinoma. Oral Surg. *31,* 206 (1971)

43. Bartsch, G.: Elektronenmikroskopische Untersuchungen von Epithelkör-

perchen bei primärem Hyperparathyreoidismus. Verh. Dtsch. Ges. Pathol. *54*, 682 (1970)

44. Bastert, G., Steinau, U., Eichholz, H., Fortmeyer, H. P., Usadel, K. H., Althoff, P. H., Schwedes, U., Klempa, I., Schmidt-Mathiesen, H.: Xenografts of human fetal pituitaries in nude rats (Epigastric pouching technique). Acta Endocrinol. (Copenh.) *214*, 205 (1979)

45. Bauer, W., Federman, D. D.: Hyperparathyroidism epitomized: The case of captain Charles E. Martell. Metabolism *11*, 21 (1962)

46. Beazley, R. M., Costa, J., Ketcham, A. S.: Reoperative parathyroid surgery. Am. J. Surg. *130*, 427 (1975)

47. Berl, T., Berns, A. S., Huffer, W. E., Alfrey, A. C., Arnaud, D. D., Schrier, R. R.: Controlled trial of the effects of 1,25-dihydroxycholecarcithol in patients treated with regular dialysis. Contrib. Nephrol. *18*, 78 (1980)

48. Berson, S. A., Yalow, R. S.: Parathyroid hormone in plasma in adenomatous hyperparathyroidism, uremia and bronchogenic carcinoma. Science *154*, 907 (1966)

49. Berson, S. A., Yalow, R. S.: Immunochemical heterogenity of parathyroid hormone in plasma. J. Clin. Endocrinol. Metab. *28*, 1037 (1968)

50. Bilezikian, J. P., Doppman, J. L., Schimkin, P. M., Powell, D., Wells, S. A., Heath, D. A., Ketham, A. S., Monchik, J., Mallette, L. E., Potts, J. T., Aurbach, G. D.: Preoperative localization of abnormal parathyroid tissue: Cumulative experience with venous sampling and arteriography. Am. J. Med. *55*, 505 (1973)

51. Birge, S.: Vitamin D, muscle and phosphate homeostasis. Mineral electrolyte. Metabolism *1*, 57 (1978)

53. Black, B. M.: Hyperparathyroidism. Springfield, Ill. Thomas: 1953

54. Black, B. M.: The pathology and surgery of the parathyroid glands. In: The parathyroids. Greep, R. O., Talmage, R. V. (eds.), p. 235. Springfield, Ill.: Thomas 1961

55. Black, B. M., Utley, J. R.: The differential diagnosis of parathyreoid adenoma and chief-cell hyperplasia. Am. J. Clin. Pathol. *49*, 761 (1968)

56. Black, W. C.: Correlative light and electron microscopy in primary hyperparathyroidism. Arch. Pathol. *88*, 225 (1969)

57. Black, W. C., Haff, R. C.: The surgical pathology of parathyroid chief-cell hyperplasia. Am. J. Clin. Pathol. *53*, 565 (1970)

58. Black, W. C. III., Utley, J. R.: The differential diagnosis of parathyroid adenoma and chief-cell hyperplasia. Am. J. Clin. Pathol. *99*, 761 (1968)

59. Black, W. C., Slatopolsky, E., Elkan, J., Hoffstein, P.: Parathyroid morphology in suppressible and nonsuppressible renal hyperparathyroidism. Lab. Invest. *23*, 497 (1970)

60. Block, M. A., Greenwald, K., Horn, R. C., Jr., Frame, B.: Involvement of multiple parathyroids in hyperparathyroidism. Am. J. Surg. *114*, 530 (1967)

62. Block, M. A., Jackson, C. E., Taschjian, A. H., Jr.: Management of parathyroid glands in surgery for medullary thyroid carcinoma. Arch. Surg. *110*, 617 (1975)

63. Block, M. A., Frame, B., Jackson, C. E., Parfitt, A. M., Horn, R. C.: Primary diffuse microscopical hyperplasia of the parathyroid glands. Arch. Surg. *111*, 348 (1976)

64. Boonstra, C. E., Jackson, C. E.: Hyperparathyreoidism detected by routine serum calcium analysis. Ann. Intern. Med. *63*, 468 (1965)

65. Bordier, P. J., Tun-Chot, S., Eastwood, J. B., Fournier, A., De Wardener, H. E.: Lack of histological evidence of vitamin D abnormality in the bones of anephric patients. Clin. Sci. *44*, 33 (1973)

66. Bordier, P. J., Marie, P. J., Arnaud, C. D.: Evolution of renal osteodystrophy: Correlation of bone histomorphometry and serum mineral and immunoreactive parathyroid hormone values before and after treatment with calcium carbonate or 25-hydroxychole calciferol. Kidney Int. [Suppl.] *7*, 102 (1975)

67. Bordier, P. J., Rasmussen, H., Marie, P. J., Miravet, L., Gueris, J., Ryckwaert, A.: Vitamin D metabolites and bone mineralisation in man. J. Clin. Endocrinol. Metab. *46,* 284 (1978)

68. Bradley, E. L., Wells, J. O.: Changing surgical indications in azotaemic secondary hyperparathyroidism. Am. Surg. *41,* 358 (1975)

69. Bradshaw, H. H.: Longterm results in patients with parathyroid surgery. Ann. Surg. *160,* 1017 (1964)

70. Brennan, M. F., Brown, E. M., Marx, S. J., Spiegel, A. M., Broadus, A. E., Doppman, J. L., Webber, B., Path, F. F., Aurbach, G. D.: Recurrent hyperparathyroidism from an autotransplanted parathyroid adenoma. N. Engl. J. Med. *229,* 1057 (1978)

71. Brickman, A. S., Coburn, J. W., Norman, A. W.: Action of 1,25-dihydroxycholecalciferol, a potent, kidney produced metabolite of vitamine D₃ in uremic man. N. Engl. J. Med. *287,* 891 (1972)

72. Brickman, A. S., Hartenbower, D. L., Norman, A. W., Coburn, J. W.: Actions of 1 hydroxy-vitamin D₃ and 1,25 dihydroxy-vitamin D₃ on mineral metabolism in man. I. Effects on net absorption of phosphorus. Am. J. Clin. Nutr. *30,* 1064 (1977)

73. Brickman, A. S., Coburn, J. W., Sherrard, D. J., Wong, E. G. C., Norman, A. W., Singer, F. R.: Clinical effects of 1,25-dihydroxy-vitamin D₃ in uremic patients with overt osteodystrophy. Contrib. Nephrol. *18,* 29 (1980)

74. Broadus, A. E., Deftos, L. J., Bartter, F. C.: Effects of the intravenous administration of calcium on nephrogenous cyclic AMP: Use as a parathyroid suppression test. J. Clin. Endocrinol. Metab. *46,* 477 (1978)

75. Brünner, H., Pross, E.: Diagnostische Schwierigkeiten beim primären Hyperparathyreoidismus. Münch. Med. Wochenschr. *114,* 241 (1972)

76. Bruining, H. A.: Surgical treatment of hyperparathyreoidismus. Assen: Van Gorcum 1971

77. Bruining, H. A.: Surgical treatment of hyperparathyreoidismus with an analysis of 267 cases. Springfield, Ill.: Thomas 1971

78. Brumbach, P. F., Hughes, M. R., Haussler, M. R.: Cytoplasmic and nuclear binding components for 1-alpha, 25-dihydroxy vitamin D₃ in chick parathyroid glands. Proc. Natl. Acad. Sci. USA *72,* 4871 (1975)

79. Cady, B.: Neck exploration for hyperparathyroidism. Surg. Clin. North. Am. *53,* 782 (1973)

80. Cameron, E. C., Prior, J. C., Ballon, M. S.: Hemodialysis patients with a unique mineralizing defect uniresponsive to 1,25-dihydroxycholecalciferol. Contrib. Nephrol. *18,* 162 (1980)

81. Cantenbury, J. M., Reiss, E.: Multiple immunoreactive molecular forms of parathyroid hormone in human serum. Proc. Soc. Exp. Biol. Med. *140,* 1393 (1972)

82. Cantenbury, J. M., Levey, G. S., Reiss, E.: Activation of renal cortical adenylate cyclase by circulating immunoreactive parathyroid fragments. J. Clin. Invest. *52,* 524 (1973)

83. Cantenbury, J. M., Lerman, S., Claflin, A. J., Henry, M., Norman, A., Reiss, E.: Inhibition of parathyroid hormone secretion by 25-hydroxycholecalciferol in the dog. J. Clin. Invest. *61,* 1371 (1978)

84. Cantenbury, J. M., Lerman, S., Claflin, A. J., Henry, H., Norman, A. W., Reiss, E.: Effects of vitamin D metabolites on parathyroid secretion. J. Clin. Invest. *61,* 1375 (1978)

85. Cantin, M.: Kidney, parathyroid and lipemia. Lab. Invest. *14,* 1691 (1965)

86. Care, A. D., Copper, C. W., Duncan, T., Orimo, M.: A study of thyrocalcitonin secretion by direct measurement of in vivo secretion rates in pigs. Endocrinology *83,* 161 (1968)

87. Castleman, B., Mallory, T. B.: The pathology of the parathyroid gland in hyperparathyroidism. Am. J. Pathol. *11,* 1 (1935)

88. Castleman, B., Schantz, A., Roth, S. I.: Parathyroid hyperplasia in primary hyperparathyroidism. A review of 85 cases. Cancer *38,* 1668 (1976)

89. Chase, L. R., Aurbach, G. D.: Cyclic AMP and the mechanism of action of

parathyroid hormone. In: Proceedings of the third parathyroid conference, parathyroid hormone and thyrocalcitonin (calcitonin). Talmage, R. V., Munson, P. L. (eds.) p. 247. Amsterdam: Excerpta Medica 1968

90. Chatterjee, S. N., Massry, S. G., Friedler, R. M., Singer, F. R., Berne, T. V.: The high incidence of persistent secondary hyperparathyroidism after renal homotransplantation. Surg. Gynecol. Obstet. *143,* 440 (1976)

91. Chatterjee, S. N., Friedler, R. M., Berne, T. V., Oldham, S. G., Singer, F. R., Massry, S. G.: Persistent hypercalcemia after successful renal transplantation. Nephron *17,* 1 (1976)

92. Chen, T. C., Castillo, L., Koricka-Dahl, M., De Luca, H. F.: Role of vitamin D metabolites in phosphate. Transport of vat intestine. J. Nutr. *104,* 1056 (1974)

93. Chertow, B. S., Bayling, D. J., Wergedal, J. E., Su, M. H. H., Norman, A. W.: Decrease in serum iPTH and vat in PTH secretion in vitro by 1,25 dihydroxycholecalciferol. J. Clin. Invest. *56,* 668 (1975)

94. Chesney, R. W., Moorthy, V., Eisman, J. A., Jax, D. K., Mazess, R. B., De Luca, H. F.: Increased growth after long-term oral 11,25 vitamin D_3 in childhood renal osteodystrophy. N. Engl. J. Med. *298,* 238 (1978)

95. Chesney, R. W., Hamstra, A., Jax, D. K., Mazess, R. B., De Luca, H. F.: Influence of long term oral 1,25 dihydroxyvitamin D in childhood renal osteodystrophy. Contrib. Nephrol. *18,* 55 (1980)

96. Cholod, F. G., Haust, M. D., Hudson, A. J., Lewis, F. M.: Myopathy in primary familial hyperparathyroidism. Am. J. Med. *48,* 700 (1970)

97. Christensson, T.: Hyperparathyroidism and radiation therapy. Ann. Intern. Med. *89,* 216 (1978)

98. Christensson, T., Einarsson, K.: Serum lipids before and after parathyroidectomy in patients with primary hyperparathyroidism. Clin. Chim. Acta *78,* 411 (1977)

99. Christensson, T., Hellström, K., Wengle, B.: Blood pressure in subjects with hypercalcemia and primary hyperparathyroidism defected in a health screening. Eur. J. Clin. Invest. *57,* 109 (1977)

100. Christiansen, C., Rodbro, P., Nielsen, C. T.: Iatrogenic osteomalacia in epileptic children. A controlled therapeutic trial. Acta Paediatr. Scand. *64,* 219 (1975)

101. Clark, O. H., Goldman, D.: Prophylactic subtotal parathyroidectomy should be discouraged. In: Controversy in surgery. Varco, R. L., Delaney, J. P. (eds.), p. 88. Philadelphia: Saunders 1976

102. Clark, O. H., Taylor, S.: Persistent and recurrent hyperparathyroidism. Rev. Surg. *30,* 299 (1973)

103. Clark, O. H., Way, L. W., Hunt, T. K.: Recurrent hyperparathyroidism. Ann. Surg. *184,* 391 (1976)

104. Clarkson, E. M., Eastwood, J. B., Koutsaimanis, K. G., Wardener, H. W.: Net intestinal absorption of calcium in patients with chronic renal failure. Kidney Int. *3,* 258 (1973)

105. Coburn, J. W.: Renal osteodystrophy. Kidney Int. *17,* 677 (1980)

106. Coburn, J. W., Koppel, M. H., Brickman, A. S., Massry, S. G.: Study of intestinal absorption of calcium in patients with renal failure. Kidney Int. *3,* 264 (1973)

107. Coburn, J. W., Brickman, A. S., Sherrard, D. J., Singer, F. R., Wong, E. G. C., Baylink, D. J., Norman, A. W.: Use of 1,25 $(OH)_2$ vitamin D_3 to separate "types" of renal osteodystrophy. Proc. Eur. Dial. Transplant. Assoc. *14,* 442 (1977)

108. Coburn, J. W., Brickman, A. S., Sherrard, D. J., Singer, F. R., Baylink, D. J., Wong, E. G. C., Massry, S. G., Norman, A. W.: Clinical efficacy of 1,25 dihydroxyvitamin D_3 in renal osteodystrophy. In: Vitamin D: Biochemical, chemical and clinical aspects released to calcium metabolism. Norman, A. W., Schäfer, K., Coburn, J. W., De Luca, H. F., Fraser, D., Grigoleit, H. G., Herrath, D. V. (eds.) p. 657. Berlin, New York: de Gruyter 1977

109. Coburn, J. W., Sherrard, D. J., Brickman, A. S., Wong, E. G. C., Norman,

A. W., Singer, F. R.: A skeletal mineralizing defect in dialysis patients. A syndrome resembling osteomalacia but unrelated to vitamin D. Contrib. Nephrol. *18*, 172 (1980)

110. Cogan, M. G., Covey, C. M., Arieff, A. I., Wisniewski, A., Clark, O. H.: Central nervous system – manifestations of hyperparathyreodism. Am. J. Med. *65*, 963 (1978)

111. Cooper, J. D., Lazarowitz, V. C., Arieff, A. I.: Neurodiagnostic abnormalities in patients with acute renal failure. Evidence of neurotoxicity of parathyroid hormone. J. Clin. Invest. *61*, 1448

112. Cope, O.: The occurrence of parathyroids in the anterior mediastinum and the division of the operation into two stages. Ann. Surg. *114*, 706 (1941)

113. Cope, O.: Hyperparathyreoidism: Diagnosis and management. Am. J. Surg. *99*, 394 (1960)

114. Cope, O.: The story of hyperparathyroidism at the Massachusetts General Hospital. N. Engl. J. Med. *274*, 1174 (1966)

115. Cope, O.: Hyperparathyroidism – too little, too much surgery? N. Engl. J. Med. *295*, 100 (1976)

116. Cope, O., Nardi, G. L., Castleman, B.: Carcinoma of the parathyroid glands: 4 cases among 148 patients with hyperparathyreoidism. Ann. Surg. *138*, 661 (1953)

117. Cope, O., Keynes, W. M., Roth, S. I., Castleman, B.: Primary chief-cell hyperplasia of the parathyroid glands: A new entity in the surgery of hyperparathyroidism. Ann. Surg. *148*, 375 (1958)

118. Copp, D. H.: Calcitonin: Comparative endocrinology. In: Endocrinology. De Groot, L. J. (ed.), pp. 637. New York, San Francisco, London: Grune & Stratton 1979

119. Copp, D. H., Cameron, E. C.: Demonstration of a hypocalcemic factor (calcitonin) in commercial parathyroid extract. Science *134*, 2038 (1961)

120. Copp, D. H., Cheney, B. A.: Calcitonin – a hormone from the parathyroid which lowers the calcium of the blood. Nature *193*, 381 (1962)

121. Counts, S. J., Baylink, D. J., Shen, F. H.: Vitamin D intoxication in an anephric child. Ann. Intern. Med. *82*, 196 (1975)

122. Cundy, T., Heynen, G., Paton, S., Ledingham, J. G. G., Russel, R. G. G., Oliver, D. O., Kanis, J. A.: Biological activity of endogenous calcitonin in patients with osteitis fibrosa and chronic renal failure. Proc. Eur. Dial. Transplant. Assoc. *15*, 524 (1978)

123. Curry, O. B., Basten, J. F., Francis, M. J. O., Smith, R.: Calcium uptake by sarcoplasmic reticulum of muscle from vitamin D-deficient rabbits. Nature *249*, 83 (1974)

124. Cutler, R. E., Reiss, E., Ackermann, L. V.: Familiar hyperparathyroidism. A kindred involving eleven cases with a discussion of primary chief-cell hyperplasia. N. Engl. J. Med. *15*, 859 (1964)

125. D'Amour, P., Serge, G. V., Roth, S. I., Potts, J. T. Jr.: Analysis of parathyreoid hormone and its fragments in rat tissues. J. Clin. Invest. *63*, 89 (1979)

126. Danisch, F.: Die Epithelkörperchen. Frankf. Z. Pathol. *30*, 443 (1924)

127. Davies, D. R.: Parathyreoid disease. Ann. R. Coll. Surg. Engl. *39*, 145 (1966)

128. Davies, D. R.: The surgery of primary hyperparathyreoidism. Clin. Endocrinol. Metab. *3*, 353 (1974)

129. Davies, D. R., Shaw, D. G., Ives, D. R., Thomas, B. M., Watson, L.: Selective venous catheterisation and radioimmunoassay of parathyreoid hormone in the diagnosis and localisation of parathyreoid tumors. Lancet *1973* I, 1079

130. Dean, R. F. A., McCaine, R. A.: Phosphate clearances in infants and adults. J. Physiol. (Lond.) *107*, 182 (1948)

131. Deftos, L. J.: An immunoassay for human calcitonin I: The method. Metabolism *20*, 1122 (1971)

132. Deftos, L. J.: Parathyreoid hormone. In: Jaffe, Behrman (eds.). Methods of hormone radioimmunoassay, p. 231. New York: Academic Press 1974

133. De Fronzo, R. A.: The effect of insulin on renal handling of sodium, potassium, calcium and phosphate in man. J. Clin. Invest. *55*, 845 (1975)

134. Delling, G.: Endokrine Osteopathien. Veröff. Pathol. *98* (1975)

135. Delling, G., Schulz, A., Schulz, W.: Morphologische Klassifikation der renalen Osteopathie. Melsunger Med. Mitt. *49*, 133 (1975)

136. Delling, G., Lühlmann, H., Bulla, M., Fuchs, C., Henning, J. H. V., Jansen, J. L. J., Kohnle, W., Schulz, W.: The action of 1,25 (OH)$_2$ D$_3$ on turn over kinetic remodeling surfaces and structure of trabecular bone in chronic renal failure. Contrib. Nephrol. *18*, 105 (1980)

137. De Luca, H. F.: Regulation of vitamin D metabolism: A new aspect of calcium homeostasis. Calcif. Tissue. Res. *17*, 29 (1972)

138. De Luca, H. F.: Recent advances in our understanding of the vitamin D endocrine system. J. Lab. Clin. Med. *87*, 1 (1976)

139. De Luca, H. F., Aviolo, L. V.: Treatment of renal osteodystrophy with 25-hydroxycolecalciferol. Arch. Intern. Med. *126*, 896 (1970)

140. De Luca, H. F., Schnoes, H. K.: Metabolism and mechanism of action of vitamin D. Rev. Biochem. *58*, 631 (1976)

141. De Luca, H. F., Schnoes, H. K.: Recent advances in our understanding of the metabolism and mechanism of action of 1,25-dihydroxyvitamin D$_3$ In: Endocrinology of calcium metabolism. Copp, D. M., Talmage, R. V. (eds.), p. 178. Amsterdam: Excerpta Medica 1978

142. Dent, C. E., Harper, C. M.: Plasma alkaline-phosphatase in normal adults and in patients with primary hyperparathyreoidism. Lancet *1962 I*, 559

143. Dent, C. E., Watson, L.: Hyperparathyreoidism and sarcoidosis. Br. Med. J. *1966 I*, 646

144. Dent, C. E., Harper, C. M., Philpot, G. R.: The treatment of renal glomerular osteodystrophy. Q. J. Med. *30*, 1 (1961)

145. Dent, C. E., Jones, P. E., Mulian, D. P.: Masked primary (or terdiary) hyperparathyreoidism. Lancet *1975 I*, 1161

146. Di Bella, F. P., Kehrwald, J. M., Laaskso, K., Zitzner, L.: Parathyrin radioimmunoassay. Diagnostic utility of antisera produced against carboxyl-terminal fragments of the hormone from the human. Clin. Chem. *24*, 451 (1978)

147. Doerr, W.: Pathogenese der akuten und chronischen Pankreatitis. Verh. Dtsch. Ges. Inn. Med. *70*, 718 (1964)

148. Doppman, J. L., Hammond, W. G.: The anatomic basis of parathyreoid venous sampling. Radiology *95*, 603 (1970)

149. Doppman, J. L., Hammond, W. G., Melson, G. L., Ketcham, A. S.: Staining of parathyroid adenomas by selective ateriography. Radiology *92*, 527 (1969)

150. Dragstedt, L. R.: A concept of the etiology of gastric and duodenal ulcers. Gastroenterology *30*, 208 (1956)

151. Duarpe, C. G., Winacker, J. L., Becker, K. L.: Thiazide-induced hypercalcemia. N. Engl. J. Med. *284*, 828 (1971)

152. Eastwood, J. B., Bordier, P. J., De Wardener, H. E.: Comparison of the effect of vitamin D and calciumcarbonate in renal osteomalacia. Q. J. Med. *40*, 569 (1971)

153. Eder, M.: Morphologische Untersuchungen über herdförmige Epithelkörperchenhyperplasien. Virchows Arch. [Pathol. Anat.] *334*, 324 (1961)

154. Edis, A. J., Ajala, L. A., Egdahl, R. M.: Manual of endocrine surgery. Berlin, Heidelberg, New York: Springer 1975

155. Edis, A. J., Beahrs, O. M., van Heerden, J. A., Akwapi, O. E.: "Conservative" versus "liberal" approach to parathyreoid neck exploration. Surgery *82*, 688 (1977)

156. Edkins, J. S.: On the chemical mechanism of gastric secretion. Proc. R. Soc. Lond. [Biol.] *76*, 376 (1905)

157. Eger, W., van Lessen, H.: Beiträge zu einer funktionellen Deutung der Zelltypen menschlicher Epithelkörperchen mit Wertung ihres Verhaltens bei einzelnen Krankheitszuständen. Beitr. Pathol. Anat. *114*, 323 (1954)

158. Eisen, M., Busse, K., Beyer, J., Grabs, V., Happ, J., Schäfer, R.: Familiärer primärer Hyperparathyreoidismus. Dtsch. Med. Wochenschr. *99*, 1128 (1974)

159. Ellis, H. A., Pierides, A. M., Feest, T. G., Ward, M. K., Kerr, D. N. S.: Histopathology of renal osteodystrophy with particular reference to the effects of 1 alpha-hydroxyvitamin D_3 in patients treated by long-term haemodialysis. Clin. Endocrinol. (Oxf.) 7, 31 (1977)

160. Ellis, J. T., Barr, D. P.: Metastasing carcinoma of the parathyroid gland with osteitis fibrosa cystica and extensive calcinosis. Am. J. Pathol. 27, 383 (1950)

161. Ellis, M. A., Peart, K. M.: Azotaemic renal osteodystrophy. A quantitative study on iliac bone. J. Clin. Pathol. 26, 83 (1973)

162. Ellis, M. A., McCarthy, J. M., Herrington, J.: Bone aluminium in hemodialysed patients and in rats injected with aluminium chloride relationship to impaired bone mineralization. J. Clin. Pathol. 32, 832 (1979)

163. Epstein, F. M.: Bone and mineral metabolism in hyperparathyreoidism. Ann. Intern. Med. 68, 490 (1968)

164. Epstein, F. M., Freedman, L. R., Levitin, M.: Hypercalcemia, nephrocalcinosis and reversible renal insufficiency associate with hyperparathyreoidism. N. Engl. J. Med. 258, 782 (1958)

165. Erdheim, J.: Über Schilddrüsenaplasie. II. Geschwülste des Ductus thyreoglossus. III. Über einige Kiementervate. Beitr. Pathol. Anat. 35, 366 (1904)

166. Erdheim, J.: Tetania parathyreopriva. Mitt. Grenzgeb. Med. Chir. 16, 632 (1906)

167. Esselstyn, C. B., Jr., Levin, H. S., Eversman, J. J.: Reappraisal of parathyreoid pathology in hyperparathyreoidism. Surg. Clin. North Am. 54, 443 (1974)

168. Faccini, J. M.: The ultrastructure of parathyreoid glands removed from patients with primary hyperparathyroidism: A report of 40 cases, including four carcinomata. J. Pathol. 102, 189 (1970)

169. Feind, C. R.: Re-exploration for parathyroid adenoma. Am. J. Surg. 108, 543 (1964)

170. Fetter, A. W., Capen, C. C.: The ultrastructure of the parathyroid glands in young pigs. Acta Anat. (Basel) 75, 359 (1970)

171. Festing, M. F. W., May, D., Connors, T. A., Lowell, D., Sparrow, S.: An atymic nude mutation in the rat. Nature 274, 365 (1978)

172. Findley, T., Moore, J. D., Brackney, E. L.: Subtotal parathyreoidectomy for renal osteodystrophy treated by subtotal parathyreoidectomy. Am. J. Med. 46, 930 (1969)

173. Fink, W. J., Finfrock, J. D.: Fatalae hyperparathyroid crisis associated with pancreatitis. Am. Surg. 27, 424

174. Follis, R. H., Jr.: Renal rickets and osteoitis fibrosa in children and adolescents. Bull. Johns Hopkins Hosp. 87, 593 (1950)

175. Follis, R. H., Jackson, D. A.: Renal osteomalacia and osteitis fibrosa in adults. Bull. Johns Hopkins Hosp. 72, 232 (1943)

176. Frame, B., Parfitt, A. M.: Osteomalacia: Current concepts. Ann. Intern. Med. 89, 966 (1978)

177. Fraser, D. R., Kodicek, E.: Unique biosynthesis by kidney of a biologically active vitamin D metabolite. Nature 228, 764 (1970)

178. Frei, U., Klempa, I., Fassbinder, W., Koch, K. M.: Totale Parathyreoidektomie und Autotransplantation des Epithelkörperchens in der Therapie des azotämischen, sekundären Hyperparathyreoidismus. Verh. Dtsch. Ges. Inn. Med. 83, 1315 (1978)

179. Frei, U., Fassbinder, W., Klempa, I., Röttger, P., Koch, K. M.: Tumorähnliche Entwicklung eines Parathyreoidea-Autotransplantates nach totaler Parathyreoidektomie bei sekundärem, azotämischen Hyperparathyreoidismus. Verh. Dtsch. Ges. Inn. Med. 85, 982 (1979)

180. Freitag, J., Martin, K. J., Hruska, K. A.: Impared parathyroid hormone metabolism in patients with chronic renal failure. N. Engl. J. Med. 298, 29 (1978)

181. Frost, H. M.: Bone remodelling dynamics. Springfield/Ill.: Thomas 1963

182. Frost, H. M.: Tetracycline-based histological analysis of bone remodelling. Calcif. Tissue Res. 3, 211 (1969)

183. Fuchs, C., Paschen, K., Spieckermann, P. G., Westberg, C. von: Bestimmung des ionisierten Calciums im Serum mit einer ionenselektiven Durchflußelektrode: Methodik und Normalwerte. Klin. Wochenschr. *50,* 824 (1972)

184. Gadrat, J., Monnier, J., Ribet, A., Izard, J.: Pancréatite calcifiante et hyperparathyreoitie. Bull. Soc. Med. Hop. Paris *77,* 827 (1961)

185. Gallagher, J. C., Riggs, B. L., Jerpbak, C. M., Arnaud, C. D.: The effect of age on serum immunoreactive parathyroid hormone in normal and osteoporotic women. J. Lab. Clin. Med. *95,* 373 (1980)

186. Garner, A., Ball, J.: Quantitative observations on mineralized and unmineralized bone in chronic renal azotemia and intestinae malabsorption syndrome. J. Pathol. Bacteriol. *91,* 545 (1966)

187. Geis, W. P., Popovotzer, M. M., Halgrimson, C. C., Groth, C. G., Starzl, T. E.: The diagnosis and treatment of hyperparathyreoidism after renal transplantation. Surg. Gynecol. Obstet. *137,* 997 (1973)

188. Gill, G., Paltta, J., Kasharian, M., Kessner, D., Epstein, F. M.: Physiologic studies in renal osteodystrophy treated by subtotal parathyreoidectomy. Am. J. Med. *46,* 930 (1969)

189. Gilmour, J. R.: The gross anatomy of the parathyroid glands. J. Pathol. Bacteriol. *46,* 133 (1938)

190. Gilmour, J. R.: The normal history of the parathyroid gland. J. Pathol. Bacteriol. *48,* 187 (1939)

191. Gilmour, J. R., Martin, W. J.: The weight of the parathyroid glands. J. Pathol. Bacteriol. *44,* 431 (1937)

192. Gipstein, R. H., Coburn, J. W., Adams, D. A., Lee, D. B. N., Parsa, K. P., Sellers, A., Suki, W. N., Massry, G. G.: Calciphylaxis in man: A syndrome of tissue necrosis and vascular calcification in 11 patients with chronic renal disease. Arch. Intern. Med. *136,* 1273 (1976)

193. Goepfert, H., Smart, C. R., Rochlin, D. B.: Metastatic parathyroid carcinoma and hormonal chemotherapy. Ann. Surg. *164,* 917 (1966)

194. Golden, A., Canary, J. J., Kerwin, D. M.: Concurrence of hyperplasia and neoplasia of the parathyroid glands. Am. J. Med. *38,* 562 (1965)

195. Goldsmith, R. S.: Primary role of plasma hydrocortisone concentration in the regulation of the normal forenoon pattern of urinary phosphate excretion. J. Clin. Endocrinol. Metab. *25,* 1649 (1965)

196. Goldsmith, R. S., Furszyfer, J., Johnson, W. J., Fournier, A. E., Arnaud, C. D.: Control of secondary hyperparathyreoidism during longterm haemodialysis. Am. J. Med. *50,* 692 (1971)

197. Goldsmith, R. S., Johnson, W. J., Arnaud, C. D.: The hyperparathyreoidism on renal failure: Pathophysiology and treatment. Clin. Endocrinol. Metab. *3,* 305 (1974)

198. Goldsmith, R. S., Furszyfer, J., Johnson, W. J., Fournier, A., Arnaud, C. D.: Control of secondary hyperparathyreoidism in the treatment of renal osteodystrophy. Arch. Surg. *101,* 181 (1976)

199. Goldstein, D. A., Massry, S. G.: Parathyreoid hormone, uremia and the nervous system. Contrib. Nephrol. *20,* 73 (1980)

200. Goldstein, D. A., Malluche, H. H., Massry, S. G.: Long-term effects of 1,25-$(OH)_2D_3$ on clinical and biochemical derangements of divalent ions in dialysis patients. Contrib. Nephrol. *18,* 42 (1979)

201. Grant, M. E., Prockop, D. J.: The biosynthesis of collagen. N. Engl. J. Med. *286,* 242, 291 (1972)

202. Gray, H.: Anatomy descriptive and applied. London, New York, Toronto: Longman 1932

203. Gray, S. W., Skandalakis, J. E.: Embryology for surgeons: The embryological basis for the treatment of congenitae defects. Philadelphia: Saunders 1972

204. Gregory, R. A.: Gastrin – the natural history of a peptite hormone. Harvey Lect. *64,* 121 (1968–1969)

205. Grossmann, M. I.: Gastrin and its activities. Nature *228,* 1147 (1970)

206. Habener, J. F.: Parathyroid hormon biosynthesis. Endocrinology. De Groot, L. J. (ed.), p. 599. New York, San Francisco, London: Grune & Stratton 1979

207. Habener, J. F., Potts, J. T., Jr.: Clinical features of primary hyperparathyreoidism. Endocrinology *99*, 693 (1973)

208. Habener, J. F., Potts, J. T., Jr.: Diagnosis and differentialdiagnosis of hyperparathyreoidisms. In: Endocrinology. De Groot, L. J. (ed.), p. 703. New York, San Francisco, London: Grune & Stratton 1973

209. Habener, J. F., Potts, J. T., Jr.: Biosynthesis of parathyroid hormone. N. Engl. J. Med. *299*, 580 (1978)

210. Habener, J. F., Powell, D., Murray, T. M., Mayer, G. P., Potts, J. T., Jr.: Parathyroid, hormone, secretion and metabolism in vivo. Proc. Natl. Acad. Sci. USA *68*, 2986 (1971)

211. Habener, J. F., Kemper, B., Potts, J. T., Jr.: Calcium-dependent intracellular degradation of parathyroid hormone. A possible mechanism for the regulation of hormone stores. Endocrinology *97*, 431 (1975)

212. Haden, R. M. G.: Phosphate excretion and parathyroid function in thyrotoxicosis. J. Endocrinol. *28*, 281 (1964)

213. Haff. R. C., Amstrong, R. G.: Trends in the current management of primary hyperparathyreoidism. Surgery *75*, 715 (1974)

214. Haff, R. C., Black, W. C., Ballinger, W. F.: Primary hyperparathyreoidism: Changing clinical surgical and pathologic aspects. Ann. Surg. *171*, 85 (1970)

215. Hahn, T. J.: Bone complications of anticonvulsants. Drugs *12*, 201 (1976)

216. Hahn, T. J., Birge, S. J., Scharp, C. R., Avioli, L. V.: Phenobarbital-induced alterations in vitamin D metabolism. J. Clin. Invest. *51*, 741 (1972)

217. Halstedt, W. S.: Auto- and isotransplantation of the parathyroid glands in dogs. J. Exp. Med. *11*, 175 (1908)

218. Halstedt, W. S., Evans, H. M.: The parathyroid glandules, their blood supply and their preservation in operation upon the thyroid gland. Ann. Surg. *46*, 489 (1907)

219. Hamilton, W. J., Boyd, J. D., Mossman, H. W.: Human embryology. Cambridge: Hefferand 1959

220. Haussler, M. R., Boyce, D. W., Littledike, E. T., Rasmussen, H.: A rapidly acting metabolite of vitamin D_3. Proc. Natl. Acad. Sci. USA *68*, 177 (1971)

221. Haussler, M. R., Baylink, D. J., Hugmes, M. R., Brumbaugh, P. F., Wergedal, J. E., Shen, F. H., Nielsen, R. L., Counts, S. J., Bursac, K. M., McCain, T. A.: The assay of 1,25-dihydroxyvitamin D_3: Physiologic and pathologic modulation of circulating hormone levels. Clin. Endocrinol. (Oxf.) *5*, 151 (1976)

222. Hawker, C. D.: Parathyroid hormone. Radioimmunoassay and clinical interpretation. Ann. Clin. Lab. Sci. *5*, 383 (1975)

223. Hawker, C. D., Di Bella, F. P.: Parathyroid hormone in chronic renal failure: Studies with two different parathyroid hormone radioimmunoassay. Contrib. Nephrol. *20*, 21 (1980)

224. Heinbach, W. F., Jr.: A study of the number and location of the parathyroid glands in man. Anat. Rec. *57*, 251 (1933)

225. Hellner, H.: Hyperparathyreoidismus. Chirurg *36*, 103 (1965)

226. Hellström, J., Ivenmark, B. I.: Primary hyperparathyreoidism. Acta Chir. Scand. [Suppl.] *294*, 12 (1962)

227. Henderson R. G., Russell, R. G. G., Ledingham, J. G. G., Smith, R., Oliver, D. O., Walton, R. J., Small, D. G., Preston, C., Warner, G. T., Norman, A. W.: Effects of 1,25-dihydroxycholecalciferol on calcium absorption, muscle weakness, and bone disease in chronic renal failure. Lancet *1974* I, 379

228. Henry, H., Norman, A. W.: Presence of renal 25-hydroxyvitamin D-1-hydroxylase in species of all vertebrate classes. Comp. Biochem. Physiol. [A] *50*, 431 (1975)

229. Henry, H., Norman, A. W.: Two dihydroxylated vitamin D metabolites are required for normal chicken egg hatchability. Science *201*, 835 (1978)

230. Henry, H. L., Midgett, R. J., Norman, A. W.: Regulation of 25-hydroxyvita-

min D$_3$-1-hydroxylase in vivo. J. Biol. Chem. *249,* 7584 (1974)
231. Henry, H. L., Taylor, A. N., Norman, A. W.: Effect of vitamin D metabolites on parathyroid gland size. Fed. Proc. *35,* 340 (1976)
232. Hesch, R. D., Hehrmann, R.: Der primäre Hyperparathyreoidismus. Verh. Dtsch. Ges. Inn. Med. *85,* 288 (1979)
233. Holle, F.: Spezielle Magenchirurgie. Berlin, Heidelberg, New York: Springer 1968
234. Holmes, E. C., Morton, D. L., Ketham, A. S.: Parathyroid carcinoma: A collective review. Ann. Surg. *169,* 631 (1969)
235. Howard, J. E., Thomas, W. C.: Clinical disorders of calcium homeostasis. Medicine (Baltimore) *42,* 25 (1963)
236. Howell, J. S.: Difficulties in the diagnosis of parathyroid tissue from frozen sections. Br. J. Surg. *52,* 514 (1965)
237. Hruska, K. A., Kopelman, R., Rutherford, R., Klahr, S., Slatopolsky, E.: Parathyroid hormone metabolism in chronic renal disease. Proc. Eur. Dial. Transplant Assoc. *11,* 427 (1974)
238. Hruska, K. A., Kopelman, R., Rutherford, W. E., Klahr, S., Slatopolsky, E.: Metabolism of immunoreactive parathyroid hormone in the dog. The role of kidney and the effects of chronic renal disease. J. Clin. Invest. *56,* 39 (1975)
239. Ikkos, D.: The effect of human growth hormone in man. Acta Endocrinol. (Copenh.) *32,* 341 (1959)
240. Ingobar, S. M.: The effects of ACTM and cortisone on the renal tubular transport of uric acid, phosphorus and electrolytes in patients with normal renal and adrenal function. J. Lab. Clin. Med. *38,* 533 (1951)
241. Jaworsky, Z. F., Villanueva, A. R., Hitt, O., Sansethsiri, P., Frost, H. M.: Tetracycline-based study of bone remodelling in patients on maintenance haemodialysis. Calc. Tissue, Res. *3,* 211 (1969)
242. Johnson, G. J., Summerskill, W. H. J., Anderson, V. E., Keating, F. R.: Clinical and generic investigation of a large kindred with multiple endocrine ade-

nomatosis. N. Engl. J. Med. *277,* 1379–1386 (1967)
243. Johnson, W. J., Goldsmith, R. S., Beabouth, J. W., Jowsey, J., Kelly, P. J., Arnaud, C. D.: Presention and reversal of progressive secondary hyperparathyroidism in patients maintained by hemodialysis. Am. J. Med. *56,* 827 (1974)
244. Jowsey, J.: Quantitative microradiography. A new approach in the evaluation on metabolic bone disease. Am. J. Med. *40,* 485 (1966)
245. Jowsey, J.: Microradiography: A morphologic approach to quantitating bone turnover. In: Metabolic bone disease. Frame, B., Parfitt, A. M., Duncan, H. (eds.), pp. 114. Amsterdam: Excerpta Medica 1973
246. Jowsey, J., Balasubramanian, P.: Effect of phosphate supplements of soft-tissue calcification and bone turnover. Clin. Sci. *42,* 289 (1972)
247. Jowsey, J., Johnson, W. J., Taves, D. R., Kelly, P. J.: Effects of dialysate calcium and fluoride on bone disease during regular hemodialysis. J. Lab. Clin. Med. *79,* 204 (1972)
248. Jubitz, W., Haussler, M. R., McCain, T. A., Tolman, K. G.: Plasma 1,25-dithydroxyvitamin D levels in patients receiving anticonvulsant drug. J. Clin. Endocrinol. Metab. *44,* 617 (1977)
249. Kanis, J. A., Earnshaw, W., Heynen, G., Ledingham, J. G. G., Oliver, D. O., Russell, R. G. G., Woods, G. G., Franchimont, P., Gaspar, S.: Changes in histologic and biochemical indexes in bone turnover after bilateral nephrectomy in patients on hemodialysis. N. Engl. J. Med. *296,* 1073 (1977)
250. Kanis, J. A., Cundy, T., Bartlett, M., Smith, R., Heynen, G., Warner, G. T., Russel, R. G. G.: Is 24,25-dithydroxychole calciferol a calcium-regulating hormone in man? Br. Med. J. *1979 I,* 1382
251. Kanis, J. A., Russel, R. G. G., Cundy, T., Earnshaw, M., Woods, C. G., Smith, R., Heynen, G.: An evaluation of 1α-hydroxy- and 1,25 dihydroxyvitamin D$_3$ in the treatment of renal bone disease. Contrib. Nephrol. *18,* 12 (1980)

130

252. Katz, A. L.: The place of subtotal parathyreoidectomy in the management of patients with chronic renal failure. Trans. Am. Soc. Artif. Intern. Organs *14*, 376 (1968)

253. Katz, C. M., Tzagovronis, M.: Chronic adult hypervitaminosis with hypercalcemia. Metabolism *21*, 1171 (1972)

254. Kay, S.: The abnormal parathyroid. Hum. Pathol. *7*, 127 (1976)

255. Kim, D., Bell, N. H., Bundesen, W., Putong, P., Simon, N. M., Walker, C., del Greco, F.: Renal osteodystrophy in course of periodic dialysis for chronic uremia. Trans. Am. Soc. Artif. Intern. Organs *14*, 167 (1968)

256. Klempa, I.: Epithelkörperchenautotransplantation bei sekundärem Hyperparathyreoidismus. Langenbecks Arch. Chir. *344*, 171 (1977)

257. Klempa, I., Koch, K. M.: Fehler und Folgen in der Chirurgie des primären und sekundären Hyperparathyreoidismus. Acta Chir. Austriaca (Suppl.), (1976/77)

258. Klempa, I., Frei, U., Bartolucci, S., Koch, K. M.: Rezidivhyperparathyreoidismus nach subtotaler Parathyreoidektomie. Chirurg *49*, 37 (1978)

258 a. Klempa, I., Röttger, P., Usadel, K. H.: Nebenschilddrüsencarcinom mit Hyperparathyreoidismus. Chirurg *49*, 509 (1978)

259. Klempa, I., Steinau, U., Frei, U., Usadel, K. H., Röttger, P.: Morphologische Aspekte der Parathyreoideaautotransplantation. Chirurg *49*, 704 (1978)

260. Klempa, I., Malluche, H. H., Feurle, G., Wünsch, E.: Hypergastrinämie, Hypercalcämie und Magensekretion. Langenbecks Arch. Chir. *351*, 101 (1979)

261. Klempa, I., Röttger, P., Koch, K. M.: Indikation und Technik der Parathyreoideaautotransplantation. Chir. Prax. *25*, 577 (1979)

262. Klempa, I., Usadel, K. H., Schwedes, U., Althoff, P. H., Steinau, U., Schneider, M., Bastert, G., Fortmeyer, H. P., Vecsei, P.: Xenotransplantation of an Conn's tumor in nude rats. Acta Endocrinol. (Copenh.) *214*, 339 (1979)

263. Klempa, I., Steinau, U., Minne, H., Bastert, G., Usadel, K. H., Fortmeyer, H. P., Pomer, S.: Transplantation of human parathyroid tumors in nude mice. Eur. Surg. Res. *11*, 85 (1979)

264. Klempa, I., Frei, U., Röttger, P., Koch, K. M.: Transplantation der Nebenschilddrüse. Indikation, Technik, Ergebnisse. Intern. Prax. *20*, 445 (1980)

265. Kodicek, E.: The absorption of calcium from the intestine. Proc. Nutr. Soc. *26*, 67 (1967)

266. Kohn, A.: Die Epithelkörperchen. In: Handbuch der normalen und pathologischen Physiologie. Bethe, A., Bergmann, G., Ellinger, A. Embden, G. (Hrsg.) Bd. XVI/1. S. 18. Berlin: Julius Springer 1930

267. Korman, M. G., Lauer, M. C., Hansky, J.: Hypergastrinemia in chronic renal failure. Br. Med. J. *1972 I*, 209

268. Krementz, E. T., Race, J. L., Sternberg, W. H.: Parathyroid adenoma: Problems in diagnosis and management. Ann. Surg. *165*, 681 (1967)

269. Krook, L., Lowe, J. E.: Nutritional secondary hyperparathyroidism in the horse. Pathol. Vet. *1*, 1 (1964)

270. Kümmerle, F., Rothmund, M., Diethelm, L., Brünner, H.: Primärer Hyperparathyreoidismus mit mediastinaler Adenomlokalisation. Dtsch. Med. Wochenschr. *99*, 983 (1974)

271. Kuhlencordt, F., Bauditz, W., Lozano-Tonkin, C., Kruse, H. P., Augustin, H. J., Rehpenning, W., Bartelheimer, H.: Osteopathien und Kalzium-Phosphatstoffwechsel bei chronischer Hämodialyse. Klin. Wochenschr. *49*, 134 (1971)

272. Kuntz, C. H., Goldsmith, R. F.: Selective arteriography of parathyroid adenomas. Radiology *102*, 21 (1972)

273. Lafferty, F. W.: Pseudohyperparathyroidism. Medicine (Baltimore) *45*, 247 (1966)

274. Laubinger, G., Mellinger, R. C.: Über das familiäre Auftreten des primären Hyperparathyreoidismus. Dtsch. Med. Wochenschr. *84*, 264 (1959)

275. Lawson, D. E. M., Wilson, P. W.: Intranuclear localisation, and receptor proteins for 1,25-dihydroxycholecalciferol in chick intestine. Biochem. J. *144*, 573 (1974)

276. Lequin, R. M., Hackeng, W. H. L., Schopman, W.: A radioimmunoassay for parathyroid hormone in man. II. measurement of parathyroid hormone concentrations in human plasma by means of a radioimmunoassay for bovine hormone. Acta Endocrinol. (Copenh.) 63, 655 (1970)

277. Lichtwitz, A., Parlier, R.: Calcium et maladies métaboliques de l'os. Tome III: Intestine, rein et metabolisme du calcium, p. 224. Paris: L'Expansion Scientifique Francaise 1965

278. Lichtwitz, A., De Seze, S., Parlier, R., Hioco, D., Bordier, P. H.: L'hypocalci-urie glomérulaire. Bull. Mém. Soc. Méd. Hôp. Paris 76, 98 (1960)

279. Lindgärne, F.: Potentiometric deter-mination of serum ionised calcium in a normal human population. Clin. Chim. Acta 40, 477 (1972)

280. Llach, F., Massry, S. G., Singer, F. R., Kurokawa, K., Kaye, J. H., Coburn, J. W.: Skeletal resistance of endogenous parathyroid hormone in patients with early renal failure: A possible cause for secondary hyperparathyroidism. J. Clin. Endocrinol. Metab. 41, 338 (1975)

281. Llach, F., Massry, S. G., Koffler, A., Malluche, H. H., Singer, F. R., Brinck-man, A. S., Kurokawa, K.: Second-ary hyperparathyroidism in early renal failure: Role of phosphate retention. Kidney Int. 12, 459 (1977)

282. Lloyd, H. M.: Primary hyperparathy-roidism: An analysis of the role of the parathyroid tumor. Medicine (Balti-more) 47, 53 (1968)

283. Lotz, M.: Evidence for a phosphorus-depletion syndrome in man. N. Engl. J. Med. 278, 409 (1968)

284. Lumb, G. A., Stanbury, S. W.: Para-thyroid function in human vitamin D deficiency and vitamin D deficiency in primary hyperparathyroidism. Am. J. Med. 56, 833 (1974)

285. Lumb, G. A., Mawer, E. B., Stanbury, S. W.: The apparent vitamin D resis-tance in chronic renal failure. Am. J. Med. 50, 421 (1971)

286. Mallick, N. P., Berlyne, G. M.: Arteri-al calcification after vitamin D therapy in hyperphosphatemic renal failure. Lancet 1968 I, 1316

287. Malluche, H. H., Schoeppe, W., Koch, K. M., Lange, H. P.: Osteopathie bei chronischer Niereninsuffizienz. Dtsch. Ärztebl. 70, 2025 (1973)

288. Malluche, H. H., Klempa, I., Hodgson, M., Feurle, G., Koch, K. M.: Serum-gastrinspiegel und Magensaftsekretion bei chronischen Hämodialysepatien-ten und ihre Beeinflussung durch Än-derungen des ionisierten Serum-Calci-ums. Verh. Dtsch. Ges. Inn. Med. 80, 690 (1974)

289. Malluche, H. H., Werner, E., Ritz, E.: Intestinal absorption of calcium and whole body calcium retention in in-cipient and advanced renal failure. Min. Electrol. Metab. 1, 263 (1978)

290. Malluche, H. H., Goldstein, D. A., Massry, S. G.: Effects of months thera-py with 1,25 (OH) D$_3$ and bone dis-ease of dialyse patients. Contrib. Nephrol. 18, 98 (1980)

291. Mandl, F.: Therapeutischer Versuch bei einem Falle von Osteiitis fibrosa generalisata mittels Exstirpation eines Epithelkörperchen-Tumors. Zentralbl. Chir. 5, 260 (1925)

292. Martin, K., Hruska, K., Greenwalt, A., Klahr, S., Slatopolsky, E.: Selective uptake of intact parathyroid hormone by the liver. Differences between he-patic and renal uptake. J. Clin. Invest. 58, 781 (1976)

293. Martin, K. J., Hruska, K. A., Lewis, J., Anderson, C., Slatopolsky, E.: The re-nal handling of parathyroid hormone. Role of peritubular uptake and glo-merular filtration. J. Clin. Invest. 60, 808 (1977)

294. Massocchi, G., Serafini, M. T.: The fine structure of parathyroid glands in normal, the rachitic in bilaterally nephrectomized rat with special inter-est to their secretory cycle. Acta Anat. (Basel) 68, 550 (1967)

295. Massry, S. G., Goldstein, D. A.: Role of parathyroid hormone in uremic toxicity. Kidney Int. 13, 39 (1978)

296. Massry, S. G., Coburn, J. W., Klee-man, C. R.: Bone mineral metabolism and osteodystrophy in uremia. Am. J. Clin. Nutr. 21, 457 (1968)

297. Massry, S. G., Coburn, J. W., Lee, D. B. N., Kleeman, C. R.: Effects of the infusion of parathyroid extract on serum calcium in patients with renal failure. In: Clinical aspects of metabolic bone disease. Frame, B., Parfitt, A. M., Duncan, H. (eds.), p. 578. Amsterdam: Excerpta Medica 1973

298. Massry, S. G., Coburn, J. W., Lee, D. B. N., Jowsey, J., Kleeman, G. R.: Skeletal resistance to parathyroid hormone in renal failure: Study in 105 human subjects. Ann. Intern. Med. 78, 357 (1973)

299. Massry, S. G., Stein, R., Garty, J., Arieff, A. I., Coburn, J. W., Norman, A. W., Friedler, R. M.: Skeletal resistance of the calcemic action of parathyroid hormone in uremia: Role of 1,25 $(OH)_2 D_3$. Kidney Int. 9, 467 (1976)

300. Massry, S. G., Llach, F., Coburn, J. W., Singer, F. R., Kurokawa, K., Kaye, J. H.: Homeostasis and action of parathyroid hormone in normal man and in patients with mild renal failure. Proc. Eur. Dial. Transplant. Assoc. 11, 217 (1974)

301. Massry, S. G., Stein, R., Garty, J., Arieff, A. I., Coburn, J. W., Norman, A. W.: The role of 1,25-dihydroxycholecalciferol in the skeletal resistance to the calcemic action of parathyroid hormone in uremia. In: 2. Workshop on Vitamin D, Wiesbaden 1974: Vitamin D and problems releated to uremic bone disease. Norman, A. W. (ed.), p. 521. Berlin: De Gruyter 1975

302. Mawer, E. B., Backhouse, J., Taylor, C. M., Lumb, G. A., Stanbury, S. W.: Failure of formation of 1,25-dihydroxycholecalciferol in chronic renal insufficiency. Lancet 1973 I, 626

303. Mayer, F. P., Habener, J. F., Pott, J. T., Jr.: Parathyroid hormone secretion in vivo. Demonstration of a calcium-independent nonsupressible component of secretion. J. Clin. Invest. 57, 678 (1976)

304. McGuigan, J. E.: Immunochemical studies with synthetic human gastrin. Gastroenterology 54, 1005 (1968)

305. McLaughlin, M., Fariney, A., Lester, E., Ragatt, P. R., Brown, D. I., Wills, M. R.: Seasonal variations in serum 25-hydroxycholecalciferol in healthy people. Lancet 1974 I, 536

306. McPhaul, J. J., Jr., McIntosh, A. D., Hammond, W. S., Park, O. K.: Autonomous secondary (renal) parathyroid hyperplasia. N. Engl. J. Med. 271, 1342 (1964)

307. Meema, H. E., Meema, S.: Inproved roentgenologic diagnosis of osteomalacia by microradioscopy of hand bones. A.J.R. 125, 925 (1975)

308. Meema, H. E., Meema, S.: Microradioscopic quantitation of periostal resorption in secondary hyperparathyroidism of chronic renal failure. Clin. Orthop. 130, 297 (1978)

309. Meema, H. E., Oreopovlos, D. G., Meema, S.: A roentgenologic study of cortical bone resorption in chronic renal failure. Radiology 126, 67 (1978)

310. Mehls, O., Krempien, B., Ritz, E., Schärer, K., Schüler, H.: Renal osteodystrophy in children on maintenance haemodialysis. Dial. Transplant. Nephrol. 10, 197 (1973)

311. Morey, E. R., Kenney, A. D.: Effects of catecholamines on urinary calcium and phosphorus in intact and parathyroidectomized rats. Endocrinology 75, 78 (1974)

312. Morris, R. C., Jr., Sebastian, A., McSherry, E.: Renal acidosis. Kidney Int. 1, 322 (1972)

313. Müller, H.: Sex age, and hyperparathyroidism. Lancet 1969 I, 449

314. Muldowney, F. P., Carrol, D. V., Donchoe, J. F., Framey, R.: Correction of renal bicarbonate wastage by parathyroidectomy. Am. J. Med. 40, 487 (1971)

315. Myrtle, J. F., Norman, A. W.: Vitamin D: A cholecalciferol metabolite highly active in promoting intestinal calcium transport. Science 171, 79 (1971)

316. Nagata, N., Rasmussen, H.: Parathyroid hormone and renal cell metabolism. Biochemistry 7, 3728 (1968)

317. Nathaniels, E. K., Nathaniels, A. M., Wang, C. A.: Mediastinal parathyroid tumors: A clinical and pathological study of 84 cases. Ann. Surg. 171, 165 (1970)

318. Nordin, B. E. C., Peackock, M.: Role of kidney in regulation of plasma-calcium. Lancet *1969 II,* 1280

319. Noris, E. H.: Parathyroid adenoma (collective review of 322 cases). Int. Abstr. Surg. *84,* 1 (1947)

320. Norman, A. W.: Gegenwärtige Vorstellungen zum biochemischen Wirkungsmechanismus von Vitamin D. Münch. Med. Wochenschr. *116,* 1585 (1974)

321. Norman, A. W., Schaefer, K., Grigoleit, H. G., Herrath, D. von, Ritz, E.: Vitamin D and problems related to uremic bone disease. Berlin: de Gruyter 1975

322. Norman, A. W., Schaefer, K., Coburn, J. W., de Luca, H. F., Fraser, D., Grigoleit, H. G., Herrath, D. von: Biochemical, chemical and clinical aspects releated to calcium metabolism. Berlin: de Gruyter 1977

323. Norris, E. H.: The parathyroid glands and the lateral thyroid in man. Their morphogenesis, histogenesis topographic anatomy and prenatal growth. Carnegie Inst. Washington Contrib. Embryol. *159,* 249 (1937)

324. Nortman, D. F., Coburn, J. W.: Altered calcium metabolism and osteodystrophy in endstage renal failure. Postgrad. Med. *64,* 123 (1978)

325. Omen, G. S., Roth, S. I., Baker, W. H., Jr.: Hyperparathyroidism associated with malignant tumors of nonparathyroid origin. Cancer *24,* 1004 (1969)

326. Opie, E. L.: The etiology of acute hemorrhagic pancreatitis. Johns Hopkins Hosp. Bull. *12,* 121 (1901)

327. Ostrow, J. W., Blanshard, G., Gray, S. J.: Peptic ulcer in primary hyperparathyroidism. Am. J. Med. *18,* 769 (1960)

328. Owens, J. L., Howard, J. M.: Pancreatitis beim primären Hyperparathyreoidismus und Calciphylaxie. Z. Gastroenterol. *8,* 386 (1965)

329. Pantellouris, E. M.: Absence of thymus in a mouse mutant. Nature *217,* 370 (1968)

330. Parfitt, A. M., Massry, S. G., Winfield, A. C., de Palma, J. R., Gordon, A.: Disordered calcium and phosphorus metabolism during maintenance haemodialysis. Am. J. Med. *51,* 319 (1971)

331. Parthmore, J. G., Bronzert, D., Roberts, G., Deftos, L. J. A.: Short calcium infusion in the diagnosis of medullary thyroid carcinoma. J. Clin. Endocrinol. Metab. *39,* 108 (1974)

332. Pearse, A. G. E.: Evolutionary and developmental relationships among the cells producing peptide hormones. In: Peptide hormones. Parsons, J. E. (ed.), p. 33. London: Macmillan 1976

333. Perkin, A. B., Bader, H. J., Tashijan, A. A., Goldhaber, P.: Immunofluorescent localization of parathyroid hormone in extracellular spaces of bovine parathyroid gland. Proc. Soc. Exp. Biol. Med. *128,* 211 (1968)

334. Pollack, S., Goldin, R. R., Cotten, M.: Parathyroid carcinoma. Arch. Intern. Med. *108,* 583 (1961)

335. Portale, A. A., Boorth, B. E., Tsai, H. C., Morris, R. C.: Reduced plasma concentration of 1,25(OH$_2$)D in children with moderate renal insufficiency. Kidney Int. *16,* 922 (1979)

336. Potts, J. T., Jr.: Disorders of parathyroid glands. In: Harrisons principles of internal medicine; 7th ed., p. 1951. Wintrobe, M. M., Thorn, G. W., Adams, R. D. (eds.). New York: McGraw-Hill 1974

337. Potts, J. T., Reitz, R. E., Deftos, L. J., Kaye, M. B., Richardson, J. M., Buckle, R. M., Aurbach, G. D.: Secondary hyperparathyroidism in chronic renal disease. Arch. Intern. Med. *124,* 408 (1969)

338. Potts, J. T., Keutmann, H. T., Niall, H. D., Tregear, G. W., Habener, J. F., O'Riordan, J. L. H., Murray, T. M., Powell, D., Aurbach, G. D.: Parathyroid hormone: Chemical and immunochemical studies of the active molecular species. In: Endocrinology 1971: Proc. of the III. Int. Symp. p. 33, Taylor, S. (ed.). London: Heynemann 1972

339. Powell, D., Shimkin, P. M., Doppman, J. L.: Primary hyperparathyroidism: Preoperative localisation and differentiation between adenoma and hyperplasia. N. Engl. J. Med. *286,* 1169 (1972)

340. Purnell, D. C., Scholz, D. A., Smith, L. M.: Treatment of primary hyperparathyroidism. Am. J. Med. *56,* 800 (1974)

341. Quervain, F. de: Parastruma maligna aberrata. Dtsch. Z. Chir. *100,* 334 (1904)

342. Rasmussen, H., Bordier, F.: The physiological and cellular basis of metabolic bone disease, p. 19. Baltimore: Williams & Wilkins 1974

343. Rasmussen, H., Feinblatt, J., Nagata, N., Pechet, M.: Effect of ions upon bone cell function. Fed. Proc. *29,* 1190 (1970)

344. Rasmussen, H., Bordier, P., Kurakawa, K., Nagatan, N., Ogata, E.: Hormonal control of skeletal and mineral homeostasis. Am. J. Med. *56,* 751 (1974)

345. Recklinghausen, F. D. von: Die Fibrose oder deformierende Ostitits, die Osteomalakie und die osteoplastische Carcinose in ihren gegenseitigen Beziehungen. In: Festschrift Rudolf Virchow zu seinem 71. Geburtstag. Berlin: G. Reimer 1891

346. Recklinghausen, F. D. von: Untersuchungen über Rachitis und Osteomalakie. Jena: G. Fischer 1910

347. Reder, D. D., Jackson, B., Ban, J., Clendinnen, G. J., Davidson, N. D., Thompson, J. C.: Influence of hypercalcemia on gastric secretion and serum gastrin concentrations in man. Ann. Surg. *172,* 540 (1970)

348. Reiss, E., Cantenbury, J. M.: Genesis of hyperparathyroidism. Am. J. Med. *50,* 679 (1971)

349. Reiss, E., Slatopolsky, E.: Secondary (adaptive) hyperparathyroidism. In: Endocrinology. De Groot, L. J. (ed.), p. 745. New York, San Francisco, London: Grune & Stratton 1979

350. Reiss, E., Cantenbury, J. M., Kanter, A.: Circulating parathyroid hormone concentration in chronic renal insufficiency. Arch. Intern. Med. *124,* 417 (1969)

351. Reiss, R. E., Cantenbury, J. M.: Primary hyperparathyroidism. Application of radioimmunoassay to differentiation of adenoma and hyperplasia and to preoperative localisation of hyperfunctioning parathyroid glands. N. Engl. J. Med. *274,* 1381 (1969)

352. Ritz, E., Franz, H. E., Jahns, E.: The course of secondary hyperparathyroidism during chronic haemodialysis. Trans. Am. Soc. Artif. Intern. Organs *14,* 385 (1968)

353. Ritz, E., Krempien, B., Andrassy, K.: Ca-Stoffwechselstörungen bei Niereninsuffizienz. Med. Klin. *67,* 1129 (1972)

354. Ritz, E., Krempien, B., Malluche, H. H.: Quantitative bone histology after dialysis with high calcium concentrations in the dialysate and after vitamin D therapy. In: Rein et calcium les trois epis. Meunier, P. J. (ed.), p. 256. Basel: Sandoz 1972

355. Ritz, E., Krempien, B., Mehls, O., Bommer, J.: Dialysis bone disease. In: Clinical aspects of metabolic bone disease. Frame, B., Parfitt, A. M., Duncan, H. (eds.), p. 616. Amsterdam: Excerpta Medica 1973

356. Ritz, E., Krempien, B., Mehls, O., Malluche, H. H.: Skeletal abnormalities in chronic renal insufficiency before and during maintenance haemodialysis. Kidney Int. *4,* 116 (1973)

357. Ritz, E., Krempien, B., Mehls, O., Malluche, H. H., Strobel, Z., Zimmermann, H.: Skeletal complications of renal insufficiency and maintenance haemodialysis. Nephron *10,* 195 (1973)

358. Ritz, E., Krempien, B., Bommer, J., Jesdinsky, H. J.: Kritik der morphometrischen Methode bei metabolischer Osteopathie. Verh. Dtsch. Ges. Pathol. *58,* 363 (1974)

359. Ritz, E., Malluche, H. H., Bommer, J., Mehls, O., Krempien, B.: Metabolic bone disease in patients on maintenance haemodialysis. Nephron *12,* 393 (1974)

360. Ritz, E., Malluche, H. H., Krempien, B., Mehls, O.: Bone histology in renal insufficiency. In: Perspectives in nephrology and hypertension. David, D. S. (ed.), p. 326. New York: Wiley 1975

361. Roberts, R. E., Pitts, R. F.: The effects of cortisone and desoxycorticosterone on renal tubular reabsorption of phosphate and the excretion of titrable acid and potassium in dogs. Endocrinology *52,* 324 (1953)

362. Rodman, J. S., Baker, T.: Changes in the kinetics of muscle contraction in vitamin D-depleted rats. Kidney Int. *13,* 189 (1978)

363. Röher, H. D., Wahl, R.: Chirurgische Aspekte des regulativen Hyperparathyreoidismus infolge Niereninsuffizienz. Langenbecks Arch. Chir. *343,* 23 (1976)

364. Rose, E., Bules, R. S., Jr.: Hypercalcemia in thyrotocicosis. Med. Clin. North Am. *37,* 1715 (1953)

365. Roth, S. I.: Pathology of the parathyroids in hyperparathyroidism. Arch. Pathol. *74,* 495 (1962)

366. Roth, S. I.: The ultrastructure of primary water-clear cell hyperplasia of the parathyroid glands. Am. J. Pathol. *61,* 233 (1970)

367. Roth, S. I.: Recent advances in parathyroid gland pathology. Am. J. Med. *50,* 612 (1971)

368. Roth, S. I.: Anatomy of the parathyroid glands. In: Endocrinology. De Groot, L. J. (ed.), p. 587. New York, London, San Francisco: Grune & Stratton 1979

369. Roth, S. I., Munger, B. L.: The cytology of the adenomatous, atrophic, and hyperplastic parathyroid glands of man. A light and electron microscopic study. Virchows Arch. [Pathol. Anat.] *335,* 389 (1962)

370. Roth, S. I., Wang, C., Potts, J. T.: The team approach to primary hyperparathyroidism. Hum. Pathol. *6,* 645 (1975)

371. Rothmund, M., Diethelm, L., Brünner, H., Kümmerle, F.: Diagnosis and surgical treatment of mediastinal parathyroid tumors. Ann. Surg. *183,* 139 (1976)

372. Rothmund, M., Köhler, H., Deeker, O., Kümmerle, F.: Totale Parathyreoidektomie und autologe Epithelkörperchentransplantation bei sekundärem Hyperparathyreoidismus. Dtsch. Med. Wochenschr. *101,* 1669 (1976)

373. Russel, P. S., Gittes, R. F.: Parathyroid transplants in rats. J. Exp. Med. *109,* 571 (1959)

374. Rutherford, W. E., Blondin, J., Hruska, K., Kopelman, R., Klahr, S., Slatopolsky, E.: Effect of 25-hydroxychole-calciferol on calcium absorption in chronic renal disease. Kidney Int. *8,* 320 (1975)

375. Rutherford, W. E., Bordier, P., Marie, P., Hruska, K., Harter, H., Greenwalt, A., Blindin, J., Haddad, J., Bricker, N., Slatopolsky, E.: Phosphate control and 25-hydroxycholecalciferol administration in preventing experimental renal osteodystrophy in the dog. J. Clin. Invest. *60,* 332 (1977)

376. Rygaard, I., Poulsen, S. O.: Heterotransplantation of a human malignant tumor to "nude mice". Acta Pathol. Microbiol. Scand. *77,* 758 (1960)

377. Salander, H., Tisell, L. E.: Latent hypoparathyroidism in patients with autotransplanted parathyroid glands. Am. J. Surg. *139,* 385 (1980)

378. Sandström, I.: Om en my körtel hos menniska och atskillga daggtjur. Uppsala Läkaretörinings Förhandlinger *15,* 441 (1880) Engl.: J. H. Hammar Bull. Hist. Met. *179,* (1928)

379. Sarles H., Sarles, J. C., Camatte, R.: Etude statistique comparée de 100 cas de pancreatites calcifiantes et de 100 cas de pancreatites aigner verifié chirurgicalement. Marseille Med. *102,* 533 (1968)

380. Schachner, S. H.: Familiar hyperparathyroidism. Arch. Intern. Med. *117,* 417 (1966)

381. Schaefer, K., Herrath, D. von, Kraft, D.: Vitamin D-Stoffwechsel und chronische Niereninsuffizienz. Dtsch. Med. Wochenschr. *98,* 1338 (1973)

382. Schantz, A., Castleman, B.: Parathyroid carcinoma. Cancer *31,* 600 (1973)

383. Schneider, A. B., Wells, S. A., Gunnels, J. C., Leslie, J. B., Sherwood, L. M.: Regulation of function of transplanted parathyroid glands in man. Am. J. Med. *63,* 710 (1977)

384. Schnenk, R. K.: Zur histologischen Verarbeitung von unentkalkten Knochen. Acta Anat. (Basel) *60,* 3 (1965)

385. Schopman, W., Hackeng, W. H. L., Lequin, R. M.: A radioimmunoassay for parathyroid hormone in man. A development of a radioimmunoassay for bovine PTH. Acta Endocrinol. (Copenh.) *63,* 643 (1970)

386. Schulz, W., Delling, G., Büchel, C. G., Heidler, R., Schulz, A., Gessler, U.: Klinisch-histologische Korrelation der renalen Osteopathie. Verh. Dtsch. Ges. Inn. Med. *80,* 738 (1974)

387. Schussler, G. C., Eppstein, F. M.: Calcium and the kidney. Am. J. Med. *45,* 700 (1968)

388. Schussler, G. C., Verso, M. A., Nemoto, T.: Phosphaturia in hypercalcemic brest cancer patients. J. Clin. Endocrinol. Metab. *35,* 497 (1972)

389. Schwartz, E.: Mechanism of estrogenic action in acromegaly. J. Clin. Invest. *48,* 260 (1969)

390. Seelig, R.: Die Pankreatitis bei Hyperparathyreoidismus. Stuttgart: Thieme 1979 (Gastroenterologie und Stoffwechsel, Bd. 16)

391. Seldinger, S. I.: Localisation of parathyroid adenomata. Radiol. Diagn. (Berl.) *2,* 51 (1961)

392. Selle, J. G., Altmeier, W. A., Fullen, W. D., Goldsmith, R. G.: Cholelithiasis in hyperparathyroidism. Arch. Surg. *105,* 369 (1972)

393. Shannon, W. A., Jr., Roth, S. I.: An ultrastructural study of acid phosphatase activity in normal, adenomatous and hyperplastic (chief cell type) human parathyroid glands. Am. J. Pathol. *77,* 493 (1974)

394. Sheldon, H.: On the water-clear cell in human parathyroid gland. J. Ultrastruct. Res. *10,* 377 (1967)

395. Sherrard, D. J., Baylink, D. J., Wergedal, J. E., Maloney, N.: Quantitative histological studies on the pathogenesis of uremic bone disease. J. Clin. Endocrinol. Metab. *39,* 119 (1974)

396. Sherrard, D. J., Baylink, D. J., Wergedal, J., Maloney, N.: Increased bone formation rate in uremia. In: Clinical aspects of metabolic bone disease. Frame, B., Parfitt, A. M., Duncan, H. (eds.), p. 612. Amsterdam: Excerpta Medica 1975

397. Shu, S. M., Fraser, D., Koom, S. W.: Pseudohyperparathyroidism: Responsiveness to parathyroid extract induced by vitamin D therapy. J. Clin. Endocrinol. *30,* 609 (1970)

398. Slatopolsky, E., Bricker, N. S.: The role of phosphorus restriction in the prevention of secondary hyperparathyroidism in chronic renal disease. Kidney Int. *4,* 141 (1973)

399. Slatopolsky, E., Caglar, S., Pennel, J. P., Taggart, D. D., Cantenbury, J. M., Reiss, E., Bricker, N. S.: On the pathogeneses of hyperparathyroidism in chronic experimental insufficiency dog. J. Clin. Invest *50,* 492 (1971)

400. Slatopolsky, E., Caglar, S., Gradowska, L., Cantenbury, J., Reiss, E., Bricker, N. S.: On the prevention of secondary hyperparathyroidism in experimental chronic renal disease using "proportional reduction" of dietary phosphorus intake. Kidney Int. *2,* 147 (1972)

401. Slatopolsky, E., Gray, R., Adams, N. D., Lewis, J., Hruska, K., Klahr, E., de Luca, H. F., Lemann, J.: Low serum levels of $1,25(OH)_2 D_3$ are not responsible for the development of secondary hyperparathyroidism in early renal failure. Kidney Int. *14,* 733 (1978)

402. Solcia, E., Vasallo, G., Capela, C.: Selective staining of endocrine cells by basic dyes after acid hydrolysis. Stain Technol. *43,* 257 (1968)

403. Sommerville, P. J., Kaye, M.: Resistance to parathyroid hormone in renal failure: Role of vitamin D metabolites. Kidney Int. *14,* 245 (1978)

404. Stanbury, S. W.: Bone complications of renal disease. In: Renal disease. Black, D. A. K. (ed.), 2nd ed., p. 665. Oxford: Blackwell 1967

405. Stanbury, S. W.: Bone disease in uremia. Am. J. Med. *44,* 714 (1968)

406. Stanbury, S. W.: Vitamin D metabolism in adult in health and disease. In: Calcium regulating hormones, p. 314. Proceedings of the fifth parathyroid conference, Oxford, United Kingdom 1974, Talmage, R. V., Owen, M., Parsons, S. A. (eds.). Amsterdam: Excerpta Medica 1975

407. Stanbury, A. W., Lumb, G. A.: Metabolic studies of renal osteodystrophy. I. Calcium, phosphorus and nitrogen metabolism complicating chronic uremia and osteomalacia of the adult Fanconi syndrome. Medicine (Baltimore) *41,* 1 (1974)

408. Strauss, F. H., Paloyan, E.: The pathology of hyperparathyroidism. Surg. Clin. North Am. *49*, 27 (1969)

409. Szakacs, J. E., Bryant, M.: Ultrastructure of parathyroid adenomas. Ann. Clin. Lab. Sci. *10*, 13 (1980)

410. Tanaka, Y., DeLuca, H. F.: The control of 25-hydroxyvitamin D metabolism by inorganic phosphorus. Arch. Biochem. Biophys. *154*, 566 (1973)

411. Tange, J. D.: Carcinoma of the parathyroid. Br. J. Surg. *46*, 254 (1958)

412. Tashjian, A. J., Jr., Wolfe, H. J., Voelkel, E. F.: Human calcitonin. Immunologic assay, cystologic, localisation and studies on medullary thyroid carcinoma. Am. J. Med. *56*, 840 (1974)

413. Thiele, J.: Human parathyroid gland: A free fracture and thin selection study. Curr. Top. Pathol. *65*, 31 (1967)

414. Thiele, J., Ries, F., Georgii, A.: Spezielle und funktionelle Pathomorphologie der Epithelkörperchen in einem unausgewählten Obduktionsgut (598 Sektionen). Virchows Arch. [Pathol. Anat.] *367*, 195 (1975)

415. Utley, J. R., Black, W. C.: Hyperparathyroidism, a clinopathologic evaluation. Am. J. Surg. *114*, 788 (1967)

416. Vancil, M., Locke, W.: Acromegaly hyperparathyroidism and probable mammary fibroadenoma in a man. Am. J. Surg. *110*, 495 (1965)

417. Walser, M.: Treatment of hypercalcemias. Mod. Treat. *7*, 662 (1970)

418. Walser, M., Robinson, B. H. B., Dunckett, J. W., Jr.: The hypercalcemia of adrenal insufficiency. J. Clin. Invest. *42*, 456 (1963)

419. Walser, M., Mitch, W. E., Collier, V. U.: The effect of nutritional therapy on the course of chronic renal failure. Clin. Nephrol. *11*, 66 (1979)

420. Walser, M., Mitch, W. E., Collier, V. U.: Calcium and phosphorus in chronic renal failure during nutritional therapy. Contrib. Nephrol. *20*, 92 (1980)

421. Wang, C. A.: The anatomic basis of parathyroid surgery. Ann. Surg. *188*, 271 (1976)

422. Wang, C. A.: Surgery of the parathyroids. In: Endocrinology. De Groot, L. J. (ed.), p. 735. New York, San Francisco, London: Grune & Stratton 1979

423. Wang, C. A., Cope, O.: Reoperation for hyperparathyroidism. In: Rhoad's textbook of surgery: Principles and practice. Hardy, J. D. (ed.), p. 322. Philadelphia: Lippincott 1977

424. Wanke, M.: Magen. In: Spezielle pathologische Anatomie. Doerr, W., Seifert, G., Uehlinger, E. (Hrsg.), Bd. 2/1, S. 398. Berlin, Heidelberg, New York: Springer 1971

425. Ward, M. K., Feest, T. G., Ellis, H. A., Parkinson, I. S., Kerr, D. N. S., Herrington, J., Goode, G. L.: Osteomalacic dialysis osteostrophy: Evidence for a waterborne aetiological agent, probably aluminum. Lancet *1978* I, 841

426. Weibel, E. R., Elias, H.: Quantitative Methoden in der Morphologie: Introduction to stereology and morphometry introduction to stereologic principles, S. 12, 89. Berlin, Heidelberg, New York: Springer 1967

427. Wells, S., Burdick, J. F., Ketcham, A. L.: Transplantation of the parathyroid glands in dogs: Biochemical, histological and radioimmunoassay proof of function. Transplantation *15*, 179 (1973)

428. Wells, S. A., Jr., Gunnels, J. C., Shelburn, J. D., Schneider, A. B., Sherwood, L. M.: Transplantation of the parathyroid glands in man: Clinical indications and results. Surgery *78*, 34 (1975)

429. Wells, S. A., Jr., Ellis, G. J., Gunnels, J. C., Schneider, A. B., Sherwood, L. M.: Parathyroid autotransplantation in primary parathyroid hyperplasia. N. Engl. J. Med. *295*, 57 (1976)

430. Wermer, P.: Genetic aspects of adenomatosis of endocrine glands. Am. J. Med. *16*, 367 (1974)

431. Welson, R. E., Hampers, C. L., Bernstein, D. S., Johnson, J. W., Merill, J. P.: Subtotal parathyroidectomy in chronic renal failure. A seven-year experience in a dialysis and transplant program. Ann. Surg. *174*, 640 (1971)

432. Wills, M. R.: Normocalcemic primary hyperparathyroidism. Lancet *1971 I*, 849

433. Woolner, L. B.: Tumors and hyperplasia of the parathyroid glands. Cancer 5, 1069 (1952)
434. Yalow, R. S.: Clinical significance of the heterogenity of parathyroid hormone. Contrib. Nephrol. 20, 15 (1980)
435. Yendt, E. R., Gagne, R. J. A.: Delection of primary hyperparathyroidism with special reference to its occurrence in hypercalciuric females with "normal" or borderline serum calcium. Can. Med. Assoc. J. 98, 331 (1968)
436. Young, M. M., Nordin, B. E. C.: The effect of the natural and the artificial menopause on plasma and urinary calcium and phosphorus. Lancet 1967 I, 118
437. Ziegler, R., Delling, G.: Die Knochenbiopsie in der inneren Medizin. Technik und Bedeutung. Inn. Med. 3, 389 (1976)
438. Zollinger, R. M., Ellison, D. W.: Pancreatic endocrine function and peptic ulceration. Gastroenterology 37, 401 (1959)

12 Sachverzeichnis

E. Klein

Die Schilddrüse

Diagnostik und Therapie ihrer Krankheiten

2., neubearbeitete Auflage. 1978. 61 Abbildungen
(3 in Farbe), 5 Tabellen. IX, 204 Seiten
Gebunden DM 74,80
ISBN 3-540-08721-4

Inhaltsübersicht: Die gesunde Schilddrüse und ihre
Hormone. – Jod und Radiojod. – Untersuchungsmethoden der Schilddrüse. – Medikamentöse Einflüsse auf die Schilddrüse. – Hypothyreosen. – Endokrine Ophthalmopathie und prätibiales Myxödem
(Endokrine Dermopathie). – Hyperthyreosen. –
Blande (euthyreote) Strumen. – Schilddrüsenentzün-
dungen und seltene Schilddrüsenerkrankungen. –
Schilddrüsenmalignome. – Jodhaltige Medikamente,
welche die Schilddrüsendiagnostik stören können. –
Für Untersuchung und Behandlung von Schilddrüsen-
krankheiten geläufige deutsche Handelspräparate. –
Literatur. – Sachverzeichnis.

A. Labhart

Klinik der inneren Sekretion

Unter Mitarbeit zahlreicher Fachwissenschaftler
3., neubearbeitete Auflage. 1978. 411 Abbildungen,
187 Tabellen. XXXV, 1079 Seiten
Gebunden DM 218,–
ISBN 3-540-08581-5

Inhaltsübersicht: Allgemeine Endokrinologie. – Der
Hypothalamus. – Das hypothalamoneurohypophysäre
System. – Die Epighyse (Glandula pinealis) und die
circumventriculären Organe. – Die Adenohypo-
physe. – Die Schilddrüse. – Die Nebennierenrinde. –
Das Nebennierenmark. – Testis. – Das Ovar. – Die
Schwangerschaft. – Störungen der Geschlechtsdifferen-
zierung (Intersexualität). – Das Pankreas. – Parathyreoidea. – Gewebehormone. – Endokrine Überfunktions-
syndrome bei ektopischer Hormonbildung (Paraneo-
plastische Syndrome). – Thymus. – Pluriglanduläre
Syndrome. – Wachstum und Entwicklung. – Grund-
züge der Hormontherapie nicht endokriner Krankheiten.

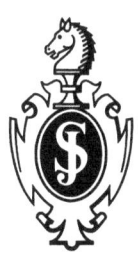

Springer-Verlag
Berlin
Heidelberg
New York

Indikation zur Operation

Herausgeber: G. Heberer, L. Schweiberer
Mit Beiträgen von zahlreichen Wissenschaftlern

2., völlig neubearbeitete und erweiterte Auflage.
1981. Etwa 312 Abbildungen, etwa 200 Tabellen.
Etwa 1070 Seiten
Gebunden DM 428,–
ISBN 3-540-10385-6

Inhaltsübersicht: Ärztlich-rechtliche Fragen zur Operationsindikation. – Allgemeiner Teil. – Spezieller Teil: Neurochirurgie. Chirurgie der Kiefer, der Mundhöhle und des Gesichts. Thoraxchirurgie. Kardiovaskuläre Chirurgie. Zwerchfell, Ösophagus, Kardia. Bauchchirurgie. Endokrine Chirurgie. Organtransplantation. Urogenitalchirurgie. Chirurgie des Bewegungsapparates. Handchirurgie. Chirurgie der Haut, Plastische Chirurgie, Replantation. – Sachverzeichnis.

Die Indikation zum chirurgischen Eingriff steht für alle operativen Fach- und Teilgebiete sowie die zuweisenden Disziplinen als Grundproblem im Mittelpunkt ärztlichen Handelns.
Nachdem die erste Auflage dieses Buches vergriffen war, haben neue Erkenntnisse in Diagnostik und Therapie eine zweite Auflage notwendig gemacht. Dabei finden moderne Untersuchungsverfahren und aktuelle therapeutische Konzepte auf den verschiedensten Gebieten besondere Berücksichtigung.
Das Kapitel über Unfallchirurgie wurde völlig neu gestaltet und wesentlich erweitert, da im letzten Jahrzehnt hervorragende Verfahren in der operativen Knochenbruchbehandlung breiten Eingang in die tägliche Routinechirurgie gefunden haben.
Neu aufgenommen – und wegen der Aktualität allen Kapiteln vorangestellt – wurde ein Kapitel über ärztliche Verantwortung und ärztlich-rechtliche Fragen zur Operationsindikation mit Einzelbeiträgen von Juristen, Gerichtsmedizinern und Chirurgen. Es will dem Operateur insbesondere vor Risikoeingriffen Richtschnur und Hilfe zur kritischen Indikationsfindung sein.
Somit kann „der erfahrene Chirurg seine eigene bisherige Indikationsstellung an Hand dieses Buches überprüfen und den jüngeren oder in der Facharztausbildung befindlichen Kollegen wird bei dem Lesen dieses Buches eindeutig klar, daß Chirurgie nicht nur Operieren bedeutet. Ganz entscheidend für die Resultate in der Chirurgie sind eine richtige Diagnosestellung in Zusammenarbeit mit anderen Fachkollegen und die auf dieser Grundlage erarbeitete Operationsindikation."
(Der Chirurg).

L. Leger, M. Nagel

Chirurgische Diagnostik

Krankheitslehre und Untersuchungstechnik
Mit einer Einleitung von L. F. Hollender und einem Vorwort von F. Kümmerle
Unter Mitarbeit von E. Stahl
Übersetzung des aus der französischen Ausgabe verwendeten Textes von U. Nagel
3. überarbeitete und erweiterte Auflage. 1978.
644 Abbildungen. XXV, 400 Seiten
DM 58,–
ISBN 3-540-08896-2

Therapie innerer Krankheiten

Herausgeber: G. Riecker
In Zusammenarbeit mit E. Buchborn, R. Gross, H. Jahrmärker, H. J. Karl, G. A. Martini, W. Müller, H. Schwiegk, W. Siegenthaler
Mit Beiträgen zahlreicher Fachwissenschaftler
4., völlig neubearbeitete Auflage. 1980. 36 Abbildungen, 196 Tabellen. XXXIV, 799 Seiten
Gebunden DM 88,–
ISBN 3-540-10046-6

Internistische Krebstherapie

Herausgeber: K. W. Brunner, G. A. Nagel
Mit Beiträgen zahlreicher Fachwissenschaftler
2., neubearbeitete Auflage. 1979. 54 Abbildungen, 123 Tabellen. X, 565 Seiten
Gebunden DM 79,–
ISBN 3-540-09214-5

Thyroid Cancer

Editor: W. Duncan
1980. 58 figures, 30 tables. X, 142 pages
(Recent Results in Cancer Research, Volume 73)
Cloth DM 60,–
ISBN 3-540-09328-1

Operationstechnik und technische Hilfsmittel in der Chirurgie

Vorträge der 146. Tagung der Vereinigung Niederrheinisch-Westfälischer Chirurgen vom 27. bis 29.9.1979 in Münster/Westfalen
Herausgeber: H. Bünte, R.-D. Keferstein
1981. 183 Abbildungen, 85 Tabellen.
Etwa 320 Seiten
DM 130,–
ISBN 3-540-10450-X

Springer-Verlag
Berlin Heidelberg New York

If you have any concerns about our products,
you can contact us on
ProductSafety@springernature.com

In case Publisher is established outside the EU,
the EU authorized representative is:
Springer Nature Customer Service Center GmbH
Europaplatz 3, 69115 Heidelberg, Germany

Printed by Libri Plureos GmbH
in Hamburg, Germany